CLINIC NOTE BOOKS

ベーシック診療

犬と猫の

肝・胆・膵

大野耕一
編著

EDUWARD Press

は じ め に

　日々の小動物臨床の現場において，肝胆疾患を疑う場面は非常に多いのですが，それぞれの症例でどのように診断，治療を行っているかを具体的に解説した本は少ないのが現状です．また，膵臓疾患についても近年の臨床病理学的進歩とは裏腹に，その検査数値をどのように臨床症例に生かせばよいかがわからないことが多くあります．知識を羅列した一般的な教科書とは異なり，実際の症例を用いたいわゆるケーススタディは，臨床医にとってなじみやすく理解しやすいため，私が講演するときにも多く用いるスタイルです．

　本書は，肝胆膵疾患のケーススタディを中心とした実践的な本であり，臨床経験の浅い獣医師を主な対象と考えて監修させていただきました．そのため，取り上げる症例もあまりにめずらしいものは避けるようにし，獣医学の教科書に記載されている一般的な疾患を中心に選んで，雑誌『CLINIC NOTE』に連載したもの(2013年11月〜2015年4月号「消化器内科医が解説する　肝胆膵ケーススタディ」)をもとにしてまとめてあります．また，本書の前半には，肝胆膵疾患を診察するうえで必須と考えられる検査(手技)と治療の考え方を記しました．検査手技についても，CTや腹腔鏡など特殊機器を用いるものは詳細を省き，血液検査，超音波検査など，どこの病院でも実施可能な検査法を中心に記載してあります．後半の典型例のケーススタディでは，症例紹介だけでなく，診療を担当した先生の思考回路や重要と思われるポイントを「ここがポイント！」欄に記載するようにしました．

　掲載した症例は，すべて東京大学大学院動物医療センター　内科系診療科　消化器内科に来院し，検査・治療を行った症例です．そのため，本書の記述には前半部分も含めて当院における考え方や手技が大きく反映されていますが，どのような診療施設においても根本的な違いはないものと信じております．

　本書が獣医学を勉強する学生およびステップアップを目指す若い獣医師のなにかしらのお役に立てれば幸いです．

2017年1月吉日

大野 耕一

本書に記載されている薬品・器具・機材の使用にあたっては，添付文書（能書）や商品説明書をご確認ください．

編集・執筆者　一覧

編集・執筆

大野　耕一
動物医療センターPeco 院長，アジア獣医内科設立専門医

執筆（五十音順）

金本　英之
ER八王子 動物高度医療救急救命センター 高度医療センター 内科科長

西村　亮平
東京大学大学院動物医療センター 外科系診療科 軟部組織外科，麻酔集中治療部

福島　建次郎
どうぶつの総合病院 専門医療＆救急センター 内科主任

も く じ

はじめに	iii
編集・執筆者　一覧	v
略語一覧	viii

第1章　一次診療の必須テクニック … 5

1. 検査に入る前に　〈大野耕一〉 … 6
肝疾患を疑うとき … 6
肝疾患の検査を行う前に ─本当に肝疾患なのか? … 7
検査の進め方 … 7
膵外分泌疾患を疑うとき … 12

2. 血液検査・尿検査の読み方　〈大野耕一〉 … 14
肝酵素活性 … 14
肝機能検査 … 18
膵酵素検査 … 21
血液凝固系検査 … 23
その他の血液検査 … 24
尿検査 … 25

3. 画像検査　〈福島建次郎〉 … 26
X線検査でわかること … 26
超音波検査を使いこなす … 28
CT検査の適応とは … 46

4. 細胞診・生検　〈金本英之・西村亮平〉 … 52
肝胆膵の特殊検査 … 52
肝臓のFNA・FNB … 52
肝臓の針組織生検 … 56
肝臓の開腹下生検 … 58
胆汁採取 … 61
腹水検査 … 63
囊胞穿刺 … 64
膵臓のFNA・FNB … 65
膵臓の組織生検 … 65

5. 内科的治療　〈大野耕一〉 … 67
肝胆疾患 … 67
膵外分泌疾患 … 71

第2章	**代表的な疾患のケーススタディ** 臨床徴候・初期検査所見からのアプローチ ························· **77**

1. 症状のない肝酵素値上昇 ···························· **78**
ケース1　高脂血症を伴う空胞性肝障害の犬　　〈大野耕一〉 ················· **78**
ケース2　ALP値が上昇している犬　　〈金本英之〉 ················· **86**
ケース3　甲状腺機能亢進症の猫　　〈大野耕一〉 ················· **92**
ケース4　原発性門脈低形成（微小血管異形成）の犬　2例　　〈大野耕一〉 ······ **100**

2. 黄疸 ···························· **111**
ケース5　肝リピドーシスの猫　　〈大野耕一〉 ················· **111**
ケース6　銅蓄積を伴う慢性肝炎の犬　　〈大野耕一〉 ················· **119**
ケース7　胆管炎の猫　　〈金本英之〉 ················· **126**
ケース8　肝外胆管閉塞の猫　　〈大野耕一〉 ················· **132**

3. 腹腔内貯留液 ···························· **139**
ケース9　門脈圧亢進症を呈した慢性肝炎の犬　　〈金本英之〉 ················· **139**
ケース10　肝臓破裂の犬　　〈福島建次郎〉 ················· **146**
ケース11　胆汁漏出性腹膜炎の犬　　〈福島建次郎〉 ················· **151**

4. エコーで肝内腫瘤 ···························· **158**
ケース12　大型の孤立性肝腫瘤を形成した肝細胞癌の犬　　〈大野耕一〉 ········· **158**
ケース13　結節性過形成が疑われた犬　　〈金本英之〉 ················· **166**

5. エコーで胆嚢内に異常 ···························· **171**
ケース14　細菌性胆嚢炎・胆管炎の犬　　〈金本英之〉 ················· **171**
ケース15　胆嚢粘液嚢腫の犬　　〈福島建次郎〉 ················· **179**

6. 肝性脳症 ···························· **184**
ケース16　先天性門脈体循環シャントの犬　　〈福島建次郎〉 ················· **184**

7. 嘔吐・食欲不振 ···························· **193**
ケース17　特発性慢性肝炎の犬　　〈金本英之〉 ················· **193**
ケース18　急性膵炎の犬　　〈福島建次郎〉 ················· **200**

8. 食欲亢進・著しい体重減少 ···························· **208**
ケース19　膵外分泌不全の犬　　〈金本英之〉 ················· **208**

第3章	**肝胆膵疾患で使用する代表的な薬物** ··········· **217**

1. 薬剤一覧 ···························· **218**

付録	**肝胆膵の血液検査の基準値** ··········· **227**

さくいん ···························· **228**

vii

本書で使用した
略　語　一　覧

■検査に関するもの

Ht	ヘマトクリット値［PCV］	NH$_3$	アンモニア
RBC	赤血球	Na	ナトリウム
WBC	白血球	K	カリウム
Band	桿状核好中球	Cl	クロール
Seg	分葉核好中球	P	リン
Lym	リンパ球	CRP	C反応性タンパク質
Mon	単核球	v-LIP[※]	膵リパーゼ　※富士ドライケムスライドの名称
Eos	好酸球	PLI	膵リパーゼ免疫活性
Plt	血小板	TLI	トリプシン様免疫活性
TP	総タンパク質	PT	プロトロンビン時間
Alb	アルブミン	APTT	活性化部分トロンボプラスチン時間
ALT	アラニンアミノトランスフェラーゼ［GPT］	FDP	フィブリン分解産物
AST	アスパラギン酸アミノトランスフェラーゼ［GOT］		
ALP	アルカリホスファターゼ		◆
GGT	ガンマグルタミルトランスフェラーゼ［γ-GTP］	BCS	ボディ・コンディション・スコア
BUN	血液尿素窒素	FNA	細針吸引
Cre	クレアチニン	FNB	細針生検
Glu	グルコース（血糖）	HE染色	ヘマトキシリン・エオジン染色
TBA	総胆汁酸	VD像	腹背像
T-Bil	総ビリルビン	DV像	背腹像
T-Chol	総コレステロール	CT	コンピュータ断層撮影法
TG	トリグリセリド（中性脂肪）	MRI	核磁気共鳴画像法

■投薬に関するもの

/kg	体重1kgあたり	IM	筋肉内投与
/head	1頭あたり	IV	静脈内投与
/day	1日あたり	EOD	隔日
/h	1時間あたり	SID	1日1回
/min	1分間あたり	BID	1日2回
PO	経口投与	TID	1日3回
SC	皮下投与	QID	1日4回

［　］内は同義の略語．このほかの単位記号（測定値や薬物投与量など）は，国際単位系の規定に準じて使用した．

第1章

1. 検査に入る前に
2. 血液検査・尿検査の読み方
3. 画像検査
4. 細胞診・生検
5. 内科的治療

一次診療の必須テクニック

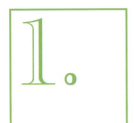

1. 検査に入る前に

大野耕一

肝疾患を疑うとき

肝疾患の臨床徴候とは？

　一般的な病気に対するアプローチでは，臨床症状や身体検査における問題点をもとに鑑別診断リストを作成し，鑑別のための検査を系統的に行う．では肝疾患を疑診する臨床徴候とは何だろうか？　**表1**に肝疾患の主な症状についてまとめたが，**肝疾患の症状は黄疸以外には特異的なものはあまりない**．症状があいまいなだけでなく，たとえ重度の肝疾患があっても犬や猫でははっきりとした症状を呈さないことも多い．したがって，臨床徴候だけで肝疾患を除外することのないように注意すべきである．ちなみに**予後不良を示唆する肝炎の症状とは，黄疸，元気低下，体重減少，腹水**などであり，とくに黄疸や腹水など，肝疾患に比較的特異であると考えられる症状を見逃さないように注意すべきである．

検査値から疑診する場合

　前述のとおり肝疾患の臨床徴候は非特異的なものが多いため，実際には何らかの症状で来院した動物の検査や，健康診断で血液化学検査を行った際に肝酵素活性を測定して，上昇が認められる場合にはじめて肝疾患を疑うことのほうが多いと思われる．肝酵素としては，アラニンアミノトランスフェラーゼ（ALT（GPT）），アスパラギン酸アミノトランスフェラーゼ（AST（GOT）），アルカリホスファターゼ（ALP），ガンマグルタミルトランスフェラーゼ（GGT，γ-GTP）という4酵素が肝疾患の血液検査の一次パネルとして最も多く用いられている（p.14 **肝酵素活性** を参照）．いずれかの肝酵素活性が上昇している際に肝疾患が疑診されるが，この時点では**あくまで肝疾患の可能性「も」ある状態**であることを理解すべきで，必ずしも肝疾患ではない（少なくとも肝酵素活性の上昇が問題ではない）ことが非常に多い．逆に，**肝酵素活性の上昇がなくても肝疾患は必ずしも除外できない**ことも決して忘れてはならない．

1. 検査に入る前に

表1 肝疾患の主な臨床徴候

元気や食欲の低下
嘔吐・下痢
体重減少・発育不良
腹部膨満（腹水または肝腫大による）
多飲・多尿
黄疸
出血傾向
神経症状（肝性脳症による）
　　　行動の変化，旋回運動，運動失調，流涎，振戦，発作，昏睡

肝疾患の症状はもともとあいまいで非特異的なものが多いため，注意が必要である．赤字は肝炎の場合に予後不良を示唆する症状．

肝疾患の検査を行う前に ―本当に肝疾患なのか？

肝臓はさまざまな肝外疾患の影響を受けるため，肝臓自体にそれほど大きな問題はなくても肝酵素値の上昇がみられることが非常に多い．このような反応性肝障害でも，肝酵素値は軽〜中等度に上昇する．代表的な疾患としては，胃腸・膵臓疾患，敗血症（感染症），代謝性疾患，心疾患（右心不全）などがあげられる．なかでも，非典型的な症状を呈する犬の副腎皮質機能亢進症や猫の甲状腺機能亢進症には注意が必要であり，状況によっては追加検査（ホルモン値測定など）を行うべきである．また，肝臓の超音波検査を行う場合には，副腎，膵臓，消化管，腸，リンパ節など腹腔内の肝臓以外のすべての臓器をしっかり検討すべきである．肝外疾患の除外については，診断アプローチを行っているときだけでなく，肝疾患として診断されたあとも，「肝疾患ではない可能性」を常に頭に入れて検討を繰り返す必要がある．

検査の進め方

特異的な症状がないか無症候性の肝酵素値上昇を認める場合

このような場合の検査アプローチを**図1**にまとめた．

問診でわかること

まず症状について詳細に聴取することが重要なのはいうまでもないが，前述のように肝臓以外の疾患によって肝酵素値が上昇することも非常に多い．そのため，一見肝臓と無関係にみえる症状についても詳細に記録し，関連性について検討すべきである．また，さまざまな薬物が肝酵素値の上昇に関与しているため，副腎皮質ステロイド薬や抗てんかん薬だけではなくて，すべての薬剤投与歴や薬物誤飲の可能性を問診で除外しておきたい．中毒に関しても，問診で化学物質やヒト用薬剤などの誤飲について可能なかぎり聴取しておく．食事内容もまた重要であり，とくに脂肪代謝異常がみられる犬では食事が肝酵素値上昇の要因になることがある．猫で肝酵素値上昇が認

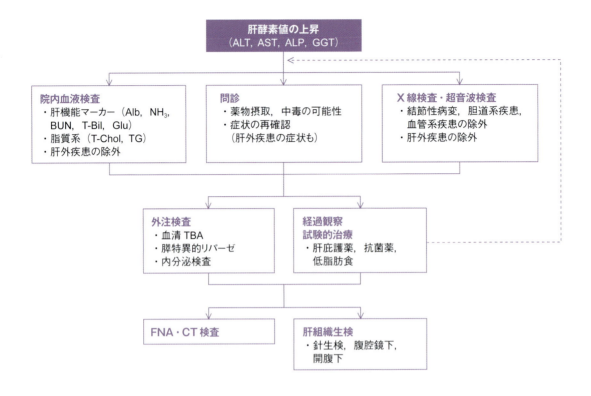

図1 特異的な症状がない，または無症候性の肝酵素値上昇を認める場合の検査アプローチ

められる場合には，食欲廃絶や食欲不振がみられるか，どのくらいの期間であるかを把握することで，肝リピドーシスの可能性があるかどうかを知ることができる．

■ **血液検査でわかること**

ALTやALPなどの肝酵素は肝機能を一切反映しないため，血液化学検査の肝機能マーカー（アルブミン（Alb），総ビリルビン（T-Bil），血液尿素窒素（BUN），アンモニア（NH_3）など）を評価することになる（詳しい評価方法はp. 14 **2. 血液検査・尿検査の読み方** を参照）．血液化学検査では総コレステロール（T-Chol）やトリグリセリド（TG）も必ず測定すべきである．また，肥満でなくても空腹時高脂血症がある場合にはALPを中心とした肝酵素値の上昇が認められることがある．血清総胆汁酸（TBA）測定をいつやるかは悩むところであるが，侵襲性がある検査ではないため，肝酵素値の上昇が肝原発疾患に起因する可能性が高いと判断されるのであれば，早い段階で一度は行うべきではないかと考えている．犬では無症候性の後天性門脈体循環シャント（aPSS）や原発性門脈低形成（PHPV）（肝微小血管異形成（MVD））が比較的多いこともその理由である．膵特異的リパー

1. 検査に入る前に

ゼ(膵リパーゼ免疫活性(PLI)など)の測定も膵炎関連の肝酵素値上昇の場合には有用な検査である. 犬では(副腎皮質刺激ホルモン(ACTH)刺激前後の)コルチゾール, 猫では甲状腺ホルモンの測定が無症候性の肝酵素値上昇の原因診断につながることも少なくない.

■ 画像検査

X線検査で得られる情報は少ないが, 肝臓の大きさや形状の評価としては超音波検査よりも客観性が高い. 超音波検査を最初からやるかどうかについては異論があるかもしれないが, 侵襲性が低くすぐに結果が出る検査であるため, 肝外疾患の除外を念頭におきながら早い段階で行うべきであろう. とくにチェックすべき点は肝外胆道系の異常, 肝内結節性病変の有無, できれば肝内血管系および肝外血管系(門脈)の異常(シャント血管の有無)である. 結節性病変が生じている場合や, 門脈体循環シャント(PSS)などの血管系の異常が疑われる場合には, CT検査も非常に有用である. TBAの結果いかんによっては, 積極的にCT検査を行うべきであろう(CT検査の依頼の考え方については p. 46 **CT検査の適応とは** を参照). また, 画像検査の結果は生検の必要性や方法にも影響を及ぼすため, 少なくとも生検の前には, 最低でもX線検査と超音波検査を行うことが必要である.

■ 経過観察と試験的治療

肝酵素値の上昇はみられるが症状がまったくみられず, 肝機能パネルも明らかな問題がないと考えられる場合, ある程度間隔をあけて再度肝酵素値を測定してみることは一つの選択肢である. 原因がはっきりわからない一時的な肝酵素値の上昇例には, しばしば遭遇するものである. その場合には, 肝庇護薬(ウルソデオキシコール酸)や

抗菌薬程度であれば試験的に投与してみることも可能であろう. 食事に関しては, 高脂血症がみられる場合には低脂肪食を1カ月ほど試してみる価値は十分にある. 肝疾患用の療法食を用いて経過観察を行う場合も多いと思うが, 症状が明らかでない肝酵素値上昇という段階では肝疾患用療法食は不必要なことが多い. とくに脂質代謝に関与する代謝性疾患の可能性が完全に否定できないのであれば, 避けたほうがよい.

■ 生検

たとえ症状が乏しくても, 慢性的な肝酵素値上昇がみられる場合には生検が必要になることも少なくない. 大事なことは, 生検を行うまでにきちんとした診断アプローチをたどって肝臓以外の疾患を除外し, 仮診断が可能な肝疾患をできるかぎり把握しておくことである. 生検を行えばほとんどすべての肝疾患の答えが出るわけではない. 診断アプローチが不十分であれば, 生検結果をみてもおそらくきちんとした診断名や病態把握は不可能であろう. (生検の詳細については p. 52 **4. 細胞診・生検** を参照).

黄疸がみられる場合

黄疸がみられる場合の検査アプローチを**図2**にまとめた. 黄疸がみられる場合には, 溶血に伴う黄疸が否定されれば, 原発・続発にかかわらず肝臓に大きな問題があることは確実である. 溶血の判断は簡単なようで実は難しいが, 貧血の程度, 血液塗抹像, 赤血球凝集反応(クームス試験含む)などの結果から総合的に判断する必要がある. 肝性黄疸あるいは肝後性黄疸が疑われ, かつ問診などで明らかな原因がつかめなければ, すぐに腹部超音波検査を行い, 肝外胆道系および膵臓の異常を調べる必要がある. 胆道系に明らかな異常が見

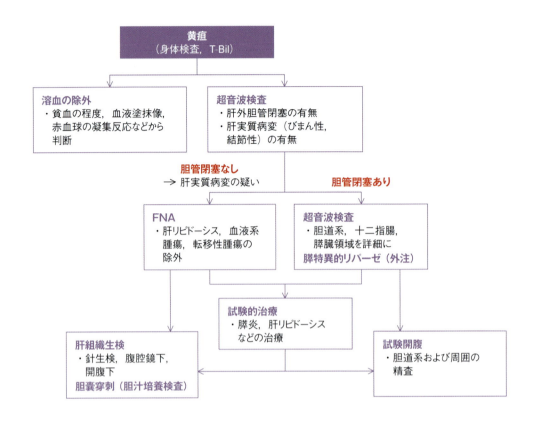

図2 黄疸がみられる場合の検査アプローチ

当たらない場合には，肝炎，胆管炎，肝臓腫瘍などの肝実質の問題が疑われるため，できるだけ生検や胆汁の細菌培養検査などを行うことを検討すべきである．黄疸に関しては漫然と経過観察をするのではなく，可能なかぎり早期に原因を突き止めるべく努力する必要がある．

腹部膨満がみられる場合

腹部膨満がみられる場合の検査アプローチについては**図3**にまとめた．

肝腫大による腹部膨満がみられる場合には，初期アプローチとして画像検査が重要であり，とくに肝臓の超音波検査によって，びまん性肝腫大か限局性肝腫大かを鑑別する必要がある．びまん性肝腫大であれば，画像検査でうっ血，血管外溶血を否定したうえで，細針吸引(FNA)による細胞診を行うことが可能であり，血液系腫瘍や転移性腫瘍であれば診断を下せる場合もある．肝酵素値(とくにALP)の上昇とともに，FNAで空胞変性がみられるのであれば，代謝性疾患による肝細胞腫大の可能性が高く，追加検査として脂質系指標

1. 検査に入る前に

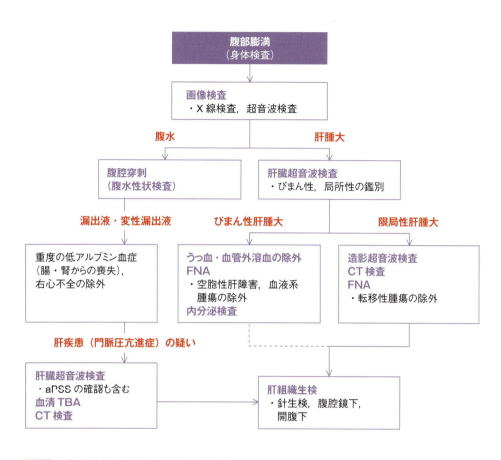

図3 腹部膨満がみられる場合の検査アプローチ
aPSS：後天性門脈体循環シャント

値およびホルモン値の測定があげられる．このような方法でも診断困難なびまん性肝腫大については生検が必要になるが，無症候性でTBA値も正常範囲内である場合には，生検を行うか否か悩むところである．限局性肝腫大がみられる場合にも，画像検査（超音波検査，CT検査）が重要であり，何らかの方法で生検を行う必要性がある．

腹水による腹部膨満がみられる場合には，まずは腹腔穿刺を行い，腹水の性状検査を行う必要がある．漏出液あるいは変性漏出液であれば，画像検査によってうっ血を除外する．重度の低アルブミン血症を呈している場合には肝硬変などの肝不全の可能性もあるが，タンパク喪失性腸症やタンパク喪失性腎症の可能性のほうが高い．したがって，消化管や腎臓の画像検査，尿検査，糞便検査を先に行うべきである．肝疾患による腹水貯留がみられる場合には，Alb値の低下は軽〜中等度であり，むしろ門脈高血圧によって漏出することが多いため，肝臓だけでなく門脈系を中心とした画像検査も必須である（p.26 **3. 画像検査** を参照）．

表2	犬における急性膵炎の臨床徴候の発生頻度 (n=70)	
臨床徴候	発生頻度	
脱水	97%	
食欲低下	91%	
嘔吐	90%	
元気消失	79%	
腹痛	59%	
下痢	33%	
発熱	32%	
黄疸	26%	

引用元 Hess, R.S., *et al.* (1998)：*J. Am. Vet. Med. Assoc.*, 213 (5)：665-670.

表3	猫における膵炎の臨床徴候の発生頻度 (n=40)	
臨床徴候	発生頻度	
元気消失	100%	
食欲低下	84%	
重度の脱水	77%	
低体温	68%	
嘔吐	35%	
腹痛	25%	
腹腔内腫瘤	23%	
下痢	15%	

引用元 Hill, R.C., *et al.* (1993)：*J. Vet. Intern. Med.*, 7 (1)：25-33.

膵外分泌疾患を疑うとき

犬や猫の膵外分泌疾患のうち気をつけなければならないものは，主に膵炎と膵外分泌不全(EPI)である．なお，本書では糖尿病などの膵内分泌疾患については扱わないので，他書を参照してほしい．

膵炎の臨床徴候

表2，3に犬と猫における膵炎の臨床徴候の発生頻度をまとめた．犬の膵炎の臨床徴候は食欲低下，嘔吐，衰弱などが多く，半数以上で腹痛もみられる．また，犬では膵炎による肝外胆管閉塞が多くみられるため，黄疸の鑑別診断でも膵炎を忘れてはならない．猫の臨床症状はきわめて非特異的であり，元気や食欲の低下，脱水などを呈することが多いが，犬に比較して嘔吐や腹痛を呈する症例はあまり多くない．

膵炎の検査の進め方

臨床徴候から膵炎が疑診される場合には，血液化学検査を行ってほかの疾患の除外や併発症の確認を行いつつ，膵特異的リパーゼを測定する．膵炎における一般的な血液化学検査所見と膵特異的リパーゼの考え方については，p. 21 **膵酵素検査** で詳細を述べる．現段階では，膵炎の臨床的な判断を下すには，①膵炎を疑わせる症状がみられることと，②膵特異的リパーゼが上昇していることが最低条件であり，それに加えて③超音波検査などにおける膵炎を示唆する画像所見が得られることが望ましい．何より膵炎の診断上最も重要なのは，④ほかの疾患の除外あるいは併発の確認である．臨床病理検査および画像検査を通して別の疾患の有無を確認し，症状や問題点が本当に膵炎(だけ)に起因しているかどうかを吟味することがきわめて重要である．膵炎では併発疾患が存在することが多く，むしろ併発疾患のほうを優先的に治療すべき状態である場合も多い．

1. 検査に入る前に

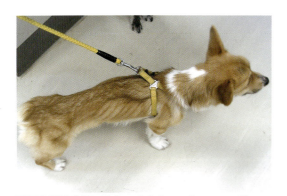

図4 膵外分泌不全(EPI)のウェルシュ・コーギー
食欲は異常に亢進していたが，ボディ・コンディション・スコア(BCS)は1/5と重度に削痩していた．

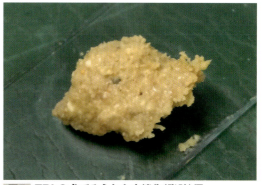

図5 EPI の犬でみられた未消化(脂肪)便
黄白色で独特な酸臭を発していた．

EPIの臨床徴候と検査の進め方

　EPI の症例のほとんどは，食欲はあるのに体重が減少するという**典型的な消化吸収不良**を呈する．食欲は異常に亢進していることも多く，進行した症例は重度に削痩している(**図4**)．軟便や下痢も多くみられ，ときに**脂肪便**(**図5**，灰白〜黄白色でやや酸臭を呈する)もみられるが，必発ではない．問診で消化吸収不良が疑われる場合には，まずは糞便検査を行って，寄生虫疾患を除外するとともに，未消化物について評価(ヨード染色，ズダン染色)する．そのうえで血中の**トリプシン様免疫活性**(TLI) (p. 22 **TLI** を参照)の測定を外注検査に依頼する．可能であれば，TLI の結果が出る前に腹部超音波検査を行い，小腸疾患に伴う吸収障害(胃腸型リンパ腫，慢性腸症など)の可能性についても探索しておくことが望ましい．

2. 血液検査・尿検査の読み方

大野耕一

肝酵素活性

　肝疾患の症状は，黄疸以外にはあまり特異的なものがない．そのため，実際には何らかの症状で来院した動物や健康診断で血液化学検査を行った際に肝酵素活性を測定し，上昇が認められる場合にはじめて肝疾患を疑うことのほうが多い．犬や猫では一般的にALT（アラニンアミノトランスフェラーゼ），AST（アスパラギン酸アミノトランスフェラーゼ），ALP（アルカリホスファターゼ），GGT（γ-GTP，ガンマグルタミルトランスフェラーゼ）の4つを肝酵素活性として用いている．

ALT と AST

　ALTは，主に肝細胞の細胞質に存在する酵素であり，肝臓特異性が最も高い酵素である．肝細胞の細胞膜透過性を変化させる原因（とくに壊死や炎症）によって容易に血中に漏出し，血中濃度が上昇する．ASTは，肝傷害に関してALTとほぼ同様の挙動を示すが，通常は骨格筋や赤血球もAST活性が高いため，ALTに比較して肝臓

特異性が落ちる．ASTは主として肝細胞のミトコンドリア内に存在しており，ALTよりも重度の肝傷害で上昇するという考え方もあるが，臨床的にはあまり区別できないと考えられる．ちなみに猫では，ASTのほうがALTよりも感度が高いことがある．**ALTやASTの上昇の程度は影響を受けている肝細胞数と関連するが，症状，予後，肝機能とは関連しない．**

ALP と GGT

　ALPやGGTは，正常な状態であれば胆管上皮細胞などの細胞膜に存在する酵素である．ALTやASTのような漏出酵素ではなく，胆汁うっ滞などの刺激によって産生が増加する（誘導される）産生誘導型酵素である．犬では血中ALPの主要なアイソザイムとして，肝臓由来，骨由来のほかに，副腎皮質ステロイド誘導性のアイソザイムが存在する．犬では胆汁うっ滞を引き起こすさまざまな肝胆道系疾患のほか，副腎由来ホルモン，抗てんかん薬の投与によっても肝臓由来ALPの血中濃度が上昇する．犬では，肝臓由来とステロイド誘導性のALPアイソザイムを分画することは，ある程度の疾患分類において意義があると考えられる（p. 89のコラムも参照）．猫の血清中には

2. 血液検査・尿検査の読み方

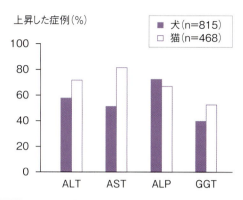

図1 肝疾患の犬と猫における肝酵素値の感度
引用元 Center, S.A. (2007)：*Vet. Clin. Anim*., 37：297-333.

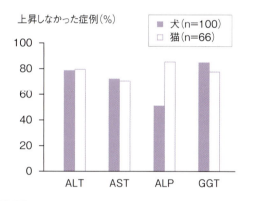

図2 犬と猫における肝酵素値の特異度
肝疾患ではない犬と猫を用いて算出.
引用元 Center, S.A. (2007)：*Vet. Clin. Anim*., 37：297-333.

骨由来および肝臓由来のアイソザイムが認められるが，猫ではグルココルチコイドやその他の薬物ではALPは誘導されない．これは，猫の肝臓のALPの半減期が6時間と犬(70時間)に比較して短いことと，肝臓内含量が少ないことに起因している．したがって，**猫ではALPの軽度の上昇でも肝傷害の重要な指標になる．**

犬や猫の血中GGTは，大半が肝臓における産生増加に由来しており，挙動がALPとほとんど同じである．ALPとの違いは，①骨では産生されないため骨由来ALPの鑑別に利用できること，②犬においては抗てんかん薬で上昇しにくいため，ALPとともに測定することで抗てんかん薬の影響の鑑別に役立つこと，③猫の肝リピドーシスではALPが著増するのに比較してGGTの上昇は軽度であることなどがあげられる．また，猫の胆汁うっ滞性の疾患ではGGTのほうがALPよりも感度が高いこともあり，とくに猫においてはGGTとALPを常にセットで測定することが望ましい．

測定項目の選択

ALT，AST，ALP，GGTの4つの酵素活性をすべてスクリーニングで測定するかどうかは，悩むところである．過去の研究では，さまざまな肝疾患がみられる，またはみられない犬および猫で4つの肝酵素の感度と特異度が調べられている（**図1，2**）．それによると犬では，感度はALPとALTが高く，特異度はGGT，ALTが高くてALPが最も低い．一方猫では，感度はASTとALTが高く，特異度はALPとALTが高くてASTが最も低い．以上を勘案すると，**犬では**

15

表1　犬および猫の肝酵素活性の基準値

項目（単位）		犬	猫
ALT (U/L)		17〜78	22〜84
AST (U/L)		17〜44	18〜51
ALP (U/L)	1歳以上	47〜254	38〜165
	1歳未満	69〜333	77〜358
GGT (U/L)		5〜14	1〜10

2016年5月版の富士ドライケム参考基準範囲シートより抜粋（基準値は検査機器によって異なることに注意）.

ALP，ALT，GGTの最低3つ，猫ではALP，ALT，ASTの最低3つを測定することが望ましいと考えられる．ただし，GGTの測定が猫の肝リピドーシスの鑑別に役立つことを考慮すると，**猫ではGGTを含めた4つ**をルーチンに測定すべきであると考えられる．また，後述するように重度の肝疾患であっても肝酵素値が上昇しない症例は少なくないため，単一の肝酵素値だけで肝疾患を除外するのは絶対に避け，複数の肝酵素を測定するべきである．さらに，総胆汁酸（TBA），アルブミン（Alb），血糖（Glu），アンモニア（NH_3），血液尿素窒素（BUN）などの肝機能検査と組み合わせて判断することが推奨される.

異常値の考え方

犬や猫では肝酵素活性が低下することに臨床的な意義はないため，高値を呈する場合に異常と考える．肝酵素活性の基準値の例を**表1**に示した．高値の判断については，肝酵素活性の場合，絶対値による評価よりも基準範囲の上限値の約何倍かで評価するのが一般的である．肝酵素活性は，検査機器メーカーの基準値算出の統計データを

みると分布にかなり幅があることがわかるが，基準範囲をほんの少し上回っただけならば肝臓の異常ではないことも多い．そのため，猫のALPを除き，肝酵素活性は基準範囲の上限値の2倍以上を呈した場合に明らかな高値であると判断されることも多い．猫のALPは前述のように半減期が短く，特異度が高いため，基準値を上回れば異常と判断するべきである．肝酵素活性が2〜5倍上昇している場合を軽度，5〜10倍を中等度，10倍以上を重度の上昇と判断することもあるが，後述するように決して軽症，重症という意味ではないため，注意してほしい.

異常値判断の際の注意点

■ 肝酵素活性が高値であっても（原発性）肝疾患とはまったくかぎらない.

肝臓はさまざまな肝外疾患の影響を受けるため，肝臓自体にそれほど大きな問題はなくても肝酵素値の上昇がみられることが非常に多い．このような反応性肝障害でも，多くは肝酵素値が軽〜中等度に上昇する．代表的な疾患としては，胃腸・膵臓疾患，敗血症（感染症），代謝性疾患，心疾患

2. 血液検査・尿検査の読み方

肝酵素活性の上昇パターンにはあまりこだわらなくてよい

　教科書では，急性の肝実質傷害では ALT や AST が急激に上昇し，ALP は遅れて軽度に上昇する．また急性の胆汁うっ滞では ALP が重度に上昇し，ALT などの逸脱酵素の上昇は軽度であるとされている．しかし，実際はいつ傷害が起こったのかがわからなければ，さらには経時的に測定してみなければ，この判断はきわめて困難である．犬と猫の代表的な肝疾患の肝酵素活性のデータをみても，上昇パターンはほとんどの肝疾患で重複しており，鑑別はきわめて困難である．このように肝酵素活性の上昇パターンによって肝疾患を鑑別することは非常に危険であるが，ある程度指標になると考えられる上昇パターンとしては，以下のようなことがあげられる．

・ALP と GGT の両方が上昇していない場合には，肝外胆道系疾患（胆管閉塞，胆

管炎など）の可能性は低い．
・食欲不振の猫で，ALP が著明に上昇しているのに GGT の上昇が軽度の場合には，鑑別すべき疾患として肝リピドーシスを考慮する必要がある．
・犬で ALP だけが著明に上昇している場合には，副腎皮質機能亢進症のほか，空胞性肝障害（性ホルモン関連性，高脂血症関連性のものを含む），肝臓腫瘍，結節性過形成などの可能性が高い．
・ALT の上昇がみられないのに AST が著明に上昇している場合には，肝臓以外の疾患の可能性が高い．

　いずれにしても，肝酵素活性の上昇パターンにはあまりこだわらずに，次の肝機能検査，画像検査，生検などを考えることが肝要である．

（右心不全）などがあげられる．なかでも，非典型的な症状を呈する犬の副腎皮質機能亢進症や猫の甲状腺機能亢進症には注意が必要である．本書で取り扱う膵炎でも，肝酵素値は一般的にさまざまな程度で上昇することが多く，これは胆管炎や肝外胆管閉塞の併発によるところが大きいと考えられる．肝外疾患の除外については，診断アプローチを行っているときだけでなく，肝疾患として診断されたあとも，「肝疾患ではない可能性」を常に頭に入れて検討を繰り返す必要がある．

■ 肝酵素活性は肝臓の機能を表すものではない．

　肝酵素活性の測定は肝臓の機能検査にはあたらない．したがって，たとえ肝酵素活性が重度に上昇していても「肝不全」という判断はまったくできない．

■ 肝酵素活性は肝疾患の重症度や予後とはまったく関連しない．

　肝酵素活性，とくに ALT や AST の上昇は，その時点で酵素逸脱の影響を受けている肝細胞

17

表2 犬と猫の代表的な肝機能検査項目の基準値

項目（単位）	犬	猫
TBA（μmol/L）	食前 ≦ 9.0 食後 2 時間 ≦ 14.9	食前 ≦ 8.2 食後 2 時間 ≦ 14.9
NH$_3$（μg/dL）	16 ～ 75	23 ～ 78
BUN（mg/dL）	9.2 ～ 29.2	17.6 ～ 32.8
T-Bil（mg/dL）	0.1 ～ 0.5	0.1 ～ 0.4
Alb（g/dL）	2.6 ～ 4.0	2.3 ～ 3.5
Glu（mg/dL）	75 ～ 128	71 ～ 148
T-Chol（mg/dL）	111 ～ 312	89 ～ 176

TBA はアイデックス ラボラトリーズ，それ以外は富士ドライケムの基準値．検査装置および検査施設によって基準値は異なる．

数に比例すると考えられるが，肝臓がゆるやかに変化するような疾患では，上昇は顕著でないことも多い．したがって，進行した慢性肝炎や肝硬変，肝線維症，門脈体循環シャント（PSS）などの重度の肝疾患であっても，肝酵素活性の上昇が軽微あるいはみられないことも多い．また，初期の肝細胞癌や悪性腫瘍の肝内転移であっても，影響を受けている領域が小さければ肝酵素活性の上昇が認められない場合もある．したがって，肝酵素活性の高値の程度は重症度や予後とはまったく相関せず，逆に肝酵素活性の上昇が軽微であっても重度肝疾患を除外してはならない．

肝機能検査

前述のように，肝酵素活性は原則として肝機能を表さないため，肝機能については別途評価を行うべきである．肝機能を反映する一般的な血液化学検査項目としては，Alb，総ビリルビン（T-Bil），NH$_3$，Glu，総コレステロール（T-Chol），BUN な

どがあげられる．いずれも院内で迅速に結果を評価できるのが利点であるが，肝疾患における感度や特異度が必ずしも十分ではない．犬や猫では，血清 TBA は胆汁うっ滞や腸肝循環の異常における感度が高いが，これも肝機能検査としては完璧な検査ではない．TBA を中心に，複数の肝機能マーカーを用いて総合的に肝機能を評価するようにしたい．肝機能マーカーの基準値の例を**表2**に示した．

総胆汁酸　TBA

胆汁酸は，肝臓でコレステロールから合成され，胆汁中に排泄される成分である．ちなみに疎水性胆汁酸と親水性胆汁酸があるが，薬物として使用するウルソデオキシコール酸は親水性胆汁酸に含まれる．胆管を経て小腸内に分泌された胆汁酸の大部分は，回腸および結腸においてそのほとんどが吸収され，門脈を経て肝臓に運ばれ，再利用される（**図3**）．このうちの一部が体循環（血中）に漏出するが，これを測定したものが TBA である．

空腹時および食後 2 時間の値を両方とも測定す

2. 血液検査・尿検査の読み方

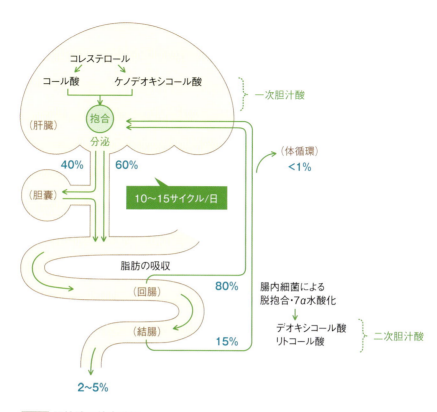

図3 胆汁酸の体内動態

ることが望ましいが，どうしてもどちらか一つということであれば，食後2時間値のほうが異常が検出されやすい．食前あるいは食後（または両方）において基準値を超える場合に異常と判断され，**PSSや門脈異形成などの門脈系に異常がある疾患や胆汁うっ滞性肝疾患が疑われる**．門脈と体循環の間に側副路がある場合には，食前よりも食後に著明にTBAが上昇しやすいが，TBAの挙動は消化管環境に大きく左右されるため，食前食後の差をあまり過信しないほうがよい．一般的な肝実質傷害では，胆汁うっ滞を呈するまでは必ずしも感度は高くないことに注意が必要である．

アンモニア　NH_3

体内のNH_3のほとんどは，腸管内における腸内細菌の食物由来タンパク質の分解によって生成される．生成されたNH_3は毒性があるため，正常であれば門脈によって肝臓に運ばれ，尿素サイクル（オルニチン回路）によって毒性がない尿素に変換され，尿中に排泄される．したがって，NH_3値が上昇する疾患のほとんどは，**尿素回路がうまく機能しない疾患か，過剰に腸内でNH_3が生成された場合**に絞られる．空腹時NH_3の上昇は，PSSで高率に認められる重要所見であるが，

TBA 測定の流れと注意点

TBA 測定に際しては，前日の夜から絶食（約12時間）とし，まずは食前の血清サンプルを採取する．次いで通常食を少量（スプーン約2杯で十分とされている）食べさせて，その2時間後に再度血清サンプルを採取し，食前食後のサンプルを検査施設に送付する．

絶食については，現実的には朝食を抜いた状況であれば，検査を実施することがほとんどである．厳密な絶食下で検査を実施しても，胆嚢は自発的に収縮することがあり，TBA はその影響を受けることがある．ウルソデオキシコール酸の投薬については，当日に投与すると TBA

の数値に影響する（ウルソデオキシコール酸は胆汁酸の一種であるため測定されてしまう）おそれがあるため，当日の投薬は避けるべきである．

TBA は検査施設によって基準値が異なるが，基準範囲の上限値に近い数値であれば，時期をずらして再度測定することも勧められる．経時的な測定は一般的には行われないが，PSS や原発性門脈低形成（微小血管異形成）であれば，異常値が持続するはずであり，肝疾患の鑑別に役立つことがある．

重度の肝不全でもみられることがあるため，注意が必要である．赤血球内は NH_3 の含有量が高いため，溶血したサンプルは使用できず，採血後はできるだけすみやかに血漿分離する必要がある．NH_3 は食事の影響で数値が変動するため，肝性脳症を疑っていて状態が変化した場合には，再測定することが勧められる．

血液尿素窒素　BUN

肝臓では NH_3 の解毒の際に尿素が産生されるため，重度の肝機能障害時には理論上 NH_3 は上昇し，BUN は低下する．しかし，肝機能障害における BUN の感度は低く，食事や栄養状態の影響を受けるため決して特異度も高いとはいえないことから，解釈には注意が必要である．**先天性**

門脈体循環シャント（cPSS）では BUN が低値を示すことが比較的多く，診断補助として用いられることがある．

総ビリルビン　T-Bil

体内の単核食細胞系（細網内皮系）組織において，主に赤血球由来のヘモグロビンから非抱合型（間接）ビリルビンが生成され，肝臓において抱合型（直接）ビリルビンへと変換される．この二者をあわせて測定したものが T-Bil である．溶血性疾患が疑われない状況での T-Bil の上昇は，**重度の肝機能障害か胆管閉塞を示唆する所見**になる．T-Bil は，肝疾患における特異度は高いが，肝臓全体の機能の 70％ 以上が障害を受けなければ上昇しないといわれており，閉塞性疾患以外では感

度は低い．理論上は直接ビリルビンと間接ビリルビンを区別して定量することで閉塞性疾患を鑑別できるはずであるが，実際には溶血，肝実質障害，胆管閉塞のいずれにおいても両方が上昇していることが多く，**直接ビリルビン・間接ビリルビンを別々に定量することはほとんどない**．また，猫においては重度の肝疾患がなくても，敗血症などの全身性疾患に伴って軽度の T-Bil 値の上昇がみられることがある．そのため，猫の T-Bil の軽度上昇の際には肝疾患以外にも注意を払う必要がある．

アルブミン　Alb

Alb は肝臓のみで産生されるタンパク質であり，肝機能が重度に障害を受けると血中濃度が低下する．しかし，肝機能の 7～8 割が障害を受けなければ低アルブミン血症にはならないといわれている．また，肝疾患だけでなく，栄養状態の悪化，炎症反応，タンパク喪失性疾患(腸，腎)によっても Alb 値は低下するため，**肝機能の指標としては感度・特異度ともに問題があり**，その解釈には十分に注意するべきである．さらに，**検査装置によって基準値が大きく異なる**こともあるため，注意が必要である．

グルコース(血糖)　Glu

肝臓は糖新生の場であり血糖値の調節にも関与しているため，重度の肝機能障害によって低血糖症が認められることがある．しかし，インスリン産生腫瘍や敗血症など，ほかにも低血糖を生じる疾患があり，感度はきわめて低く，特異度も高くない．一般的に，PSS や原発性肝臓腫瘍においてしばしば低血糖が認められる．

総コレステロール　T-Chol

生体内のコレステロールは，食事からの供給分以外はそのほとんどが肝臓で合成される．また，過剰なコレステロールは胆汁中に排泄される．したがって，T-Chol は肝機能に関連して変動する指標の一つということができる．PSS や重度の慢性肝疾患では合成障害によって T-Chol の血中濃度が低下することがあるが，胆汁うっ滞性疾患であれば排泄障害によって T-Chol の血中濃度は上昇する．このように評価がきわめて困難であるうえに，食事や内分泌疾患の影響を強く受けるため，肝機能の指標としては問題が多い．

膵酵素検査

リパーゼ と PLI

犬や猫では，血中のアミラーゼ活性は膵臓特異性が低く，現在の獣医臨床では用いられていない．犬では，従来のリパーゼ活性はアミラーゼよりは膵炎時の診断的価値がある程度認められているが，やはり膵臓以外のリパーゼ(胃リパーゼ，肝リパーゼ，リポプロテインリパーゼなど)もあわせて測定されるため，膵炎における特異度が問題となっている．

膵リパーゼ免疫活性(PLI)は，抗体を利用した免疫学的手法で膵臓のリパーゼ(膵特異的リパーゼ)だけを測定するように開発された検査方法である．現在は犬および猫で PLI 測定が臨床応用されており(Spec cPL™, Spec fPL™ (アイデックス ラボラトリーズ))，従来のアミラーゼやリパーゼよりも膵炎における特異度が高いことが

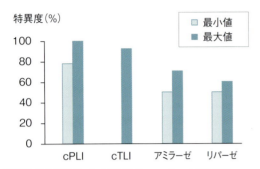

図4 犬の膵炎における各種マーカーの特異度
複数の報告における特異度の最大値と最小値をまとめたもの．
引用元 Xenoulis, P.G., et al. (2012)：Vet. Clin. Pathol., 41：312-324.

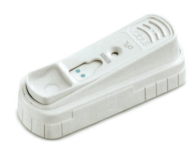

図5 スナップ・cPL（アイデックス ラボラトリーズ）

報告されている（図4）．PLIに関する論文報告はきわめて多く，膵臓の血液マーカーのなかでは最も科学的に評価された検査方法といえるが，測定は決して簡便ではなく，検査を依頼してから結果を得るまでに数日かかるという問題点がある．しかし，院内で迅速に定性検査が可能な簡易キットも，つい最近になって国内発売されている（スナップ・cPL，スナップ・fPL（アイデックス ラボラトリーズ），図5）．

また，生化学的にリパーゼ活性を測定する方法についても，基質を検討することによって膵リパーゼへの特異性を向上させた新しい活性測定法が開発され，臨床応用されている（富士ドライケムスライド v-LIP（富士フイルム），DGGR基質法によるリパーゼ測定（ロシュ））．とくにドライケムはもともと血中のさまざまな酵素活性を簡便・迅速に測定できるシステムであり，国内の獣医療現場で広く用いられている．われわれの病院において犬の膵炎疑診例102頭でv-LIPと膵リパーゼ免疫活性（cPLI）の検討を行ったところ，二者間に強い相関関係を認め（相関係数0.912），またcPLIをゴールドスタンダードとした場合のv-LIPの陽性的中率は98.1％であった．このこと

からv-LIPも臨床的には十分価値がある検査と考えられる．ただし，いずれにせよ膵酵素だけで犬の膵炎の診断を下すことはやはり危険であり，症状やほかの検査，画像検査の結果などとあわせて総合的に診断することが推奨される．

猫のSpec fPL™の値も，犬と同様に膵炎に対する特異度は比較的高いことが報告されている．しかし，猫では慢性かつ軽度の膵炎も多く，このような場合にSpec fPL™の感度は必ずしも高くないこともまた報告されている．v-LIPについても，軽度上昇例ではSpec fPL™との相関関係が弱く，慢性かつ軽度の猫の膵炎の診断は現在も決して容易ではない．

TLI

トリプシンも膵臓特異性が高い消化酵素であり，正常であればトリプシノーゲンとして腸管内に分泌され，活性型であるトリプシンへと変換される．トリプシン様免疫活性（TLI）は血中のトリプシンおよびトリプシノーゲンを免疫学的に測定する検査である．TLIは犬の膵外分泌不全（EPI）で著明に血中濃度が低下するため，特異度が高い

2. 血液検査・尿検査の読み方

表3 PT・APTT・フィブリノーゲンの基準値の例

項目（単位）	犬	猫
PT（秒）	6〜9	8〜11
APTT（秒）	11〜18	21〜45
フィブリノーゲン（mg/dL）	140〜420	86〜247

すべて当院での基準値（基準値は測定系によって異なる）．

検査として利用されている．アミラーゼやリパーゼよりも膵臓特異性が高いため，膵炎マーカーとしても検討が行われたが，先述のPLIと比較して感度・特異度ともに劣るため，現在は膵炎マーカーとしてはほとんど利用されていない．逆にEPIの診断ではPLIよりもTLIのほうが優れていることが報告されている．

血液凝固系検査

肝臓は多くの凝固因子，抗凝固因子の合成にかかわっているため，重度の肝障害では出血傾向や播種性血管内凝固（DIC）などを呈することがある．したがって，診断のための肝生検，とくに組織生検の前に，血液凝固線溶系の評価をできるだけ行うことが望ましい．とくに犬の急性膵炎では全身的な炎症が強く生じ，DICを併発することもあるため，予後判定のためにも血液凝固系検査を行うことが望ましい．東京大学動物医療センター（VMC）（以下，当院と記す）における血液凝固系検査の基準値を**表3**に示した．なお，フィブリ

ン分解産物（FDP）については，犬や猫での感度の問題もあり，現在は院内キットによる測定を中止している．

PT と APTT

プロトロンビン時間（PT）は外因系から共通経路にかけて，活性化部分トロンボプラスチン時間（APTT）は内因系から共通経路にかけての凝固カスケードの異常を検出する検査である（**図6**）．肝臓の凝固因子の合成機能を反映するため，肝機能検査としての意味ももち，重度の肝機能障害によりPTおよびAPTTが延長する．検体はクエン酸ナトリウム血漿とし，採血後すみやかに血漿分離して測定に供することが望ましい（当日に測定できない場合には冷凍保存）．基準値は測定系によって異なるため，それぞれの診療施設で検査装置ごとに基準値を決定しておく必要がある．

フィブリノーゲン

フィブリノーゲンは血液凝固の第I因子であり，肝臓で合成されるため肝機能低下があると低

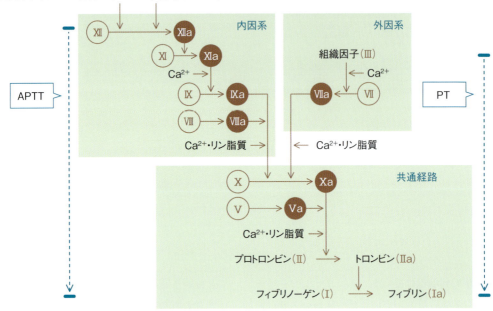

図6 血液凝固カスケードとPT・APTT
APTTは内因系の開始から共通経路が終わるまで，PTは外因系の開始から共通経路が終わるまでの時間を反映する．なお，内因系とは血管内での血液凝固機構，外因系とは血管外に流出した血液の凝固機構である．
Ca^{2+}：カルシウムイオン，凝固因子はすべてローマ数字のみの略記（ローマ数字の後ろのaは活性化を表す）

値を示す．また，基準値の50％を下回ると止血異常が起こりやすいといわれている．検体はクエン酸ナトリウム血漿とし，採血後すみやかに血漿分離して測定に供することが望ましい（当日に測定できない場合には冷凍保存）．

その他の血液検査

αフェトプロテイン（AFP）は，肝細胞癌のマーカーとしてヒトで利用されているが，犬でも肝細胞癌で主に産生されるため，診断や再発のマーカーとしてある程度の臨床的意義があると考えられる．しかし，肝細胞腺腫や結節性過形成などでの挙動が不明であり，胆管癌など，ほかの悪性肝細胞性腫瘍では上昇しないなどの問題もある．

ヒアルロン酸は，肝臓の線維化の指標の一つとしてヒトで利用されているが，犬でもとくに肝硬変の際に上昇することが報告されている．ただし，軽〜中等度の線維化では顕著に上昇しないという問題点がある．

分岐鎖アミノ酸（BCAA）と芳香族アミノ酸（AAA）の比（フィッシャー比，BCAA/AAA）については，ヒトの肝硬変患者で低下することが多く，犬の肝硬変やcPSSなどでも低下する症例が多く認められる．しかし，特異度の問題だけでなく，フィッシャー比測定に臨床的価値があるかど

2. 血液検査・尿検査の読み方

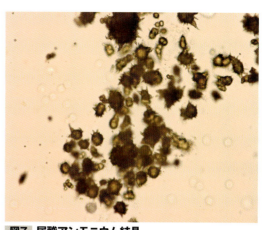

図7 尿酸アンモニウム結晶

うかはまだきちんとした報告が得られておらず，今後の十分な検討が必要である．

尿検査

　肝疾患における尿検査の意義は決して多くはないが，尿中ビリルビンと NH_3 については，ある程度の意義があるものと考えられる．すなわち，血液検査を行っていない状況で尿中ビリルビンが検出される場合には，血中ビリルビンの上昇が示唆される．ときとして尿中ビリルビンが血中ビリルビンの上昇に先行することがある．ただし，犬では正常であっても尿中ビリルビンがある程度検出される（尿比重が1.025以下でビリルビンが簡易スティック検査で＋＋（2＋）以上の場合には異常と判断できる）．猫では，尿中ビリルビンは常に異常所見である．

　尿沈査で尿酸アンモニウム結晶（図7）が認められる場合には，PSSなどの高アンモニア血症の存在が示唆されるが，ダルメシアンでは犬種特異的なプリン代謝異常によって肝疾患がなくても出現することがある．

　膵炎などの膵外分泌疾患においては，尿検査の臨床的意義は小さい．

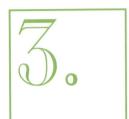

3. 画像検査

福島建次郎

X線検査でわかること

肝胆道系および膵臓疾患において，X線検査でわかることはあまり多くない．強いてあげるならば肝臓の大きさ，結石の有無，腹水の有無といったところであろうが，のちに述べる超音波検査のほうが得られる情報量ははるかに多い．X線検査は，肝胆膵の疾患そのものを診断するためというよりも，消化器症状を引き起こすほかの重要な疾患（消化管内異物，イレウス，腫瘍，子宮蓄膿症など）を鑑別するために必要な検査であるといえる．

肝臓の大きさ

肝臓は腹腔内最大の臓器であり，腹腔内で最も頭側に位置している．正常な大きさであれば，ラテラル像では肋骨弓よりも頭側に収まっているが（**図1a**），それよりも尾側に逸脱していれば，肝腫大と評価する（**図1b**）．また，肝臓の尾側に位置する胃の変位も肝臓の評価において有用であり，胃軸が頭側に変位していれば小肝症（**図1c**），尾側に変位していれば肝腫大と評価する．

図1　X線検査による肝臓の大きさの評価

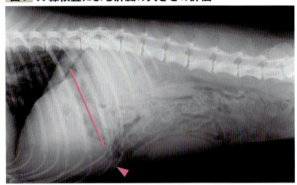

a　健常なビーグルの腹部X線ラテラル像．肝臓の尾側縁は肋骨弓内に収まっており（▶），胃軸（—）は肋骨とほぼ平行である．

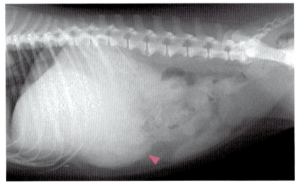

b　びまん性の肝臓腫瘍の症例の腹部X線ラテラル像．肝臓の尾側縁は肋骨弓から著しく逸脱しており（▶），明らかな肝腫大を呈している．

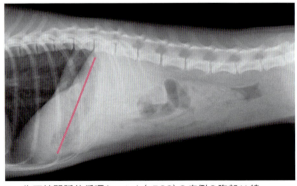

c　先天性門脈体循環シャント（cPSS）の症例の腹部X線ラテラル像．胃軸（—）は著しい頭側変位を呈しており，明らかな小肝症が認められる．

3. 画像検査

図2 X線検査による前腹部結石の評価

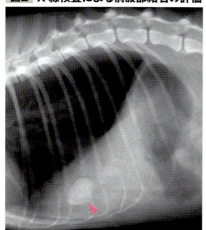

a 胆石症の症例の腹部X線ラテラル像．▶の位置（胆嚢内）にX線不透過性の結石が認められる．

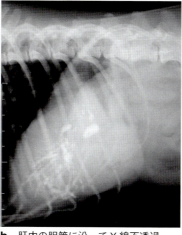

b 肝内の胆管に沿ってX線不透過性の構造物が確認できる．このような所見は肝内胆管の胆石あるいは肝内胆管の石灰化とよばれるが，臨床症状を呈することはあまり多くない．

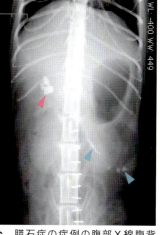

c 膵石症の症例の腹部X線腹背（VD）像．膵体部（▶）および膵左葉の膵管に沿って（▶）膵石が確認できる．

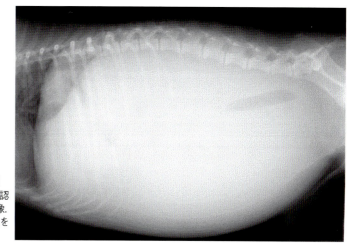

図3 X線検査による腹水の評価
門脈高血圧による重度の腹水貯留が認められた症例の腹部X線ラテラル像．本症例はのちの肝生検により線維化を伴う重度の慢性胆管炎と診断された．

結石の有無

　肝内胆管や胆嚢内の結石（胆石）がX線検査によって明らかになることがある（図2a，2b）．また，非常にまれであるが，膵管内の膵石が確認できることもある（図2c）．X線画像における胆嚢や膵臓の位置をおおまかに把握しておく必要

がある．

腹水の有無

　腹腔内のコントラストの低下が認められた場合は，腹水の存在を疑い，超音波検査へと進むべきである（図3）．肝胆膵疾患における腹水貯留の原因としては，門脈圧亢進症，肝臓腫瘍の破裂，

27

図4 超音波による肝臓のスキャン（矢状断面）
LIVER：肝臓，STOMACH：胃，DIAPHRAGM：横隔膜，GB：胆囊

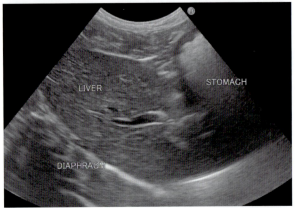

a 胸骨剣状突起のすぐ尾側からプローブをやや頭側に傾けると，肝臓実質（LIVER）の矢状断面が描出される．

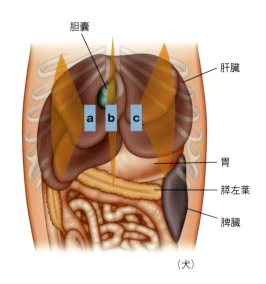

（犬）

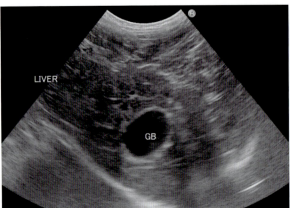

b プローブを右側に傾けると，胆囊（GB）が観察できる．

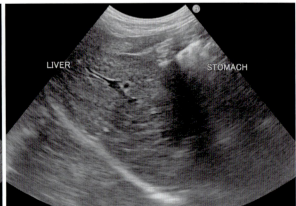

c プローブを左側に傾けると，肝左葉が観察できる．肝左葉は非常に大きいため，注意深く観察する．

肝葉捻転，胆囊破裂，急性膵炎などがあげられる．

超音波検査を使いこなす

肝臓の超音波検査

犬および猫の肝臓は，4葉，4小葉，2突起からなる．すなわち，左葉（外側左葉，内側左葉），方形葉，右葉（外側右葉，内側右葉），尾状葉（尾状突起，乳頭突起）である．腹水貯留時を除き，これらを超音波で識別することは困難であるが，胆囊をランドマークとして左葉側と右葉側を分けて評価することは重要である．

肝臓を評価するときは，プローブを胸骨剣状突起のすぐ尾側にあてて矢状断面を描出し，プローブ先端がやや頭側を向くように傾ける．**図4**のように，扇であおぐようなイメージで走査するとよい．筆者はまず全体を矢状断面でスキャンした

3. 画像検査

図5 超音波による肝臓のスキャン（横断面）
見落としがないように横断面でも注意深く観察することが重要である．
LIVER：肝臓，GB：胆囊

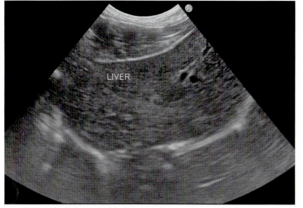
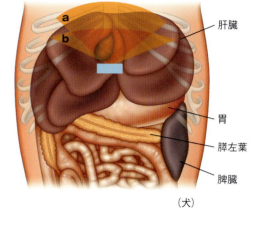

a 胸骨剣状突起のすぐ尾側からプローブを頭側に傾けて，肝臓（LIVER）の横断面を描出する．

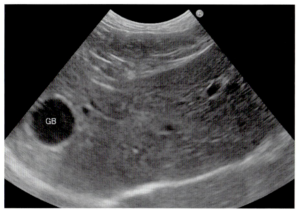

b プローブを尾側に傾けると，正中よりもやや右側に胆囊（GB）が認められる．

のち，プローブを反時計回りに90度回転させ，横断面でさらに全体をスキャンする（**図5**）．このとき，リファレンスマークは矢状断面では動物の尾側，横断面では動物の左側とする．超音波検査における肝臓の5つの観察ポイントは，大きさ，エコー源性，辺縁，血管系の評価，腫瘤の有無である．

【大きさ】

　肝臓の大きさを超音波検査で客観的に評価するのは困難である．しかし，肝葉の尾側端の角度（鋭角か鈍角か），右腎との位置関係などから，主観的に判断することは可能である．肝腫大では肝葉の先端は鈍角化し，右腎との接触面積が増す．肝臓の大きさに変化が生じる疾患を**表1**に示す．

【エコー源性】

　肝臓のエコー源性は，周辺臓器との比較によって評価する．肝鎌状間膜は肝臓の腹側に位置し，右葉と左葉の間を剣状突起から背側に向かって突出する．鎌状間膜の脂肪は，肝臓と比べて等～やや高エコー源性を呈し，また肝臓よりもやや粗

表1　肝臓の大きさによる疾患・病態の分類

びまん性の肝腫大	限局性・非対称性の肝腫大	小肝症
・ステロイド関連性肝障害 ・肝リピドーシス ・（急性）肝炎・胆管炎 ・うっ血肝 ・独立円形細胞腫瘍 　（リンパ腫，組織球肉腫，肥満細胞腫） ・肝細胞性腫瘍，転移性腫瘍 ・アミロイドーシス	・原発性・転移性腫瘍 ・膿瘍 ・嚢胞 ・肉芽腫 ・血栓塞栓症 ・肝葉捻転 ・血腫	・先天性門脈体循環シャント（cPSS） ・原発性門脈低形成（微小血管異形成） ・肝硬変 ・肝線維症 ・重度の循環不全

表2　肝臓のエコー源性による疾患・病態の分類

びまん性に高エコー源性	びまん性に低エコー源性	混合パターン
・ステロイド関連性肝障害 ・肝リピドーシス ・空胞性肝障害 ・慢性肝炎 ・肝線維症 ・肝硬変 ・リンパ腫 ・肥満細胞腫	・うっ血肝 ・急性肝炎，急性胆管炎 ・リンパ腫 ・白血病 ・組織球性腫瘍 ・アミロイドーシス	・肝結節性過形成など ・肝炎 ・リンパ腫 ・肝細胞性腫瘍 ・転移性腫瘍 ・壊死 ・アミロイドーシス

いエコーパターンを示す．正常な肝実質は，脾臓よりも低エコー源性，かつ腎皮質よりもやや高エコー源性である．ステロイド関連性肝障害や肝リピドーシスでは肝実質はやや高エコー源性を示し，うっ血肝ではやや低エコー源性を示す（**表2**）．

【辺縁】

正常な肝臓の辺縁は平滑である．一方，慢性肝炎や肝硬変などにおける肝臓の辺縁は不整であることが多く，その場合には肝臓全体が小さめであることが多い．肝臓腫瘍により辺縁が不整になることもあるが，この場合の肝臓は腫大傾向にあることが多い．

【血管系の評価】

超音波検査では，肝臓に流入する門脈系の血管と，肝臓から流出する静脈系の血管を確認することができる．壁が厚く高エコー源性のものが門脈

であり，壁が薄いものが肝静脈であるが（**図6a**），カラーフローマッピング（カラードプラ法）によりさらに正確に見分けることができる．門脈系の血管は肝門部より流入し，肝葉の先端へと広がっていくため，プローブに近づく血流を表す赤色のシグナルが観察される．一方，静脈系の血管は肝葉の先端から背側正中に位置する後大静脈へと血液を集めるため，プローブから遠ざかる血流を表す青色のシグナルが観察される（**図6b**）．

【腫瘤の有無】

超音波検査は，肝臓の腫瘤状病変を検出するのにきわめて有用な検査である．腫瘤が認められたら，大きさ，エコー源性，血流について評価する．筆者は，見落としが少なくなるように，肝臓の全域を矢状断面と横断面ですみずみまで観察するように心がけている．

3. 画像検査

図6 肝臓の血管系

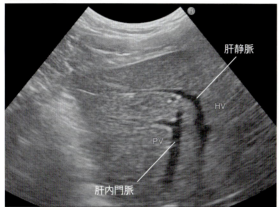
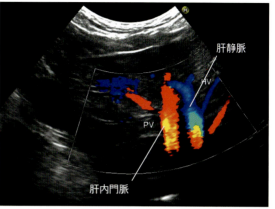

a 肝実質の横断面．プローブの角度を微調整すると，門脈系と静脈系の血管が超音波の向きと平行に並走する部分を描出することができる．

b この断面でカラーフローマッピングを用いれば，門脈系と静脈系の血管を見分けることは容易である．門脈や後大静脈は体の背側（画面下方）に位置しているため，プローブへと向かってくる血流を表す赤色のシグナルがみられれば肝内門脈，プローブから遠ざかっていく血流を表す青色のシグナルがみられれば肝静脈である．

図7 慢性胆管炎の超音波像
図3の腹水症例（慢性胆管炎）の腹部超音波像．重度の腹水貯留が認められ，肝臓の辺縁は不整で，実質は不均一な混合パターンを呈している．

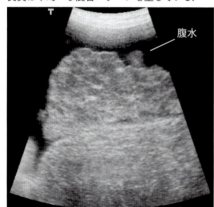
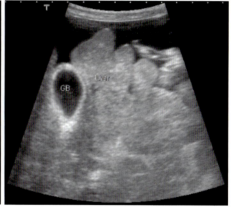

a 肝臓の辺縁は不整で，実質は不均一な混合パターンを呈しており，低エコー源性の小結節が認められる．

b 腹水貯留により肝臓（Liver）の不整な辺縁が明瞭に観察される．胆嚢（GB）壁の肥厚も認められる．

■ 肝炎・胆管炎・肝硬変

一般的に，急性の胆管炎（猫）や肝炎（犬）では，肝実質のエコー源性が低下し，門脈壁が明瞭化するとされている．また，猫の胆管炎では，胆泥や胆石，胆嚢壁の肥厚を伴うことがある．

一方，慢性肝炎では線維化を伴うことが多く，エコー源性が上昇することがある．炎症細胞の浸潤や浮腫，壊死，線維化，再生性結節など，さまざまな病変が混在するため，混合パターンのエコー源性を示すこともある．肝硬変では，肝臓は萎縮傾向にあり，辺縁が不整になる（**図7**）．

図8 肝細胞癌の超音波像

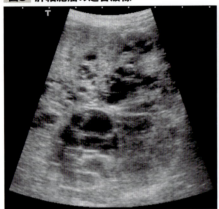
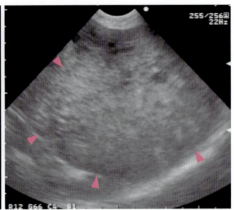

a 辺縁不明瞭な大型の腫瘤．不均一な混合パターンを示し，中心部の壊死が疑われる．

b 均一な実質のエコーパターンを示す大型の腫瘤（▶）が認められる．

図9 肝臓リンパ腫の超音波像
Liver：肝臓，Stomach：胃

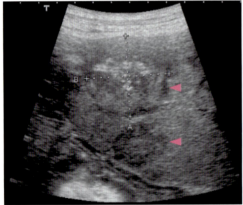
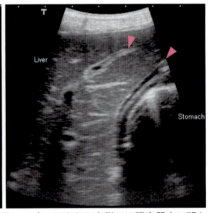

a 肝実質内に多発性の腫瘤が認められた（▶）症例の超音波像．腫瘤は低〜等エコー源性で，一部は高エコー源性など，さまざまなエコーパターンを示していた．

b 一方，こちらの症例では肝実質内に明らかな腫瘤病変は形成されず，肝臓全体が低エコー源性を呈していた（血管壁（▶）が通常よりも明瞭化していることに注目）．

■ 肝臓腫瘍

　肝細胞性の腫瘍としては，肝細胞癌や肝細胞腺腫があげられる．肝細胞癌は，その病変形成の特徴からびまん性（diffuse），結節性（nodular），塊状型（massive）の3種類に分類されているが，塊状型が最も多い．塊状型は孤立性で大型であることが多く，中心部に壊死を伴うものもあり，エコー源性はさまざまである（**図8**）．

　肝臓は腹腔内腫瘍が転移する際の主要な標的臓器であるため，しばしば転移性腫瘍が認められる．エコーパターンは原発巣に依存するため，さまざまである．転移性腫瘍では，腫瘤は肝実質において多発性に認められることが多い．

　リンパ腫や組織球性腫瘍もまた，さまざまなエコーパターンを示す．低エコー源性〜混合パターンの多発性の結節や腫瘤を形成することもあれ

3. 画像検査

図10 肝結節性過形成の超音波像

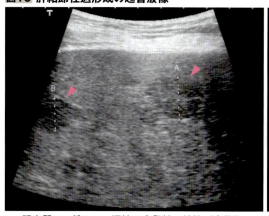
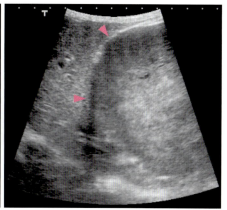

a 肝実質に，低エコー源性の多発性の結節が多数認められる（▶）．高齢犬ではしばしばこのようなパターンを呈する．

b まれではあるが，この症例のように大型の腫瘤（▶）を形成することもある．病理組織検査により肝結節性過形成と診断された．

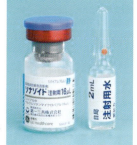

図11
超音波造影剤ソナゾイド®
使用直前に注射用水を用いて溶解し，静脈内投与する．

ば，明らかな腫瘤を形成しない場合もある（**図9**）．肝リンパ節の腫大を伴うことが多い．

　肝臓に結節を形成する良性の病変としては，結節性過形成がある※．高齢の犬では比較的高頻度で認められるため，注意が必要である．一般的には直径 2 cm 以下の低エコー源性の結節として認められるが，ときに大型の腫瘤を形成し，異なるエコーパターンを示すこともあるた

め，注意が必要である（**図10**）．

【肝臓の結節性病変の造影超音波検査】

　以上からわかるように，肝臓の腫瘤をBモードの超音波検査所見のみで鑑別することは，事実上不可能である．良性，悪性の判断においては，造影超音波検査を応用すれば，Bモードと比較してかなり正確に鑑別することができる．

　造影超音波法とは，微小気泡を主成分とした超音波造影剤を体内に注入した際に生じる高調波を映像化する技術である．ソナゾイド®（**図11**）は難溶性のガスの外側にシェルをもつ造影剤で，低音圧で持続的に造影画像が得られるため，獣医療領域でも非常に使いやすい．ソナゾイド®のもう一つの特徴が，クッパーイメージングとよばれるものである．通常，造影剤は静注され，血管が早期に造影されることになるが，ソナゾイド®は単核食細胞系（細網内皮系）のクッパー細胞に取り込まれる（高エコー源性になる）ため，血管造影効果がなくなっても実質の造影効果が持続することが特徴である．とくに肝臓では，このクッパーイメージングといわれる実質相での評価が有用である．

※　肝臓の結節性過形成は厳密には腫瘍性疾患ではないが，WSAVA（世界小動物獣医師会）の分類では肝細胞性腫瘍のカテゴリーに含まれており，肝臓腫瘍との鑑別において重要であるため，ここで取り扱うことにする．

図12 肝結節性過形成の犬のソナゾイド®造影超音波像

通常のBモードでは実質内に低エコー源性の結節性病変(▶)が複数認められる(a)が,ソナゾイド®造影(実質相)では結節のコントラストがなくなり,不明瞭になっている(b).

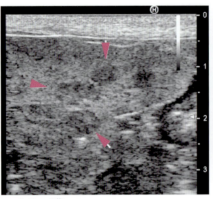
a Bモード像.

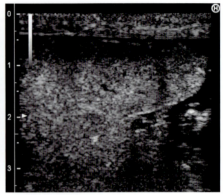
b 造影超音波像.

図13 胆管癌の犬のソナゾイド®造影超音波像

造影前の通常のBモードでは,肝臓内には境界不明瞭な結節性病変(実質のエコー源性が不均一)が認められる(a)が,ソナゾイド®造影によって肝臓内に境界明瞭な造影欠損像(▶)が確認できる(b).

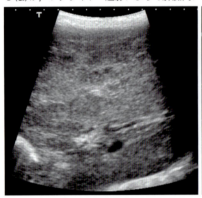
a Bモード像.

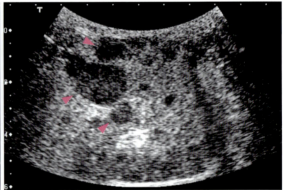
b 造影超音波像.

血管留置針からソナゾイド®を静脈内投与(通常約 0.015 mL/kg)し,低音圧で経時的に肝臓の観察を行うが,超音波診断装置のコントラストハーモニックイメージング(CHI)の条件などについては本稿では割愛する.通常,投与後7分以降が実質相での観察となる.良性の結節性病変の場合は,クッパー細胞が結節内にも存在しているため,気泡の取り込みが正常な領域と同等になり,コントラストがなくなる(図12).一方,悪性病変では病変部にクッパー細胞がほとんど存在しないため,造影欠損を呈する(図13).われわれの研究では,ソナゾイド®造影による肝臓の結節性病変の悪性・良性の鑑別は,高感度かつ特異度の高い結果になった.ただし,大型の腫瘤では内部が壊死していたり血腫が形成されたりするため,鑑別が困難になる場合があり,注意が必要である.当院では,小型の結節性病変が肝臓内に複数存在しているときに,ソナゾイド®を用いた造影超音波検査を行い,必要に応じて細針吸引(FNA)を実施することにより,良性の結節性過

3. 画像検査

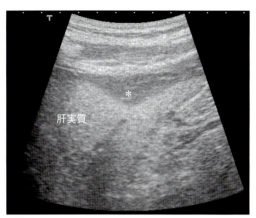

図14 肝リピドーシスの猫の超音波像
鎌状間膜の脂肪組織（*）と比較して，肝実質が明らかに高エコー源性を呈しているのが確認できる．このような症例では，肝臓の細針吸引（FNA）生検を実施する．

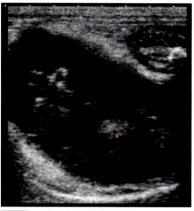

図15 肝葉捻転の超音波像
捻転した肝葉は腫大し，うっ血のため低エコー源性を示すことが多い．カラーフローマッピングで血流を評価することが重要である．

形成と転移性腫瘍の鑑別に主に利用している．

■ 肝リピドーシス・ステロイド関連性肝障害・空胞性肝障害

これらの疾患では，肝実質はびまん性に高エコー源性を示し，肝腫大が認められることが多い（図14）．

■ 肝葉捻転

肝葉捻転により肝実質はうっ血や出血，壊死などを起こすため，捻転した肝葉は低エコー源性を示すことが多いが，混合パターンを示すこともある（図15）．捻転した肝葉では，カラーフローマッピングで血流が確認できないことが多い．また腹水の貯留もしばしば認められる．

■ 先天性門脈体循環シャント　cPSS

【肝外性 cPSS】
筆者は，肝外性の先天性門脈体循環シャント（cPSS）が疑われた場合には，次の3つの断面で評価することにしている（図16）．

① 右側最後肋間からの短軸断面像

肝門部において，門脈径（PV）と腹大動脈径（Ao）（最大径）を測定し，PV/Ao を算出する．肝外性 cPSS では，肝門部の門脈径が縮小していることが多い．したがって，PV/Ao＜0.65であれば肝外性 cPSS が強く疑われる（図16 ①）．

② 右側前腹部からの長軸断面像

右側前腹部の最後肋骨の尾側縁（腹直筋の側方）にプローブをあて，矢状断面を描出することにより，門脈，後大静脈，腹大動脈の長軸断面を描出することができる．この断面において，シャント血管の起始部や流入部が確認できる場合がある．約34％の肝外性 cPSS では，大動脈から腹腔動脈が分岐する位置の近くで後大静脈にシャント血管が流入するため，その部位を重点的に観察する（図16 ②）．

③ 左側前腹部からの長軸断面像

後大静脈の長軸断面を描出し，シャント血管の流入地点を評価する．右胃静脈から発生した蛇行するシャント血管を描出できることも多い．脾静脈にも注意して観察する（図16 ③）．

【肝内性 cPSS】
肝内性の cPSS は，肝内門脈を追いかけてい

35

図16 cPSSの3つの評価断面

①右側最後肋間からの短軸断面像

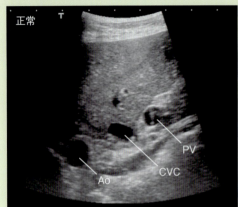
健常なビーグルの大動脈(Ao)，後大静脈(CVC)，門脈(PV)の横断面．それぞれの血管の径に大きな差はみられない．

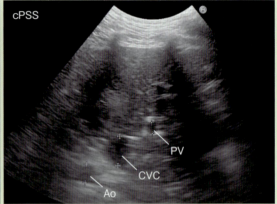
cPSSにおける同部位の断面．門脈の径が小さく，PV/Aoは0.59であった．後大静脈の径が大きいことにも注目．

②右側前腹部からの長軸断面像

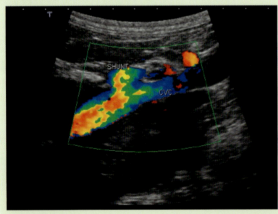
脾静脈-後大静脈シャントの症例．シャント血管(SHUNT)が後大静脈(CVC)に流入する様子が観察される．

③左側前腹部からの長軸断面像

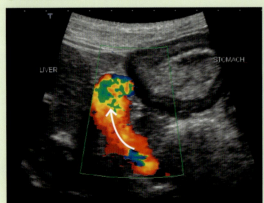
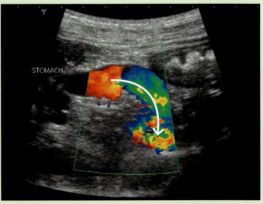
右胃静脈-後大静脈シャントの症例．シャント血管が体の右側から左側へと蛇行し(→)，反転して後大静脈へと向かう様子が観察された．　LIVER：肝臓，STOMACH：胃

3. 画像検査

図17 肝内性 cPSS の超音波像

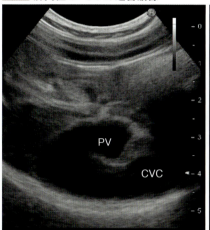
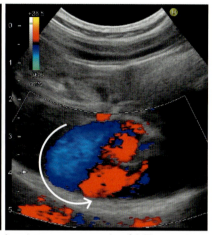

a 肝内門脈枝(PV)が細くならずに、拡張したまま後大静脈(CVC)へと連続しているのが観察できる.

b カラーフローマッピングを用いることで、血流の方向(→)を確認することができる.

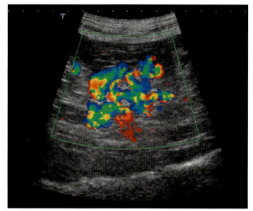

図18 後天性門脈体循環シャント(aPSS)の超音波像

左腎の頭内側において、細く蛇行した血管が多数観察された. 後天性の多発性シャントでは多数の細い血管が蛇行・集蔟しているため、カラーフローマッピングではモザイク状の血流シグナルが観察される. このような所見が認められた場合には aPSS が強く疑われる.

くことにより、比較的容易に検出することができる. 肝内門脈枝は通常、肝門部から流入し次第に細くなっていくが、肝内性 cPSS では肝内門脈が細くならず、ループを形成して静脈系の血管と吻合しているのが確認できる(図17). また、非常にまれではあるが、肝内門脈枝の拡張と動脈性の拍動が確認された場合には、肝内動脈門脈瘻が疑われる.

■ 後天性門脈体循環シャント　aPSS

門脈圧亢進症に伴って生じた後天性門脈体循環シャント(aPSS)を超音波検査によって検出できる場合がある. 左腹部にプローブをあて、矢状断面を描出し、左腎静脈に尾側から流入する血管が観察されれば、それは拡張した左性腺静脈である. これは、門脈圧亢進症の存在を示唆する所見である. また、左腎の頭内側に多数の小さな蛇行した静脈(脾−腎側副血行路)が確認できることもある(図18).

胆道系の超音波検査

胆嚢は胆汁を貯留する涙滴形の構造物であり、超音波検査では無エコー源性の楕円形構造物として描出される. 胆嚢の大きさはさまざまであり、空腹時には大きくなる. そのため、胆嚢の大きさだけで胆道系の閉塞所見を評価することはできない. 正常な胆嚢壁の厚さは、犬で2〜3 mm 以

37

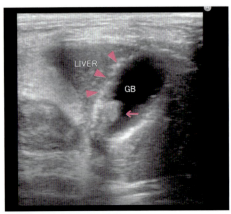

図19 胆嚢炎の超音波像
胆嚢壁の輝度亢進および軽度の肥厚が認められるため(▶)、胆嚢炎が疑われる．本症例では音響陰影を伴う胆石も認められている(→)．
LIVER：肝臓、GB：胆嚢

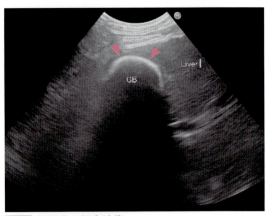

図20 胆石症の超音波像
胆嚢(GB)内に認められた胆石．表面の輝度が高く(▶)，明瞭な音響陰影を伴うのが胆石の特徴である．
Liver：肝臓、GB：胆嚢

図21 胆嚢粘液嚢腫の超音波像　LIVER：肝臓、GB：胆嚢

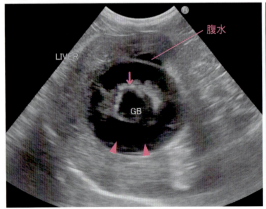

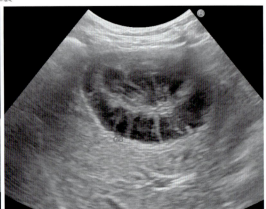

a　胆嚢(GB)内の辺縁部(▶)が低エコー源性、中心部(→)が高エコー源性であることが、胆嚢粘液嚢腫の超音波検査上の特徴である．

b　粘液は、この画像のように特徴的な筋状のエコーパターンを示すことがある．

下(p.28の**図4b**)、猫で1 mm以下である．

　総胆管は、健常動物でも描出可能であるとされており、十二指腸近位の背側、門脈の腹側に位置している．正常な総胆管の径は犬で3 mm以下、猫で4 mm以下であるとされている．総胆管を追跡することにより、十二指腸乳頭を確認できることもある．

■ **胆嚢炎**

　胆嚢炎では、胆嚢壁の肥厚(犬>2〜3 mm、猫>1 mm)、胆嚢壁のエコー源性の上昇、石灰化など、さまざまな所見がみられることがある(**図19**)．

■ **胆石症**

　胆石は、胆道系(肝内胆管、胆嚢、総胆管など)に認められ、高エコー源性を呈し、明瞭な音響陰

3. 画像検査

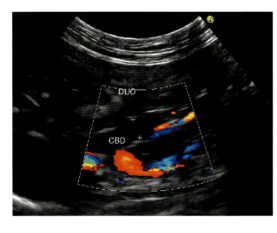

図22 肝外胆管閉塞の超音波像
十二指腸(DUO)の背側，かつ門脈の腹側の領域で，カラーフローシグナルがのらない管状構造物が確認できれば，それが総胆管(CBD)である．総胆管は拡張するとこの画像のように明瞭になるため，この部位を意識して走査することが重要である．

表3 膵臓の超音波検査 犬と猫の違い

	犬	猫
描出しやすい部位	膵右葉	膵左葉 膵体部
目印	十二指腸 膵十二指腸動静脈	胃の尾側 脾静脈(膵左葉) 門脈(膵体部) 膵管
厚さ	10 mm	5〜9 mm(膵体部，膵左葉) 3〜6 mm(膵右葉)
膵管	描出困難	0.5〜2.5 mm
膵臓の血管	描出可能	通常は描出不可能

影(アコースティックシャドウ)を伴う構造物として描出される(**図20**)．猫では，胆管系の炎症性疾患に伴って認められることがある．胆石によって肝外胆管閉塞が起こることもあるが，肝外胆管閉塞によって胆石が形成されることもある．

■ 胆嚢粘液嚢腫

胆嚢粘液嚢腫は，特徴的なエコーパターンを示す(**図21**)．胆嚢の辺縁に低エコー源性の粘液(ムチン)が蓄積し，高エコー源性の胆泥が中心部に集積する．粘液は特徴的な筋状のパターンを示す

こともある．

■ 肝外胆管閉塞

前述のランドマークを利用して総胆管領域を描出したときに，カラーフローマッピングでシグナルがのらない拡張した管状の構造物が認められれば，総胆管拡張および肝外胆管閉塞を疑う(**図22**)．黄疸が認められている症例においては，超音波検査による総胆管の評価はきわめて重要な検査となる．

図23 犬と猫の膵臓の位置

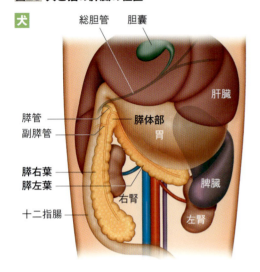

a　犬の腹腔内臓器の位置関係．膵右葉は十二指腸の内〜背側に位置している．犬では幽門部および膵体部は右背側に位置している．膵左葉は胃体部の背側を左側に向かって走行する．

b　猫の腹腔内臓器の位置関係．膵左葉は胃の尾側に位置し，尾側端は左腎の頭極に及ぶ．猫の幽門部と膵体部は犬と比較して正中寄りに位置している．膵右葉は十二指腸の内〜背側を走行するが，膵左葉と比べて小さいことが多い．また，猫では副膵管をもつ個体は約20％とされている．

膵臓の超音波検査

表3に示すように，描出しやすい膵臓の部位は犬と猫で異なる．なぜ動物種によりこのような違いが生じるのであろうか．その理由は，正常な膵臓の解剖学的な位置を把握しておくと理解しやすい(図23)．

【犬での描出】

犬の膵右葉は，十二指腸下行部の背内側に位置しており，右腎の腹側，かつ門脈の外側方である(図24a)．そのため，膵右葉の描出を妨げるものは十二指腸のみであり，十二指腸にガスや食渣が貯留していなければ，描出は比較的容易である．犬の膵右葉を描出する際は，右側前腹部(最後肋骨のすぐ尾側のあたり)にプローブをあて，十二指腸の横断面を描出すると，その背〜内側に，周囲の脂肪組織と比べて等〜低エコー源性の三角形の断面をした構造物として描出される．カラーフローマッピングで中心部に血管(膵十二指腸動静脈)が認められることが多い(図25)．長軸方向(矢状断面)での描出も可能である．膵体部は，幽門の尾側，かつ右腎の頭内側，門脈の腹側に位置しているため，超音波検査では膵右葉から連続して観察できることがある(図24b)．一方，膵左葉は胃の幽門洞の尾背側から始まり，胃と結腸の間(背側)を正中へと走行する．図24cをみればわかるように，犬の膵左葉は胃と結腸の背側に位置しているため，胃のガスおよび食渣や，結腸に貯留した糞便が描出の妨げになることが多い．そのため，犬の膵左葉は超音波検査での評価がしばしば困難である．

近年，消化器疾患以外の理由で動物病院を受診した犬242頭における膵臓の超音波検査所見につ

3. 画像検査

図24 CTでみる犬の膵臓の位置
V：腹側，D：背側，R：右側，L：左側

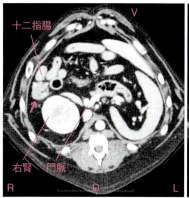 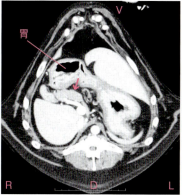 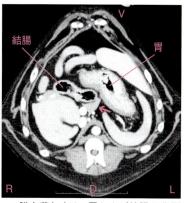

a 犬の膵右葉（→）は，十二指腸の背側に位置している．右側腹部から超音波検査を実施すれば，膵右葉の描出を妨げるのは十二指腸のみである．

b 膵体部（→）は，胃の背側かつ門脈の腹側に位置している．

c 膵左葉（→）は，胃および結腸の背側に位置しており，体表からの距離も遠いため，超音波検査では描出が比較的難しいことがわかる．

図25 犬の膵右葉の描出
右側前腹部にプローブをあて，十二指腸の短軸断面を描出すると，十二指腸の背〜内側に膵右葉が描出される．カラーフローマッピングにより，中心部に膵十二指腸動静脈を観察することができる．

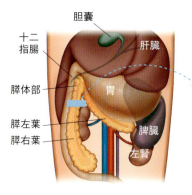 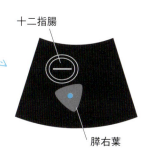 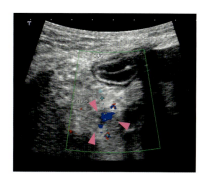

a プローブをあてる位置．

b 描出断面の模式図．

c 実際の超音波像．▶で囲った部分が膵右葉．
DUO：十二指腸，Pancreas：膵臓（この画像では膵右葉）

41

表4 犬と猫の膵臓の厚みと膵管の太さ

	犬（n= 242）	猫
膵左葉	6.5±1.7mm （3.6〜14.0mm）	5.4〜6.5mm （2.9〜10.3mm）
膵体部	6.3±1.6mm （3.5〜11.2mm）	5.6〜6.6mm （3.3〜9.5mm）
膵右葉	8.1±1.8mm （3.9〜16.0mm）	4.3〜4.5mm （2.8〜5.9mm）
膵管	0.7±0.2mm （0.1〜1.2mm）	0.8〜1.13mm （0.5〜2.5mm）

犬の膵管のデータは膵右葉のものである．猫のデータは複数の報告の平均値をまとめたもの．
データの引用元　Hecht, S., *et al.*（2007）：*Clin. Tech. Small Animal Pract.,* 22（3）：115-121.,
　　　　　　　　Hecht, S., *et al.*（2006）：*Vet. Radiol. Ultrasound,* 47（3）：287-294.,
　　　　　　　　Penninck, D.G., *et al.*（2013）：*Am. J. Vet. Res.,* 74（3）：433-437.

いてまとめた研究が報告されている．これに紹介されていた膵臓の厚さに関するデータを，一部抜粋して**表4**に示す．筆者は，犬のデータについては膵臓の厚さの基準範囲とみなしてよいと考えている．この研究では大型の犬種ほど膵臓が厚くなる傾向がみられたが，厚さが16 mmを超える個体は存在しなかったと報告されている．また，犬の膵管は従来描出不可能であるとされていたが，この報告では88％の個体で膵右葉の膵管が描出可能であったとしている．

【猫での描出】

　猫は，膵右葉と比べて膵体部および膵左葉が大きいため，膵左葉のほうが描出しやすい（p. 40の**図23b**）．猫の胃十二指腸接合部は犬よりも正中寄りに位置しているが，膵左葉はそこから左尾側へと連続し，尾側端は左腎の頭極に達する（**図26a，b**）．膵左葉を描出する際は，腹部正中の剣状突起のすぐ尾側にプローブをあて，胃の背〜尾側を注意深く走査する．膵左葉は胃の尾側，門脈の腹側，脾臓の頭側に位置しており，中心に明瞭な膵管が観察できることが多い（**図27**）．膵左葉を頭側方向に追跡することで，膵体部まで描出できることが多いが，膵右葉の描出はしばしば困難である（**図26c，d**）．猫の膵臓の大きさに関する参考値は**表4**に示した．

■ 急性膵炎

　急性膵炎では，膵臓は腫大し，辺縁が不整になり，低エコー源性を呈することが多い．周囲の組織（腸間膜や脂肪）が脂肪織炎や脂肪壊死により高エコー源性になると，膵実質とのコントラストがより明瞭化する（**図28**）．その他の注意すべき超音波検査所見としては，腹水貯留，消化管のコルゲートサイン，消化管の拡張（麻痺性イレウス），肝外胆管閉塞などがある．

　急性膵炎の診断における超音波検査の感度は，犬で68％，猫で11〜67％と報告されている．また，超音波検査で異常が認められなかったからといって，急性膵炎を除外することはできない．

3. 画像検査

図26 CTでみる猫の膵臓の位置　V：腹側，D：背側，R：右側，L：左側

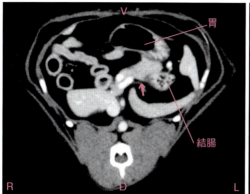

a　猫の膵左葉(→)は，胃の尾背側に位置している．

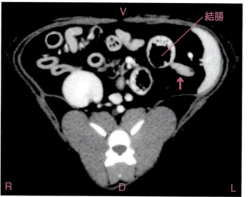

b　膵左葉の尾側端(→)は，左腎の頭極の直前まで達している．

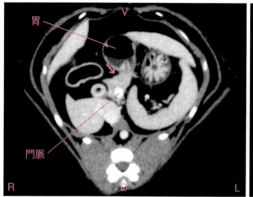

c　膵体部(→)は，胃の背側，かつ門脈の腹側に位置している．この部分は猫の幽門部の位置であり，膵体部が犬よりも正中寄りに位置していることがわかる．

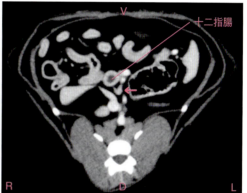

d　膵右葉(→)は，十二指腸の背側に位置している．この個体は膵右葉が小さいため，超音波検査で描出することはおそらく困難である．

図27 猫の膵左葉の描出

前腹部の正中〜左側にプローブをあて，矢状断面を描出すると，胃体部の横断面が描出される．膵左葉は胃の背側，門脈の腹側，脾臓の頭側に認められる．中心部に膵管を伴うのが特徴的である．

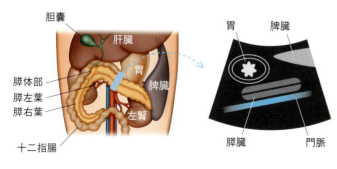

a　プローブをあてる位置．

b　描出断面の模式図．

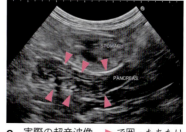

c　実際の超音波像．▶で囲ったあたりが膵左葉．
STOMACH：胃，PANCREAS：膵臓（この画像では膵左葉）

43

図28 急性膵炎の超音波像

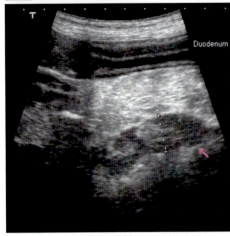 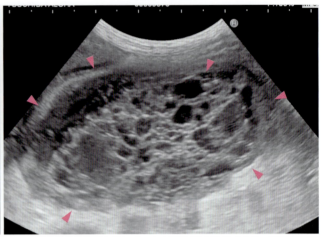

a 膵実質(→)は腫大し，低エコー源性を呈している．炎症などの影響により周囲の脂肪が高エコー源性を呈し，膵臓が明瞭化しているのが観察できる．
Duodenum：十二指腸

b 重度の壊死性膵炎を呈していた症例の超音波像である．膵実質は著しく腫大し(▶)，自己消化や壊死により混合パターンを呈している．

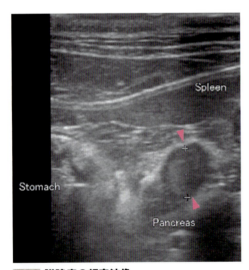

図29 膵腺癌の超音波像
膵特異的リパーゼ(PLI)が持続的高値を示す猫で超音波検査を実施したところ，膵左葉の尾側縁に腫瘤が認められた(▶)．切除後の病理組織検査により，膵腺癌と診断された．
Stomach：胃，Spleen：脾臓，Pancreas：膵臓

■ 慢性膵炎

　慢性膵炎の超音波検査では，膵臓は縮小傾向にあり，実質のエコー源性は混合パターンで一部が結節状にみえることもある．線維化や瘢痕化によって音響陰影を伴うこともあり，膵管が不整な形状で観察されることもある．慢性膵炎の診断における超音波検査の精度に関してはわかっていない．

■ 膵臓の腫瘤状病変

　膵臓の結節性過形成は，高齢の犬や猫でみられることがある．低～等エコー源性の辺縁明瞭な結節として認められるが，超音波検査では腫瘍との鑑別は困難である．
　膵腺房細胞や膵管上皮から発生する膵腺癌が超音波検査で検出できることがある．これは低エコー源性の結節や腫瘤として描出される(**図29**)．腫瘤の増大により総胆管の圧迫や，周辺の

44

3. 画像検査

図30 膵臓の嚢胞性疾患の超音波像

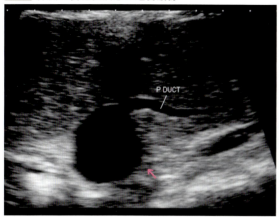 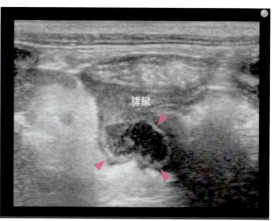

a　膵仮性嚢胞（→）の超音波像．内部に無エコー源性の液体が貯留した嚢胞が認められる．
P DUCT：膵管

b　膵膿瘍（▶）の超音波像．膿瘍の壁はやや肥厚しており，内容物はやや混濁している．液体の吸引により無菌性の膿瘍と確認された．

胃や十二指腸への浸潤が認められることがあり，また肝臓への転移もしばしば認められるため，注意が必要である．

膵内分泌腺の腫瘍（インスリノーマ，グルカゴノーマ，ガストリノーマ）は，非常にまれな疾患であるが，犬でインスリノーマが疑われる症例に遭遇する機会はあるかもしれない．超音波検査でのインスリノーマの検出は，腫瘍の大きさ，局在，超音波検査機器の性能，術者の習熟度に依存する．インスリノーマは，孤立〜多発性のさまざまな大きさ（2.5 cm 以下）の低エコー源性結節として検出することができる．膵臓の内分泌腫瘍の多くは，悪性の挙動を示し，所属リンパ節や肝臓への転移がしばしば認められるため，これらもあわせて評価することが重要である．

■ 膵臓の嚢胞性疾患

膵仮性嚢胞や膵膿瘍が膵炎の続発症として認められることがある．超音波検査では，無エコー源性またはエコー源性を有する液体を含有した円形または不整形の構造物として観察される（**図30**）．壁の厚さや大きさは，さまざまである．超音波検査所見のみで限局性の壊死巣，膵仮性嚢胞，膵膿瘍，膵臓腫瘍を鑑別することは困難であり，これらを鑑別するにはFNAによる生検が必要になることがある．膵炎の一般的な治療をしてもなかなか改善しない場合や，膵特異的リパーゼ（PLI）の値が変化しないときには，このような病変が潜んでいることがあるため注意深く評価する必要がある．

■ 膵石症

非常にまれではあるが，慢性膵炎の経過中に膵管内に結石が形成されることがあり，膵石症とよばれている．膵管内に音響陰影を伴う構造物が確認されたら，これを疑う（**図31**）．

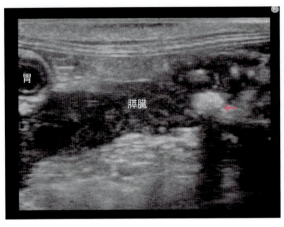

図31 膵石症の超音波像
慢性膵炎の猫で認められた膵石（→）の超音波像．膵左葉の膵管において明瞭な音響陰影を伴う構造物が確認できる．

CT検査の適応とは

　筆者が考える肝胆膵疾患のCT検査の主な目的は，cPSSの診断と外科手術のプランニング，aPSSの診断，肝臓や膵臓の腫瘍の検出，ステージング，外科手術のプランニングである．

cPSSにおけるCT検査

　臨床的にcPSSが疑われる症例では，超音波検査によってシャント血管が描出できた場合であっても，CT検査を実施する．造影CT検査でシャント血管の解剖学的なタイプや体内での走行など，詳細な情報を得ておくことによって，外科手術の時間を短縮することができる．
　CT検査による肝外性cPSSの診断において，筆者が判断の基準にしている6つの断面と観察のポイントを以下に示す（**図32**）．

■ 横隔膜レベル　その1

　前腹部の横隔膜レベルで，奇静脈の太さに着目する．正常な奇静脈は大動脈と比較してはるかに細い．この断面において太い奇静脈が確認できたならば，○○-奇静脈シャントが強く疑われる．まれに，後大静脈欠損などの症例で奇静脈が拡張してみられることがあるため，後大静脈に異常がないかどうかもあわせて確認する必要がある．

■ 横隔膜レベル　その2

　ほぼ同じ断面で，肝臓の左背側を走行する横隔静脈に着目する．通常であれば横隔静脈は確認できない．横隔静脈が認められる場合には，○○-横隔静脈シャントである．

■ 肝門部レベル　その1

　通常，この断面で観察できる主要な血管は，背

3. 画像検査

図32 肝外性 cPSS　CT 診断の 6 つのポイント
Ao：大動脈，CVC：後大静脈，AV：奇静脈，PV：門脈，V：腹側，D：背側，R：右側，L：左側

①横隔膜レベル　その 1

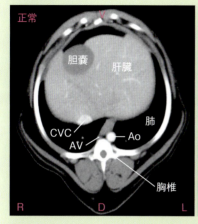
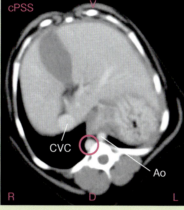

正常な奇静脈（AV）は大動脈（Ao）と比較してはるかに細い．太い奇静脈（〇）が確認された場合には，〇〇-奇静脈シャントが強く疑われる．まれに後大静脈欠損でも奇静脈が拡張することがあるため注意．

②横隔膜レベル　その 2

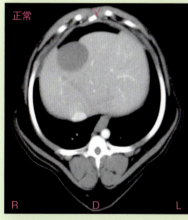
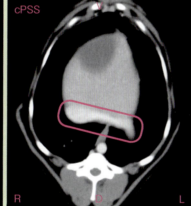

肝臓の左背側を走行する横隔静脈は，正常であれば確認できない．認められる場合には（〇），〇〇-横隔静脈シャントである．

③肝門部レベル　その 1

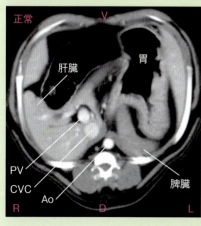
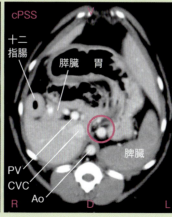

この断面で観察できる主要な血管は，腹大動脈（Ao），後大静脈（CVC），門脈（PV）の 3 つである．この 3 つ以外に大きな血管（〇）が観察される場合には，横隔静脈へとつながるシャント血管である可能性が高い．

（次ページにつづく）

(図32のつづき)
Ao：大動脈，CVC：後大静脈，PV：門脈，GDV：胃十二指腸静脈，SV：脾静脈，V：腹側，D：背側，R：右側，L：左側

④肝門部レベル　その2

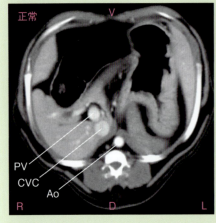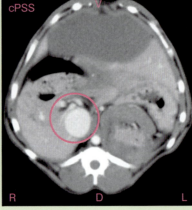

腹大動脈(Ao)，後大静脈(CVC)，門脈(PV)の径を比較する．門脈の径が小さく，後大静脈が太ければ(○)，○○-後大静脈シャントが強く疑われる．

⑤胃十二指腸静脈レベル

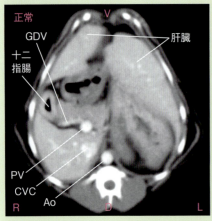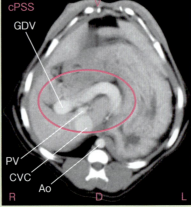

胃十二指腸静脈(GDV)が動物の右側から門脈(PV)へと合流する地点を観察する．この部位から体の正中を超えて左側へと向かう拡張した血管(○)が認められる場合は，右胃静脈-○○シャントである．

⑥脾静脈レベル

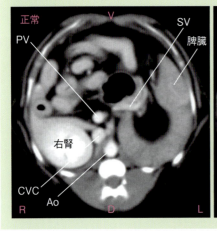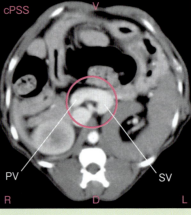

脾静脈(SV)が門脈(PV)へと流入する地点を観察する．この部位から分岐し，拡張・蛇行する血管(○)が認められれば，脾静脈-○○シャントである．

3. 画像検査

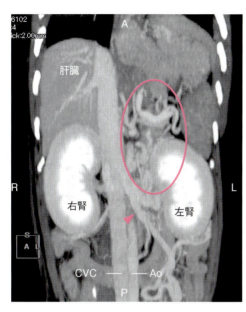

図33 aPSSの多断面再構成CT像
門脈圧亢進症からaPSSが形成された症例．左性腺静脈の拡張（▶）および左腎臓頭内側の腸間膜静脈由来の多発性シャントが確認できる（○）．
Ao：大動脈，CVC：後大静脈，A：頭側，P：尾側，R：右側，L：左側

側から腹大動脈，後大静脈，門脈の3つである．この3つ以外に大きな血管が観察される場合には，横隔静脈へとつながるシャント血管である可能性が高い．

■ 肝門部レベル　その2

ほぼ同じ断面で腹大動脈，後大静脈，門脈の径も比較する．門脈の径が小さく，後大静脈が太ければ，○○-後大静脈シャントが強く疑われる．

■ 胃十二指腸静脈レベル

胃十二指腸静脈が動物の右側から門脈へと合流する地点を観察する．この部位から体の正中を超えて左側へと向かう拡張した血管が認められる場合は，右胃静脈-○○シャントである．

■ 脾静脈レベル

脾静脈が門脈へと流入する地点を観察する．この部位から分岐する拡張蛇行した血管が認められれば，脾静脈-○○シャントである．

aPSSにおけるCT検査

門脈造影CT検査は，aPSSの検出にきわめて有用である．aPSSでは左腎周囲や食道静脈，結腸静脈周囲に蛇行した多発性の細い血管が認められることが多いが，脾静脈から左性腺静脈へとつながる太い血管が観察されることもある（図33）．aPSSの画像の解釈には，多少の習熟が必要である．

図34 肝臓腫瘍のCT像
V：腹側，D：背側，R：右側，L：左側

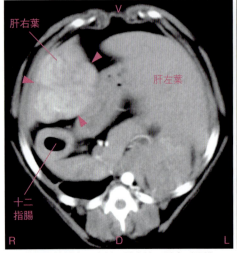
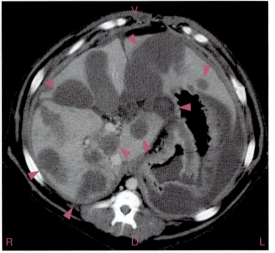

a　肝細胞性腫瘍の症例．孤立性の腫瘍が肝臓内側右葉に認められる（▶）．

b　肝臓への転移が認められた血管肉腫の症例．肝葉の全域にわたって低吸収の腫瘤状陰影が多発している（▶）．これらの所見から外科手術は不適であると判断された．

肝臓腫瘤のCT検査

　超音波検査で肝臓に腫瘍が認められた場合に，CT検査へと進むことがある．孤立性の腫瘍であれば，転移の有無や腹部大血管との関連性を評価し，外科的摘出の可否の判定や手術のプランニングのための情報を得ることができる（**図34**）．多発性の腫瘍であっても，原発巣の検索を目的としてCT検査を実施することもある．超音波検査で明らかに多発性の転移が疑われ，原発巣も明らかで，手術が不可能な症例においては，CT検査を実施するメリットはあまりないであろう．

膵臓腫瘍のCT検査

　肝臓腫瘍と比較して，膵臓の腫瘍は超音波検査での検出が比較的難しいため，臨床的に膵臓の腫瘤状病変が疑われる症例はCT検査を行うことが推奨される．膵臓のインスリノーマの検出には3相造影CT検査を実施したほうがよい．腫瘍は低〜高吸収の腫瘤状陰影として検出される（**図35**）．CT検査による腫瘍の検出とステージングは，外科手術に先立ち非常に重要である．

3. 画像検査

図35 インスリノーマの3相造影CT像
犬のインスリノーマにおける病変部の造影のパターンはさまざまである．以前は，**症例1**のように動脈相において腫瘍全体が高吸収になるのが一般的とされていた．しかしながら，筆者らの検討では，ほぼ同等の頻度で**症例2**のように病変部が低吸収になる症例が存在することがわかっている． V：腹側，D：背側，R：右側，L：左側

症例1

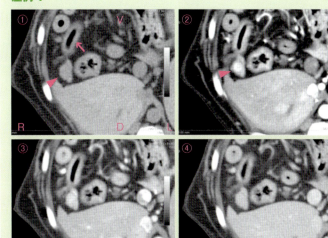

①造影前の単純撮影像では，十二指腸（→）の背側に膵臓（▶）を確認することができるが，腫瘍は不明瞭である．②動脈相では，腫瘍が増強され，明瞭化している（▶）．③膵実質相，④平衡相では，腫瘍が次第に不明瞭になる．

症例2

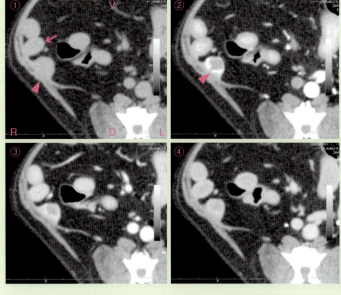

①造影前の単純撮影像では，十二指腸（→）の背側に膵臓（▶）を確認することができるが，腫瘍は不明瞭である．②動脈相では，腫瘍の辺縁が増強されるが腫瘍自体は低吸収である（▶）．③膵実質相と④平衡相では，腫瘍は次第に不明瞭になる．

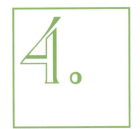

4. 細胞診・生検

金本英之・西村亮平

肝胆膵の特殊検査

　肝胆膵における特殊検査としては，穿刺による細胞診や組織検査，体腔液の検査，また腹腔鏡下や開腹下での組織生検などがあげられる．これらは，臓器ごと，方法ごとに検査の意義や目的，有用性，危険性，コストが異なるため，症例と飼い主の状況などによって使い分ける必要がある．

肝臓のFNA・FNB

適応

　肝臓の細胞診（細針吸引(FNA)，細針生検(FNB)）は，超音波ガイド下で比較的容易に実施でき，基本的に安全な検査である．組織生検と異なり，確定診断が下せることは少ないが，補助診断ツールとして有用である．とくに，肝臓内にびまん性に浸潤した造血器系腫瘍，猫の肝リピドーシス，空胞性肝障害などの診断に有用で，これらの疾患が疑われる際には積極的に細胞診を行う

べきであると考えられる．また，肝炎が疑われる場合にも細胞診で診断を支持する所見が得られることがあるが，組織生検を行うべきと判断される場合にあえて細胞診を行う意義は大きくない．肝臓の孤立性腫瘤状病変が認められたときには，腫瘍の由来を明らかにできる場合があるが，肝臓の原発性腫瘍のなかで最も発生頻度が高い肝細胞性腫瘍の場合には，良性・悪性の判断ができないことも多い．FNA・FNBは，肝細胞癌における特異度は高いが感度が高くないため，悪性の所見が認められない場合も良性である可能性は除外できない．また，孤立性腫瘤状病変は外科的な切除を検討すべき場合がほとんどであり，多血性の腫瘍である場合には出血の危険性が増すこと，肝細胞癌に対する感度の低さなどを考えると，絶対的な適応とは考えられない．

採材

　肝臓の穿刺は，一般的に超音波検査機器によるガイド下で行う．扱いやすい個体であれば全身麻酔や鎮静薬の投与は必要ないが，そうでない場合にはこれらの処置も検討する．また，重度の止血異常を呈する動物以外では出血の危険性は低いが，止血系検査をあらかじめ行っておくことが望

4. 細胞診・生検

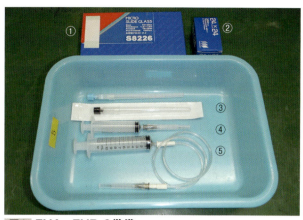

図1 FNA・FNB の準備
①スライドグラス，②カバーグラス，③スパイナル針2本，④5 mL のシリンジに直接注射針をつけたもの，⑤ 10 mL のシリンジに輸液用の延長チューブを介して注射針をつけたものを用意する．状況に応じて③〜⑤のいずれかを穿刺針として選択する．肝臓の穿刺の際には，吸引をかける（FNA）と血液成分が多く混入することがあるため，吸引しない（FNB）か，または必要最小限にとどめる．また，穿刺部位が深い場合などにはスパイナル針を用いることもあるが，このような長い穿刺針を用いる場合には，安全性の確保のため鎮静や麻酔が必要になる．

図2 FNA・FNB の穿刺のイメージ
プローブの超音波ビームの方向に対して平行に穿刺する方法（**a**）と，プローブの脇から穿刺する方法（**b**）がある．

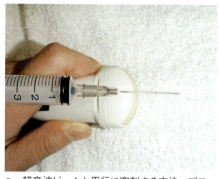

a 超音波ビームと平行に穿刺する方法．プローブの厚みにあわせて針を傾ける必要があり，傾ける角度はプローブによってさまざまである．病変に対してまっすぐに針が進んでいくため，病変をとらえやすい．

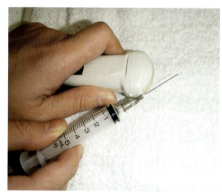

b プローブの脇から穿刺する方法．描出している断面で針を確認しやすいが，目的とする病変に対して角度がついて針が入っていくことが難点である．

ましい．動物を仰臥位もしくは側臥位に保定し，腹部超音波検査のときと同様に肝臓を描出する．びまん性疾患が疑われる場合は，理想的には複数の肝葉から細胞を採取すべきであるが，採材が最も容易なのは外側左葉であり，この場合には右側側臥位で行う．正中あるいは右側から穿刺する際には，胆嚢を避けるように注意する．また，胸郭が深い犬種や小肝症の症例は腹側からの穿刺が困難なことがあり，このような場合には肋間からのアプローチとする．

FNA・FNB で準備するものを**図1**に示す．穿刺針には，筆者は基本的に 23 G，1 インチの一般的な注射針を用いている．皮下脂肪が厚い場合や，局所性の病変が体表から離れた部位にある場合には，1.5 インチの針を用いることもある．肝臓は血流に富む組織であり，吸引をかけると（FNA），採材時に血液のコンタミネーションが起こりやすい．また，吸引せずに穿刺のみ（FNB）

で十分な細胞数を採材できることが多いため，筆者は通常は吸引を行わず，シリンジをつけずに針のみで行っている．ただし，腫瘤状病変の検査を行う場合で，吸引しなければ十分な細胞が採取されないときには，このかぎりではない．

超音波ガイド下（**図2**）で，ほかの臓器ではなく肝臓に針が刺入されていることを確認し，角度をわずかに変えながら何度か刺入したのち，針の手前の口を指でふさいだ状態で針を抜く．採材後は

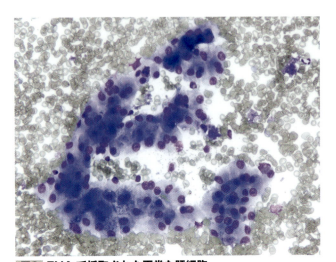

図3 FNAで採取された正常な肝細胞
好塩基性の細胞質と小型の円形核をもつ大型の細胞が集塊状に採取されている．（ギムザ染色）

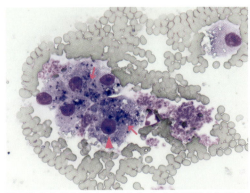

図4 中毒性肝障害が疑われた犬の肝臓の細胞像
主に肝細胞（▶）が採取されており，核および細胞の軽度の大小不同，細胞質の空胞変性が認められる．細胞質には濃染するビリルビン顆粒（→）が認められる．（ギムザ染色）

ただちにスライドグラスにサンプルを塗抹し，乾燥させたのち染色する．一度の穿刺で複数のスライドグラスへの塗抹が可能であることが多い．また，FNA・FNBの検査材料は細菌培養検査，薬剤感受性試験，リンパ球クローナリティ検査などに供することも可能である．

合併症と注意点

肝臓の細胞診は合併症が少ない検査ではあるが，まったくないわけではない．多血性の腫瘍状病変や，肝アミロイドーシスなどで肝臓が非常に脆くなっている場合には，出血がおさまらないおそれがある．また肝臓に針を刺すだけで重度の出血が起こることはまれであるが，肝臓の実質を裂くような針の動かし方をすると危険性が増す．そのため，通常の保定が困難な症例では無理をせずに鎮静薬の投与などを検討すべきである．

染色と鏡検

採取した細胞はギムザ染色を施して観察し，評価するのが基本である．まずは弱拡大で肝細胞（図3）が採取されているかどうかと，血液のコンタミネーションの程度を確認する．同時に，肝細胞や血液細胞以外の細胞が採取されているかどうかも判断する．血液細胞が多数採取されている場合には，同時に末梢血の血液塗抹標本を作製して比較することで，肝臓への白血球浸潤が有意なものであるかどうかを判断することができる．

強拡大では，個々の細胞の形態的な評価を行う．肝細胞，少量の胆管上皮細胞（異型性のない上皮系細胞集塊），通常の血液細胞の3種以外の細胞が採取されているかどうかが重要であり，これら以外の細胞が認められた場合には，細胞診の所見が病変を反映している可能性が高い．また，肝細胞自体についても評価を行う．評価可能な項目と

4. 細胞診・生検

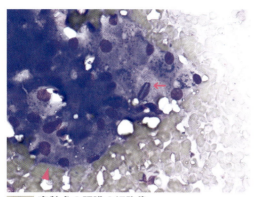

図5　高齢犬の肝臓の細胞像
肝細胞(▶)が塊状に採取されている．細胞の異型性は乏しいが，軽度の大小不同と，細胞質のビリルビン顆粒が認められる．核内には長方形の封入体(→)が認められるが，これは健康な高齢犬でしばしば認められる所見であり，病的な意義は乏しいようである．(ギムザ染色)

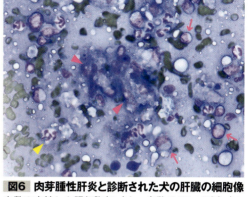

図6　肉芽腫性肝炎と診断された犬の肝臓の細胞像
少数の変性した肝細胞(▶)と，多数のリンパ球(→)および好中球(▶)が認められる．リンパ球の成熟度はさまざまである．細胞診では混合性の炎症と判断された．(ギムザ染色)

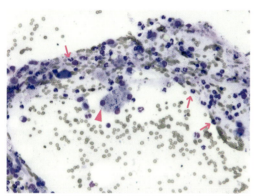

図7　好中球性胆管炎と診断された猫の肝臓の細胞像(弱拡大)
ビリルビン顆粒を含む少数の肝細胞(▶)と，多数の好中球(→)を認める．(ギムザ染色)

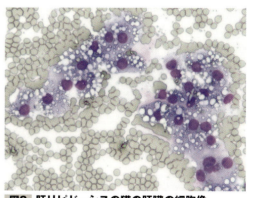

図8　肝リピドーシスの猫の肝臓の細胞像
重度の空胞変性を起こした肝細胞の集塊が塗抹されている．(ギムザ染色)

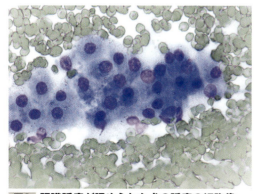

図9　肝臓腫瘤が認められた犬の腫瘤の細胞像
異型性の乏しい均一な肝細胞が集塊状に採取されている．病理組織検査では，肝細胞腺腫と診断された．(ギムザ染色)

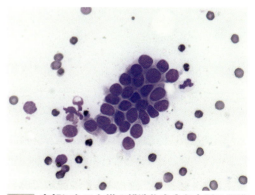

図10　内部にシスト様の構造物を含む大型の肝臓腫瘤状病変の細胞像
N/C比(核と細胞質の面積の比)が高く，異型性を示す上皮細胞が集塊状に採取されている．病理組織検査では，胆管癌と診断された．(ギムザ染色)

55

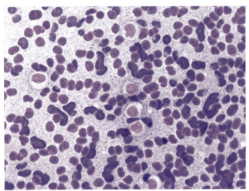

図11 肝臓の神経内分泌腫瘍（カルチノイド）と診断された犬の肝臓の細胞像
比較的均一で，円形の核をもつ細胞集塊が認められる．細胞質を確認できない裸核の細胞が多数認められる．（ギムザ染色）

しては，細胞の大きさ，形，均一性，接着性，核の数や形態，細胞質内の所見などがあげられ，注意して観察することでさまざまな情報を得ることができる（図4～11）．

院内で評価できることが細胞診の利点であるが，標本の詳細な評価は細胞診専門の獣医師が行うべきである．

肝臓の針組織生検

肝臓の組織生検の方法はさまざまであり，それぞれの利点と欠点をよく理解して使い分ける必要がある（p.60のコラムも参照）．

針組織生検は特殊な器具を必要とせず，鎮静下もしくは全身麻酔下で行うことができ，適切に採材することで確定診断につながる有用な検査方法であるが，検査の危険性を十分に理解したうえで行うべきである．多くのびまん性病変および腫瘤状病変の病理学的な評価または診断が行えるが，採取されるサンプルの量は限られており，肝臓あるいは病変の一部しか評価されないことに十分注意すべきである．

適応

適応としては，とくに肝炎など，びまん性の異常が疑われる場合である．限局性の腫瘤状病変の場合にも検査は可能であるが，出血の危険性の高さや，孤立性腫瘤の場合に外科的な摘出が前提になることから筆者は行っていない．

採材

生検用の針としては，手動式ツルーカット（Tru-cut）針，メンギーニ（Menghini）針がある（図12）．自動式ツルーカット針は，犬では用いることができるが，猫では禁忌である．安全性と得られるサンプルの大きさという点ではメンギーニ針のほうが優れているが，手技の習熟が必要であり，あまり一般的に利用されていない．

検査の前に，血小板数の測定および血液凝固系検査を行う．凝固系検査項目のうち，フィブリノーゲンは肝疾患の場合に生検時の出血を予測するうえで信頼性の高い指標であるとされ，正常基準範囲の下限値の50％以下である場合には絶対的禁忌であると報告されている．万一に備え，輸血のための血液型の確認とクロスマッチテストも済ませておく．検査結果から出血の危険性が高いと判断された場合は，短期間の試験的治療を行い，凝固系が改善してから生検を行うという方法も有用である．たとえば慢性肝炎が疑われる症例の場合，1～2週間の副腎皮質ステロイド薬の投与により凝固系の改善が期待でき，また診断の精度が極端に低下することもないと考えられている．

肝臓の針生検では，ほとんどの動物で鎮静薬の

4. 細胞診・生検

図12 2種の生検針(左)とそれぞれの方法で採取されたサンプル(右)

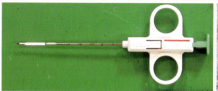
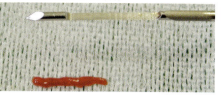

a　ツルーカット針.

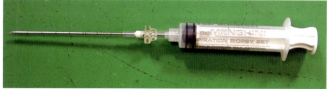
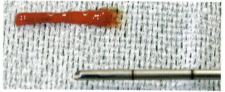

b　メンギーニ針.

投与あるいは全身麻酔が必要である．海外では，大型犬の場合などは局所麻酔のみで検査が実施できることが多いとされているが，小型犬や超小型犬が多いわが国で，無麻酔または局所麻酔のみで実施できる例は少ない．出血は，術前約15分前にデスモプレシンを投与しておくことで予防できる可能性がある．

動物は，腹部超音波検査と同様に仰臥位もしくは側臥位に保定し，腹部を剃毛する．細胞診と同じく，安全に実施できる部位は外側左葉であるが，その場合には右側側臥位で保定する．腹側から超音波プローブをあて，検査実施部位を確認する．事前の想定よりも深く生検針を刺入してしまうことがあるため，刺入部位の遠位にほかの臓器や大血管が存在しないことを十分に確認する．とくに大血管を避けることは重要で，刺入部位よりも正中側または肝門部に針を向けると，太い血管を傷つけるおそれがある．

刺入部位および方向を確認したのち，皮膚を消毒し，注射針などで切皮を行う．術野の皮下に鎮痛のためリドカインを注射する．ツルーカット針

を使用する場合には，外筒を引いた状態で生検針を切皮した部位から押し進めるが，腹壁を貫通させる際にかなりの抵抗がある．このときに力を加えすぎると，貫通したあとに，深く生検針が進んでしまうことがあるため注意する．ツルーカット針の内筒は，外筒の先端からさらに数cm奥へ進むため，外筒の針先は肝臓の表面にわずかに刺さっているくらいが理想的である．深く刺入してしまった場合には，針を手前に引いてから外筒を押し出す．

穿刺後はすぐに針を抜去し，再び外筒を抜いてサンプルを確認する．サンプルはただちに固定液（10%中性緩衝ホルマリン液など）に浸漬するか，スライドグラスでスタンプ標本を作製したのちに浸漬する．スタンプ標本は必須ではなく，むしろ作製時に組織が傷んでしまう場合があるため，病理検査用サンプルとしての質を優先する場合には作製しない．細菌培養検査または薬剤感受性試験を行う場合には，培養用スワブでサンプルの表面を拭い，検査施設に提出する．また，肝炎が疑われる場合は，肝臓の銅染色や銅含有量の定量

を考慮する．病理組織学的な評価のために，理想的には少なくとも2カ所以上から生検を行うべきである．

合併症と注意点

穿刺後は，注意深く動物の状態を監視する．出血の程度は腹部超音波検査によって評価可能である．ほとんどの場合，自然に止血が起こって出血は少量にとどまるため，肝臓周囲や肝葉の間隙に出血を示唆する無エコーの領域がわずかに認められるか，またはまったく認められない．多量の出血が確認された場合には，出血性ショックの危険があるため緊急的な処置が必要である．術後はケージレストとし，安静な状態で数時間〜1日間経過を観察する．

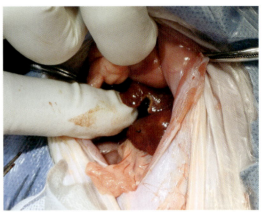

図13 肝臓の開腹下楔形生検
葉の辺縁部を楔形に切除し，病理組織検査に供する．

肝臓の開腹下生検

メリットとデメリット

外科的生検のメリットとして，肝臓全体あるいはほかの臓器を肉眼的に観察できること，最も適切な組織を採取しやすいこと，また必要かつ可能であればその場で病変全体の切除に切り替えられることがあげられる．これらは，CT検査や超音波検査技術の向上，腹腔鏡の導入により，以前ほどのメリットではなくなっているかもしれない．また，外科的生検のもう一つの大きなメリットは，生検時に生じる出血を肉眼で確認しながら確実に止血できる点にある．十分な組織を採取しつつ，出血の問題を最小限に抑えられるのは，ほかの方法に対して明らかなメリットとなる．試験開腹やほかの開腹手術時に，あわせて行うこともできる．デメリットとしては，全身麻酔が必須であること，開腹手術による侵襲がやや大きいこと，費用が高いことなどがあげられる．

採材

犬も猫も腹壁を正中切開し，肝臓を肉眼的に観察する．肝臓の病変がびまん性の場合には，辺縁部のアプローチしやすい場所から採取するとよい．採材はできるだけ異なる葉から複数行う．まず，アプローチしやすい肝臓辺縁部において，必要な領域を大きな楔（くさび）形に鉗圧して剪刀で切除する．鉗圧せずに剪刀で楔形に切除することもできる．肝臓側の切離面からの出血は，バイポーラ電気メスを用いて止血する．ガーゼなどでしばらく圧迫して止血してもよいが，開腹下生検のメリットを生かし，確実な止血を心がける．びまん性病変の場合は，肝実質（もろ）くなっていることが少なくないので，肝臓の操作時には十分注意する（**図13**）．

4. 細胞診・生検

図14 肝臓の開腹下パンチ生検

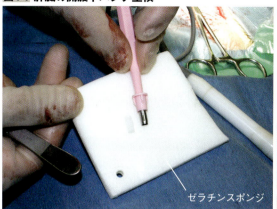

a　あらかじめ止血用のゼラチンスポンジをくりぬいておく．

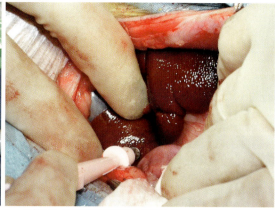

b　生検パンチで肝臓の組織を採取する．

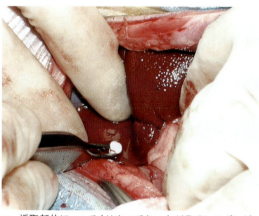

c　採取部位に，aでくりぬいておいたゼラチンスポンジを入れる．

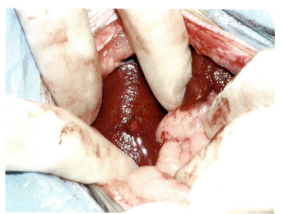

d　充填部をガーゼでしばらく圧迫すると，止血できる．

　肝臓の病変が局所性の腫瘤状病変で，肝葉中央部に存在する場合には，正常組織を含めて病変部組織を採取する（**図14**）．皮膚生検パンチを用いると採取しやすい．採取する部位を決め，正常部位も含まれるように径約6 mmの皮膚生検パンチを回しながら押し込む．パンチは，肝臓実質の半分以上深く入らないように注意する．くりぬいた組織の底部は，メッツェンバウム剪刀で切断する．ここに，あらかじめ同じパンチでくりぬいておいた止血用のゼラチンスポンジなどを充填し，ガーゼでしばらく圧迫する．これにより容易に止血が可能である．ゼラチンスポンジをたくさん入れすぎると感染の原因になるので注意する．

　いずれの方法でも，閉腹前にもう一度出血がないか確認する．

肝生検の方法と部位の選択

　肝臓の組織生検の方法はさまざまであり，東京大学動物医療センターでは開腹下生検，針生検，腹腔鏡下生検を使い分けている．それぞれの方法にメリットとデメリットがあり，症例の状況によって選択すべきである．

メリット・デメリット

　開腹下生検は，最も確実に十分な量の肝組織を採取でき，また出血のコントロールも容易である．また，目視下で肝臓および腹腔内臓器を確認でき，病変を観察して採材することもできる．欠点としては，侵襲性が大きいこと，全身麻酔のリスクがあること，コストや手間がかかることである．

　超音波ガイド下針生検は，侵襲性が最も低く，また簡便に行うことができる検査方法である．さらに，病変や出血を超音波像で観察しながら検査を行うことができ，肝臓表面から離れた部位を採材することも可能である．しかし，得られるサンプルの量は限られており，診断に十分な量を得られないことがある．出血の危険性もあり，輸血や開腹による止血が必要になるケースもある．ただし，これらの問題点は手技に習熟することである程度改善できる．

　腹腔鏡下生検は，前二者の中間的な立ち位置である．侵襲性は比較的低く，病変を目視で確認しながら十分な量のサンプルを採取できる．出血をある程度コントロールすることも可能で，場合によってはそのまま開腹術に移行できる．デメリットは，特殊な機材が必要になること（それだけコストもかかる），手技の習熟に時間を要すること，全身麻酔が必要であること，症例の体格によっては実施が難しいことである．体重3 kg以下の小型犬や猫では，腹腔が小さいため操作しにくく，視野の確保が難しい場合もある．逆に体重30 kgを超える大型犬では，カメラや鉗子のサイズによっては採材が難しくなることもある．

方法の選択

　当院では，この3つの方法のメリットとデメリットを飼い主に説明したうえで，症例ごとに最も推奨できる方法を提案している．局所性病変の場合には，基本的に開腹下生検を提案している．その理由として，多くの場合に腫瘍の切除と生検を同時に行えること，肝臓で発生頻度が最も高い肝細胞性の腫瘍の場合に，小さいサンプルでは組織構築について十分に評価できず診断を下せない場合があること，出血のリスクが高いことなどがあげられる．びまん性の病変が疑われる場合は，十分な量のサンプルを採取することと安全性を第一に考え，腹腔鏡下生検もしくは開腹下生検を提案する．体格が極端に小さい，もしくは大きい場合には，開腹下生検のほうが望ましい．針生検は，鎮痛薬および鎮静薬の投与のみで行うことができ，侵襲性も低いことから，コストや時間に制限がある場合に提案している．

部位の選択

　びまん性病変の場合，基本的にはどの肝葉から採取しても組織には大きな違いはない．葉によって肉眼所見が大きく異なる場合には，それぞれから採材する．再生性結節が顕著な場合は，結節のみから採材しても必要な情報が得られない場合があるため，結節間に認められる実質から採材することが重要である．また，採材のしやすさから肝臓の辺縁から採取してしまうことも多いが，辺縁は線維化が強調されるため，辺縁だけから採材することは推奨できない．

　組織サンプルは，病理組織検査用に最低2カ所以上，理想的には3カ所，さらに銅含有量の

4. 細胞診・生検

定量が実施できる場合にはそのためのサンプルが必要である（銅定量が実施できる検査施設は2017年1月現在で存在しない）．また，採取したサンプルの一部を細菌培養検査に供することもできるが，肝臓から細菌が分離されることはまれである．腹腔鏡下生検または開腹下生検の場合には，複数のサンプル採取が容易であるが，針生検では，採取するサンプルの個数が多いほど穿刺の回数が増え，合併症の危険性が増すため，病理組織検査用のサンプル採取を優先する．図15に正常な肝臓組織の写真を示す．

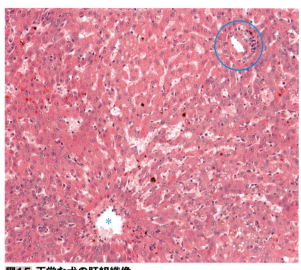

図15 正常な犬の肝組織像
中心静脈（＊）と肝三つ組（○，小葉間動脈・小葉間静脈・小葉間胆管）が認められ，肝細胞は索状に配列している．（HE染色）

胆汁採取

適応

胆汁採取は，主に肝胆道系の感染の有無を評価する場合に行う．胆道系感染が関与する疾患で，肝臓内に病変がある場合でも，感染の評価には肝臓よりも胆汁のほうがサンプルとして優れているようであり，肝臓から細菌が検出できることは非常にまれである．超音波ガイド下経肝胆嚢穿刺は比較的容易に行うことができ，合併症が少ない有用な検査である．

超音波ガイド下胆嚢穿刺は，細菌性胆嚢炎または細菌性胆管炎が疑われる場合に適応となる．超音波を用いた方法以外にも，肝実質の組織生検が同時に必要である場合など，開腹下や腹腔鏡ガイド下で行うこともある．また，肝外胆管閉塞がみられる場合には，減圧およびドレナージを目的に治療的手技として行うこともある．胆嚢粘液嚢腫が疑われる際は胆嚢穿刺は推奨されず，たとえ穿刺を試みたとしても硬化した胆汁のため抜去は不可能であり，また合併症の危険性も高い．

採材

動物の準備は基本的にFNAなどと同様であり，多くの場合，鎮静薬や麻酔は不要である．胆嚢の容積を最大にするため，検査前は12時間以上絶食とする．穿刺は21 G以上の太い針で行う．胆汁は粘稠性があるため，細い針では吸引できないことが多い．針は，あらかじめ輸液用の延長チューブを介してシリンジに接続しておく．また，サンプルを細菌培養用に処理するため，培養用スワブや嫌気ポーターを準備しておく．

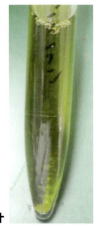

図16 正常な胆汁

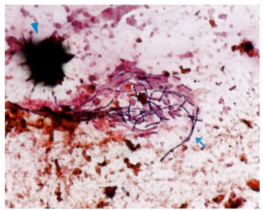

図17 胆嚢炎の犬の胆汁塗抹像(弱拡大)
食欲の低下，嘔吐，肝酵素値の上昇が認められた犬で採取した胆汁のグラム染色像．グラム陰性の長桿菌(→)が多数認められ，背景にはビリルビン結晶(▶)が認められた．細菌培養検査の結果は「*Escherichia coli*」であり，胆嚢炎と診断された．

　肝臓を経由して胆嚢にアプローチすると，腹腔への胆汁の漏出を最小限に抑えることができる．動物を仰臥位に保定し，胆嚢と，その近位に肝臓が描出されるようにプローブの位置を定める．穿刺する領域の皮膚を剃毛し，消毒する．穿刺は原理的には超音波ガイド下膀胱穿刺などと同様であり，特別な技術を要するわけではない．胆嚢内に針の先端が到達したことを確認し，シリンジに陰圧をかけて吸引する．粘稠性があるため，陰圧を強くかけないと吸引できない場合がある．できるかぎり胆嚢内の胆汁をすべて吸引することで，胆汁漏出性腹膜炎の危険性を抑えられるといわれている．また，感染がある場合には胆汁を吸引しきることで感染巣のドレナージにもなる．

染色と鏡検

　採取した胆汁は，ただちに細菌培養用のサンプルを分け，残りを直接塗抹および沈渣塗抹に供する．正常な胆汁は，透明で濃緑色の粘稠性が乏しい液体である(図16)．少量の固形物や結晶などを認めることもある．胆嚢炎の症例の胆汁の性状はさまざまであるが，膿性の液体であったり粘稠性が上昇していることもある．

　直接塗抹の鏡検では，細菌や結晶が確認できることがある．沈渣塗抹の染色は，主要な目的が細菌感染の評価であるためグラム染色が望ましいが，ギムザ染色などでも代用可能である．重度の胆嚢炎では浸潤した炎症細胞や細菌が確認できることもある(図17，18)．

　胆嚢から分離される細菌はほとんどが腸管由来の細菌であり，グラム陽性球菌として *Enterococcus* spp.，グラム陰性桿菌として大腸菌群(*Escherichia coli*, *Klebsiella* spp., *Enterobacter* spp., *Proteus* spp. など)，グラム陽性の大型桿菌として *Bacteroides* spp. などの嫌気性菌が認められる．細菌培養検査の結果が出るまでは，グラム染色標本の鏡検をもとに起因菌を推定して抗菌薬を決定する．

合併症と注意点

　検査後の動物は数時間〜1日間の経過を観察

4. 細胞診・生検

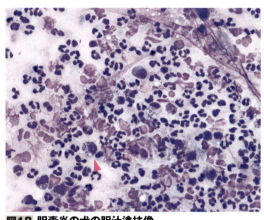

図18 胆嚢炎の犬の胆汁塗抹像
腹部痛，嘔吐，肝酵素値の上昇が認められた犬で採取した胆汁のギムザ染色像．好中球を主体とする多数の炎症細胞と，貪食された球菌（▶）が認められた．細菌培養検査の結果は「*Enterococcus* spp.」であり，胆嚢炎と診断された．

し，腹膜炎の症状や胆汁の漏出が認められなければ検査完了とする．これらの合併症が起こる確率は非常に低いが，胆道内圧が上昇している症例，とくに猫では，胆汁漏出の危険性があるため注意すべきである．

前述のとおり，肝外胆道閉塞が認められ，胆汁漏出の危険性が高い場合には，治療を目的として胆嚢穿刺を行う場合がある．方法は検査を目的とする場合と同様であるが，胆道内圧が高い症例には胆汁性腹膜炎を起こす危険性が高いため，緊急時以外は安易に行うべきではない．

腹水検査

適応

腹水検査は，肝胆膵疾患だけでなく，腹水が認められるさまざまな疾患および症例で行う有用な検査である．肝胆膵疾患の症例で腹水検査を行

う目的は，ほかの疾患と同様に，腹水の原因を明らかにすることや，基礎疾患を特定するための補助所見を得ることなどである．

採材

腹腔穿刺は原則として超音波ガイド下で行い，21 G 程度の翼状針や留置針などを用いる．採取した腹水は，肉眼で性状評価を行い，細菌培養検査用のサンプルを確保したのち，遠心分離して比重および総タンパク質（TP）濃度の定量，沈渣塗抹標本の作製，観察（ギムザ染色，必要に応じてグラム染色）を行う．また，状況に応じて上清の生化学検査を行う．生化学検査が必要な状況とは，消化管穿孔が疑われる場合（グルコース（Glu）が血中濃度よりも 20 mg/dL 以上低い場合には細菌性腹膜炎を示唆するといわれている），胆汁漏出が疑われる場合（ビリルビン（T-Bil）が血中濃度よりも高ければ胆汁漏出を示唆するといわれている），膵炎が疑われる場合（膵炎では腹水の膵酵素活性が高いようである）などである．さらに，猫では腹水で猫伝染性腹膜炎（FIP）診断のための猫コロナウイルス定量を行うことも可能である．

原因の推測

肝胆膵疾患での腹水貯留の原因はさまざまであり，門脈高血圧に伴うもの，低アルブミン血症によるもの，胆汁漏出によるもの，膵炎から腹膜炎に波及したもの，二次的に消化管穿孔を起こしたもの，基礎疾患が腹膜に広がっているもの（腫瘍の腹腔内播種，FIP）などがあげられる．いずれの状況であっても，またこれらを鑑別するためにも，腹水の検査は必須となる．

門脈高血圧に伴う腹水は，教科書では変性漏出液とされている．しかし，たとえば肝不全や二次

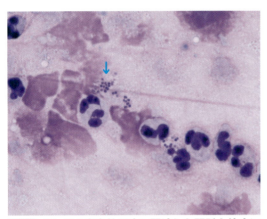

図19 タンパク喪失性腸症に関連した門脈血栓症による肝不全のヨークシャー・テリアの腹水沈渣塗抹像

多数の好中球が認められる．球菌のような集塊が観察されたものの（→），細菌培養検査の結果は陰性であったが，ヒトにおける特発性細菌性腹膜炎に類似した病態を疑い，抗菌薬投与を行った．3日間の抗菌薬投与により腹水中の細胞成分は減少した．（ギムザ染色）

性のタンパク喪失性腸症をきたした症例では，低アルブミン血症の影響も受けて単純漏出液になる場合もある．さらに，ヒトで肝硬変および門脈高血圧に合併する特発性細菌性腹膜炎では滲出性の腹水になるとされており，犬では報告がないものの，同様の病態と考えられる滲出性の腹水の症例を経験している（図19）．

低アルブミン血症による腹水は単純漏出液であるが，低アルブミン血症が肝不全に起因している場合には門脈圧亢進症も合併するため，その病態が反映され，上述のような腹水になることもある．

胆汁漏出に伴う胆汁性腹膜炎の場合には，腹水は黄色を帯び，沈渣には好中球とマクロファージが多量に認められる．これらの細胞が胆汁色素を貪食した像が確認できることもある．ビリルビン（T-Bil）の腹水中濃度が血中濃度より高ければ，胆汁漏出を強く疑うことができる．

膵炎による腹膜炎の場合，基本的には腹水は少量の滲出液であり，細菌は陰性になる．腹水中の膵酵素活性の測定は膵炎の診断に有用であるという報告があるが，血中濃度測定や膵エコー検査と比べて優れているわけではない．

腹水検査によって基礎疾患が特定できるのは，腫瘍の播種やFIPなどの場合である．とくにFIPの場合には，黄色で粘稠性が高い特徴的な腹水が採取されることが多い．また腹水中のウイルス定量も有用である．

囊胞穿刺

肝臓や膵臓に嚢胞性の病変が認められることがあるが，これらの穿刺や嚢胞液の検査が診断や病態評価，治療に有用なことがある．

肝臓の嚢胞

肝臓に形成される囊胞性病変の鑑別診断としては，孤立性囊胞，先天性囊胞性疾患，胆管囊胞腺腫・腺癌，肝膿瘍などがあげられる．非腫瘍性の肝囊胞（孤立性囊胞，先天性囊胞性疾患）に含まれる液体は組織液であり，ビリルビンや少数の異型性のない上皮細胞が認められることもある．胆管の腫瘍性疾患に伴う囊胞の場合には，腹部超音波検査において囊胞だけでなく腫瘍の実質が認められる．囊胞液の沈渣塗抹の細胞診で悪性腫瘍様の細胞が確認できる場合があり，補助診断として囊胞穿刺が有用なことがある．肝膿瘍は，一般的に細菌感染を伴う膿瘍で，混濁した囊胞液が採取される．沈渣塗抹標本には細菌および多数の変性好中球，マクロファージなどが観察される．細菌培養検査での細菌の同定および薬剤感受性試験が必要である．

4. 細胞診・生検

膵臓の囊胞

膵臓に形成される囊胞性病変には，膵仮性囊胞（偽囊胞），膵真性囊胞，膵膿瘍があげられる．さらに真性囊胞は，先天性囊胞性疾患によるもの（とくに猫）と膵臓腫瘍に関連するものに分けられる．

膵仮性囊胞は，慢性膵炎に続発し，膵管の部分的な閉塞により形成されるとされており，猫で比較的多く認められる．囊胞液には膵液成分が含まれるため，抜去した液体の膵酵素活性を測定し，高値を確認することで仮性囊胞の診断補助にすることができる．先天性囊胞性疾患による真性囊胞は，猫でまれに認められる．腎臓や肝臓などの他臓器で囊胞が認められる場合に，膵臓にも囊胞が確認されるということがある．腫瘍による膵囊胞の形成は，ヒトでは一般的であるようだが犬や猫ではまれである．膵膿瘍は，重度の膵炎に伴って形成されることがあり，内容液は変性好中球が主体であるが，多くの場合に無菌性である．

膵臓のFNA・FNB

膵臓の細胞診は，超音波ガイド下で安全に実施することができる．検査の目的は，膵臓に炎症所見があるかどうかの確認と，膵臓腫瘍を鑑別することである．適応としては，超音波検査で膵臓に局所性の病変が認められる場合（囊胞穿刺については前ページを参照），難治性の膵炎があり腫瘍の可能性を調べる場合などである．膵臓腫瘍は犬と猫ではまれな腫瘍であり，予後は非常に悪いが，早期に発見し，外科的切除を実施することで完治する場合もある．膵臓に局所性の病変が認められた場合には，必ず実施すべき検査であると考えら

れる．また，膵臓腫瘍はしばしばびまん性に浸潤し，局所性の病変を形成しないこともある．膵炎と診断したものの難治性の症例ではFNA検査を実施し，炎症および腫瘍性の細胞の有無を確認すべきである．

膵臓の細胞診の方法は，ほかの腹腔内臓器のそれと同様である（p. 52の**肝臓のFNA・FNB**を参照）．通常，全身麻酔や鎮静薬は必要ないが，動物の性格や状態にあわせて実施する場合もある．肝臓と比べてやや細胞が採取しにくく，また血流も肝臓ほど豊富ではないため，シリンジで吸引をかけて採取を行う．膵組織の材料から細菌が分離されることはまれであるが，念のため細菌培養検査用のサンプルも採取しておき，鏡検の結果をふまえて検査の必要性を検討する．

膵臓の組織生検

近年は，膵炎診断における膵リパーゼ免疫活性（PLI）などの感度や特異度が上昇したため，膵生検を実施することは少ない．また，膵炎時に全身麻酔が悪化因子になることもある．さらに，生検の結果膵炎が明らかになっても，特別な治療方法が確立されていない現状では現実的に生検を実施しようとすること自体が少ない．しかし，猫で膵炎が疑われる症例であったり，慢性膵炎を疑う症例で血中PLIなどが高値でない場合など，確定診断のために生検を検討すべき状況はある．

適応

膵生検はあまり一般的ではないが，膵炎や膵臓腫瘍の確定診断のために行われることがある．一定の確率で合併症を伴うため，生検により期待さ

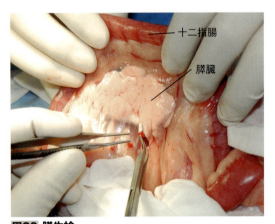

図20 膵生検
膵臓をできるだけ触らないようにしながら，葉の先端部を結紮し切断する．

開腹下での採材

犬も猫も正中切開を行い，膵右葉は，十二指腸下行部を牽引することでアプローチする．膵左葉は，胃を頭側，横行結腸を尾側に牽引することによって，あるいは大網を切開してアプローチする．以降の操作時に膵臓をできるだけ触らないようにすることに加え，膵臓が極力乾燥しないようにすること，虚血またはうっ血しないようにすることも重要である．

膵臓にびまん性の病変が認められるときは，膵右葉もしくは膵左葉の先端から少量の組織を採取する．採取する部位を腸間膜から剥離し，葉の先端2～3 mmを吸収性縫合糸で結紮するか，もしくはヘモクリップをかけたのち，切断する（図20）．可能であれば複数個所から採取する．腫瘤状病変の場合は楔形に切開して材料を採取し，切開部分を吸収性縫合糸で縫合する．術後の膵炎を避けるために，膵臓の操作時には電気メスは極力使用しないようにする．

合併症と注意点

膵臓の組織生検は開腹下もしくは腹腔鏡下で行われる．腹腔鏡下膵生検は，開腹下生検と比べ侵襲性が低く，膵炎を疑う症例で有用な方法である．また，鉗子生検は一見するとやや危険な印象もあるが，膵中心部を走行する膵管を避け，辺縁を採取することで合併症の危険は低くなるとされている．また，膵炎では積極的な栄養管理が必要な症例も多いため，生検の際には同時に栄養チューブ設置を実施することも検討すべきである．

れる利益と合併症などの危険性を十分に比較する必要がある．たとえば超音波検査で膵臓に腫瘤状病変が見つかり，検査を繰り返しても腫瘤が消失しない，あるいは大きくなるような場合はよい適応となる．一方，臨床徴候，血液検査，超音波検査などから膵炎と判断し内科的治療を始める場合などには，一般的には適応はほとんどない．ほかの理由で開腹したときに膵臓に肉眼的病変が認められた場合にも，膵生検を考慮すべきである．高齢の犬や猫では，小さな腫瘤状病変が認められることがあるが，これは多くは過去の膵炎によるものと考えられている．

5. 内科的治療

大野耕一

肝胆疾患

肝胆疾患では，まず肝酵素値上昇の原因をおおまかにつかむことが何より重要である．肝胆疾患では必ずしも特効薬はなく，治療の選択肢も決して多くないため，間違った治療を選択しないように注意が必要である．それぞれの疾患の詳しい治療方法については，**第2章**のケーススタディを参照してもらうことにして，ここでは一般的に用いられる薬物と栄養療法のコンセプトについて概説したい．また，用法用量については，**第2章**と**第3章**の薬剤一覧を参照してほしい．

図1 ウルソデオキシコール酸の錠剤（ウルソ®）

主な肝疾患治療薬

■ 肝庇護薬

ウルソデオキシコール酸（**図1**）は，親水性の合成胆汁酸であり，胆汁分泌および排泄を促す利胆作用のほか，疎水性胆汁酸との置換作用や抗炎症作用などをもつとされ，肝臓に対して保護的に作用すると考えられている．犬や猫の肝疾患での効果については，エビデンスは乏しいが，胆管閉塞以外の胆汁うっ滞性疾患に広く用いられている．副作用はほとんどなく，使用しやすい．

グリチルリチン酸は，生薬の甘草（かんぞう）の根（ひご）に含まれる成分で，日本では古くから肝庇護薬として用いられている．薬効については不明な点も多いが，肝細胞膜の安定化作用，肝細胞増殖作用，抗炎症作用などをもつとされる．点滴静注（**図2a**）で用いられることが多く，経口投与（**図2b**）では吸収効率がかなり悪いことが知られている．

S-アデノシルメチオニン（SAMe）は，肝臓をはじめ生体内でのグルタチオンの生成に関与する．グルタチオンは抗酸化物質であり，さまざまな肝疾患で肝臓内のグルタチオン濃度が低下するこ

図2 グリチルリチン酸製剤の例

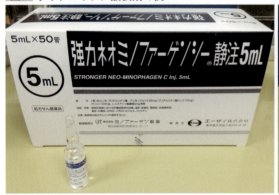

a　点滴静注薬(強力ネオミノファーゲンシー®).

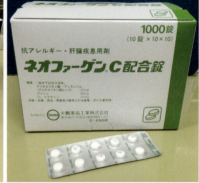

b　経口薬(ネオファーゲン®C).

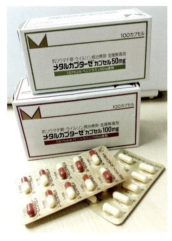

図3 銅のキレートに使用される
D-ペニシラミン製剤(メタルカプターゼ®)

とが報告されていることから，SAMeがグルタチオンを介して肝臓に保護的に作用すると考えられている．ただし，犬や猫の肝疾患での効果は必ずしも明らかではない．また，近年はわが国で正規の犬猫用SAMe製剤が輸入できなくなっている．SAMeを含有するサプリメントも多く市場に出回っているが，含有量が少なく，効果については不明である．以前はグルタチオンを肝庇護薬として用いていることが多かったが，グルタチオンを直接投与しても肝臓内のグルタチオン濃度は上昇しないといわれている．

このほかにも肝保護作用があるとされるさまざまなサプリメントが市場に存在するが，効果に不明な点が多いため，本稿では割愛する．

■ 銅キレート薬

犬の慢性肝炎では，肝臓内の銅蓄積が炎症に関与している品種が複数(ベドリントン・テリア，ドーベルマン，ラブラドール・レトリーバーなど)存在することが知られている．この場合の慢性肝炎では，肝臓内の銅含有量を減少させることで炎症や線維化を抑制できることが知られている．D-ペニシラミン(**図3**)は重金属のキレート薬であり，銅を水溶性複合体に変換し，尿中に排泄させ

5. 内科的治療

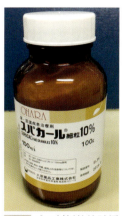

図4 オッジ括約筋弛緩作用があるトレピブトンの経口薬（スパカール®）

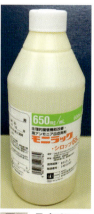

図5 ラクツロースの65％シロップ製剤（モニラック®）

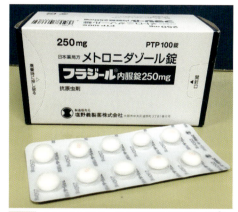

図6 メトロニダゾールの錠剤（フラジール®）

る作用をもつため，犬の銅蓄積性肝炎あるいは銅関連性肝炎に用いられる．

■ 胆道系疾患治療薬

前述のように，**ウルソデオキシコール酸**には利胆作用があることが知られている．ただし，オッジ括約筋を弛緩させる作用はないため，胆管閉塞時には使用しないほうが無難である．また，ウルソデオキシコール酸にはある程度のコレステロール系胆石溶解作用があると考えられるが，犬や猫では色素系胆石が多いため，ほぼ無効であると考えられている．**トレピブトン（図4）**も胆汁排出促進作用があるが，オッジ括約筋を弛緩させることによる胆汁排出促進作用が主な薬効である．同様に**フロプロピオン**にもオッジ括約筋弛緩作用があるが，胆汁排出促進作用はない．トレピブトンとフロプロピオンは経口薬であるが，抗コリン薬である**ブチルスコポラミン**にもオッジ括約筋弛緩作用があり，注射が可能である．

■ 肝性脳症治療薬

肝性脳症は，肝機能低下に伴ってアンモニアをはじめとする有害物質が蓄積することで引き起こされる神経障害である．生体内のアンモニアのほとんどは，結腸の細菌によって産生される．治療薬として用いられるのは，アンモニアの血中濃度の低下を目的とした薬物であり，代表的なものが**ラクツロース（図5）**である．ラクツロースは合成二糖類で，経口投与した場合，哺乳類の消化酵素では消化吸収されずに結腸へと到達し，腸内細菌によって乳糖と酢酸に分解される．この際に結腸内のpHが低下し，アンモニア産生菌を抑制する．ラクツロースは緩下作用があり，投与量が多いと下痢を引き起こすため，軟便程度にとどめられるようにするのが望ましい．経口ではなく，洗腸および注腸時に希釈して利用する方法もある．また，**メトロニダゾール（図6）**などの抗菌薬も偏性嫌気性菌の抑制を介してアンモニア産生量を減少させるため，補助的に用いられることがある．肝性脳症の発作時には，**プロポフォール**（静注，持続点滴）を用いることが多く，ときとして**フェノバルビタール**が使用される．ジアゼパムなどのベンゾジアゼピン系は，肝性脳症を悪化させる可能性があると指摘されていることから，あまり使用

69

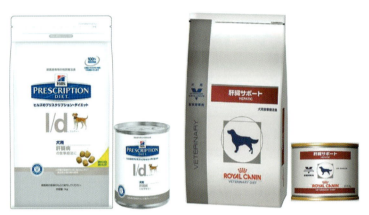

図7 犬の肝疾患用療法食の例
日本ヒルズ・コルゲートのプリスクリプションダイエットl/d™(左)と，ロイヤルカナンジャポンの肝臓サポート(右)．

されない．

■ 血液凝固異常の治療薬

肝臓は多くの凝固因子を産生しているため，重度の肝不全では止血異常が起こることがある．また，第Ⅱ因子(プロトロンビン)，第Ⅶ因子，第Ⅸ因子，第Ⅹ因子は，肝臓でビタミンK依存性の活性化が必要であることが知られているが，胆道系疾患に関連してビタミンK吸収障害が起こることに伴い，犬猫ともに止血異常が発現すると考えられる．凝固時間(PT，APTT)が延長している肝疾患症例では，ビタミンKを補給することが推奨されるが，あまり即効性はない．**ビタミンK$_1$(フィトナジオン)とビタミンK$_2$(メナテトレノン)**の2種類が利用可能であるが，ビタミンK$_2$は動物での投与量が明らかでない．

■ 抗炎症薬

慢性肝炎や慢性(リンパ球性)胆管炎では，抗炎症目的で**副腎皮質ステロイド薬**が用いられる．過去の報告では，犬の慢性肝炎および猫の慢性胆管炎ではステロイド薬を用いたほうが生存期間が

延長するとされている．肝臓の炎症性疾患におけるシクロスポリンなどの免疫抑制薬の効果については，ほとんど報告がなく，個々の獣医師の判断で用いられている．**アザチオプリン**も同様であるが，猫では副作用が現れやすいためあまり用いられず，また一部の犬でも肝酵素値が著明に上昇することがあるため，注意が必要である．

肝胆疾患の栄養療法の概要

犬や猫の肝胆疾患における食事療法については，明確でない点が多いが，犬の慢性肝炎で銅蓄積が関与していると考えられる場合には，食事に含まれる銅の量を制限すべきである．また，肝性脳症の場合にはある程度のタンパク質制限が必要になる．肝疾患用療法食(**図7**)は，このようなコンセプトのもとでつくられた食事であるが，上記以外のほとんどの肝疾患や肝酵素値上昇例には不要である．犬の膵炎や高脂血症に関連した肝酵素値上昇例の場合には，むしろ悪化させるおそれがあり，そのような場合には低脂肪食を第一に検討すべきである．犬では胆嚢疾患と脂質代謝異

5. 内科的治療

必要カロリーの計算

入院患者では，通常，安静時エネルギー要求量（RER）を下の計算式をもとに算出する．疾患によってこの値にさらに疾病係数をかけることもあるが，重症例の栄養補給はまずはRERを目標とする．

- 体重が2〜45 kgの場合
  RER（kcal/day）=（30×体重（kg））+70
- 体重が上記以外の場合
  RER（kcal/day）= 70×（体重（kg））$^{0.75}$

栄養と同時に水分必要量も考慮すべきで，通常は60 mL/kg/day，あるいは維持エネルギー必要量（MER）と同等（MERは，犬で1.6×RER，猫で1.2×RER）と考える．重症患者では多くの場合，点滴も行っているため，それとあわせて水分量を調節する必要がある．

常の関連性が示唆されているため，慢性胆嚢疾患でも低脂肪食が用いられることがあるが，その効果については明らかにされていない．同様に，肝胆疾患における炭水化物の関与も明らかにされていない．

膵外分泌疾患

現在の検査方法でも，犬や猫の膵炎の診断は容易ではなく，膵炎が起こっているとしても真っ先に治療すべき基礎疾患や併発疾患がほかにある場合が非常に多いため，治療の前には十分な除外診断を行うことが最も重要である．そもそも膵炎には特効薬がなく，基本的に対症療法および合併症の治療を行いつつ，回復を待つことになる．そのため，別の疾患がある場合にはその治療がなおさら重要になってくる．膵外分泌不全（EPI）の治療コンセプトは非常に単純であり，総合消化酵素製剤を投与することで劇的に改善する．治療の際の細かな注意点については，**第2章**および**第3章**を参照してほしい．

膵炎の治療コンセプトと治療薬

■ 輸液

膵炎では，血管透過性亢進や膠質浸透圧（コロイド浸透圧）低下などにより細胞外液を喪失することが初期の病態悪化の要因と考えられているため，十分な静脈内輸液を行うことがきわめて重要である．輸液剤は一般的に細胞外液補充液が用いられるが，脱水，酸塩基平衡異常，電解質平衡異常，心不全，肝不全などの有無をもとに選択すべきである．多くの場合，犬猫ともに，生理食塩液を初期輸液に用いることは妥当であるが，嘔吐や下痢によって電解質の喪失が生じていることも多いため，カリウムの添加なども適宜考慮する．膠質浸透圧の維持のため，ヒドロキシエチルデンプン（HES）を用いた代用血漿剤の点滴も行われることがある．

■ 鎮痛薬

犬の膵炎では激しい疼痛が引き起こされることが多いため，状況に応じて，鎮痛薬を用いた疼痛管理を早期に開始すべきである．一般的には，初期治療の段階から注射（点滴）可能なオピオイド薬が用いられる．**ブトルファノール**は効果が不十

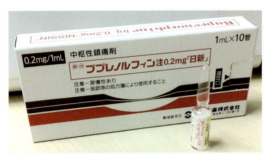

図8 膵炎の疼痛管理に用いられる鎮痛薬の例（ブプレノルフィン）

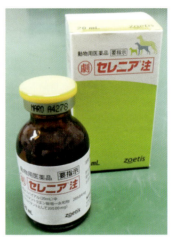

図9 マロピタント（セレニア®）
犬猫ともに強力な制吐作用を有する．犬の急性膵炎において，入院中の嘔吐管理のために注射薬を用いる機会が非常に多い．

分なことも多く，その場合にはブプレノルフィン（図8）などが用いられる．**非ステロイド性消炎鎮痛薬（NSAIDs）**は消化管潰瘍が生じるおそれがあり，鎮痛効果が十分でないことも多いため，使用は避けたほうが無難である．猫では腹痛を呈することが少ないため，あまり鎮痛薬を使用しないことも多いが，元気消失や食欲低下が持続する場合には一度は使用を検討すべきかもしれない．

■ 制吐薬

犬の膵炎では嘔吐が多く認められることから，脱水や誤嚥性肺炎を防ぐためにも制吐薬の投与が推奨される．猫では嘔吐が認められることは比較的少ないが，悪心が原因とみられる食欲不振は多くあるため，その場合には制吐薬の投与を考慮する．メトクロプラミドは獣医療で一般的に使用される制吐薬であるが，抗ドパミン作用を有しており，ドパミンが抗膵炎作用（膵灌流の維持や血管透過性の改善）をもつことが報告されているため，禁忌ではないが重症例ではほかの制吐薬の使用が望ましいと考えられる．しかし，膵炎でも早期経腸栄養が推奨されるようになっており（次ページの**膵炎の栄養療法**を参照），消化管運動改善作用の観点からみれば，メトクロプラミドも考慮すべき制吐薬である．

マロピタント（図9）は膵炎でも投与可能な強力な制吐薬であり，犬猫ともに使用可能であるため，当院では利用頻度がきわめて高く，ほぼすべての膵炎症例に用いている．マロピタントは神経伝達物質であるNK_1（ニューロキニン1）の遮断薬であり，軽度の鎮痛効果も報告されているため，その期待も多少はある．**オンダンセトロン**などのセロ

5. 内科的治療

トニン5-HT$_3$受容体拮抗薬も使用できるが，ジェネリック医薬品（後発医薬品）があるとはいえやや値段が高い感は否めない．**プロクロルペラジンやクロルプロマジン**などのフェノチアジン系を併用することがあり（主に猫），かなり効果的なことも多いが，重症例では低血圧に注意する必要がある．

■ 抗菌薬

犬の膵炎は感染に起因するものではないと考えられており，膵臓の炎症部位に細菌感染は認められないことがほとんどである．したがって，抗菌薬を積極的に使用しても，多くの場合に膵炎の原因治療にはならないが，合併症などの治療あるいは予防になる可能性がある．膵膿瘍を併発している場合には，むしろ積極的に抗菌薬を使用すべきである．一方，猫では細菌性（好中球性）胆管炎と（急性）膵炎に関して細菌感染との関連が示唆されているため，一般的には使用されることが多い．しかし，慢性（リンパ球性）胆管炎および慢性膵炎では，抗菌薬が原因治療になるという考え方は通用しないと思われる．

■ その他の治療

副腎皮質ステロイド薬は，現在は犬の膵炎の危険因子ではないと考えられているが，治療薬としての使用根拠もほとんどない．猫の膵炎は，胆管炎や慢性腸炎との併発例も少なくないため，使用したほうがコントロールしやすい症例が多いという印象がある．犬においても個人的には抗炎症量のステロイド薬を使用することが多く，とくに肝外胆管閉塞を併発している症例には，短期的ではあるが積極的に使用している．

タンパク分解酵素阻害薬については，理論的には効果がある可能性があるが，これまでのところヒト・動物ともにエビデンスに乏しい．しかし，

使用によって悪化することも報告されておらず，獣医師の判断で使用されることは少なくない．血中に存在するタンパク分解酵素阻害物質の補給および低下した膠質浸透圧の改善を目的として，血漿輸血が考慮されることがあるが，これまでのところその効果を支持する報告がないため，あまり積極的に行われなくなっている．

わが国では，医学領域でも播種性血管内凝固（DIC）の際にヘパリン治療が行われることが多い．犬や猫の膵炎時のDICにも，低分子量ヘパリンの持続点滴静注が行われることがあるが，その効果についてはエビデンスに乏しいのが現状である．

制吐薬のところですでに述べたが，実験動物においてドパミンが抗膵炎効果をもつことが複数の論文で報告されている．ヒト，犬，猫の膵炎での効果についてはまだ報告はないが，ドパミン自体は広く用いられている薬物であるため，とくに低血圧や低灌流状態にあるような重症例では，低用量ドパミンの持続点滴は積極的に行うべきかもしれない．

膵炎の栄養療法

■ 経腸栄養

膵炎の治療において近年変わってきた点の一つが，この栄養療法である．膵炎にかぎらず，「使える消化管はできるだけ使用し，無駄な絶食を決して行わない」というのが栄養学では基本になっている．これは，絶食によって消化管内栄養，とくにグルタミンが管腔内に不足すると急激に絨毛が萎縮し，その後の腸管免疫機能の低下やバクテリアルトランスロケーションにつながることが指摘されているためである．実際，ヒトでは膵炎時にはむしろ早期経腸栄養を開始することが予後改善につながるというデータが多くみられ

73

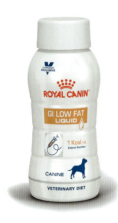

図10 犬用の低脂肪流動食の例
ロイヤルカナン ジャポンの犬用消化器サポート(低脂肪)リキッド.

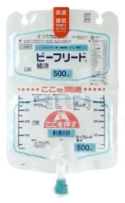

図11 末梢静脈栄養(PPN)用製剤の例(ビーフリード®)
ヒト用の2-in-1 bagタイプのもの(アミノ酸製剤と糖電解質液が使用時に容易に混合できるもの).

る．犬の膵炎症例の研究でも，少なくとも早期経腸栄養による増悪傾向は認められない．したがって，頻回の嘔吐がみられ，衰弱し，誤嚥性肺炎の危険がある場合を除き，マロピタントなどの強力な制吐薬を用いながらできるだけ早期に経腸栄養を開始するのが妥当であると考えられる．

摂取量に関しては，少しずつ増やすことが重要である．初期の不足分のカロリーは，末梢静脈栄養(PPN，後述)で補うことも可能である．自力採食が困難な場合には，数日であれば経鼻食道チューブを用い，それ以上の期間の場合には食道瘻チューブや胃瘻チューブを検討すべきである．とくに猫では二次的な肝リピドーシスも多いため，食道瘻チューブなどで積極的に栄養療法を開始すべきである．また，必要に応じてメトクロプラミドやモサプリドなどの消化管運動改善薬を投与する．

犬では，高脂血症や脂肪分の多い食事と膵炎との関連性が指摘されているため，低脂肪食を与えるのが望ましい．猫ではそのような報告がないため，維持食で十分と考えられる．経チューブ栄養の場合は，犬用の低脂肪流動食(**図10**)やヒト用の無脂肪・無残渣の液体流動食が利用可能である．

■ **経静脈栄養**

治療の初期は，経口あるいは経チューブでの経腸栄養で十分なカロリーを補うことはなかなかに困難なことが多いが，このような場合に経静脈栄養を併用することは有用である．経静脈栄養には，中心静脈栄養(TPN)と末梢静脈栄養(PPN)の2種類の方法がある．TPNでは太い血管を利用するため，浸透圧がかなり高い高カロリー輸液剤を用いることが可能であるが，TPN専用のカテーテルキットを準備し，手技に習熟しておく必要がある．一方，PPNは通常の末梢血管留置針から投与が可能であり，容易に実施できるが，高浸透圧の高カロリー製剤は使用できず，留置針もおおむね2～3日の使用が限度である．TPNおよびPPNの具体的手技や点滴組成の詳細はここでは割愛するが，当院では市販の2-in-1 bagタイプ(アミノ酸製剤と糖電解質液が使用時に容易に混合できるもの)のヒト用PPN製剤(**図11**)を単独で，あるいは必要に応じて脂質製剤とともに使用することが多くなっている．

5. 内科的治療

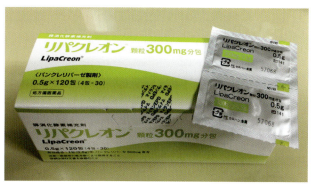

図12 パンクレリパーゼ製剤（リパクレオン®）

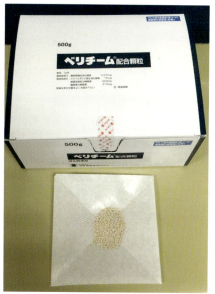

図13 総合消化酵素製剤の例（ベリチーム®）
この製剤は，パンクレアチンのほか，胃酸に強い微生物由来の消化酵素も含んでいる．

EPIの治療薬と栄養療法

EPIでは，消化酵素の分泌量が圧倒的に不足するため，これを補うことが治療の中心になる．さまざまな消化酵素製剤が利用可能であるが，錠剤やカプセル製剤は犬や猫では十分な効果が現れない可能性があると指摘されているため，散剤（粉末）あるいは細粒を用いるべきである．ブタ由来のパンクレアチン粉末は胃酸に弱いことが欠点であるため，最近は高力価のパンクレアチンを腸溶性コーティングしたパンクレリパーゼ（図12）が世界的に用いられている．また，わが国ではパンクレアチンと微生物由来の消化酵素の両方を用いた総合消化酵素製剤の細粒が広く用いられている（図13）．

また，EPIでは消化不良に伴って小腸内で細菌増殖が引き起こされたり，二次的な低コバラミン血症が認められたりするため，初期治療では抗菌薬や非経口的なシアノコバラミン（ビタミンB_{12}）補給なども検討する．消化酵素の不足によって脂肪便になりやすいが，食事内容を低脂肪食に変更する必要はなく，通常の食事に消化酵素製剤を十分に補給することが望ましい．

絶食の罪

　腸管粘膜細胞のエネルギー源は主にグルタミンであるとされるが，絨毛の先端部では血液よりもむしろ腸管から直接栄養素を取り込んで利用することが知られている．そのため，絶食することによって絨毛は萎縮し，消化吸収障害や消化管運動性の低下，バクテリアルトランスロケーションなどが起こりやすくなるといわれている（**表1**）．安易に絶食を長引かせることによって病気を悪化させる可能性があることを，治療にあたる獣医師は知っておく必要がある．経腸栄養を行ってはならないのは，消化管完全閉塞，消化管の重度出血，急性膵炎の急性期などで，あまり多くない．

表1　絶食の有害事象

精神的ストレス
口腔内障害（唾液の減少，口腔内感染の助長）
胃腸障害
　　胃・腸管粘膜の萎縮
　　消化・吸収障害
　　消化管運動機能異常
　　リンパ系細胞の減少
　　IgA の合成障害
　　バクテリアルトランスロケーションの惹起
肝内胆汁うっ滞

第2章

1. 症状のない肝酵素値上昇
2. 黄疸
3. 腹腔内貯留液
4. エコーで肝内腫瘤
5. エコーで胆嚢内に異常
6. 肝性脳症
7. 嘔吐・食欲不振
8. 食欲亢進・著しい体重減少

代表的な疾患の ケーススタディ

臨床徴候・初期検査所見からのアプローチ

1. 症状のない肝酵素値上昇

ケース1
高脂血症を伴う空胞性肝障害の犬

大野耕一

ここがポイント！

①尿石溶解用療法食は脂肪含有量の多さに注意

尿石溶解用療法食の長期的な使用は，一般的にも勧められていません．この食事は，肝臓に関連する事柄として脂肪含有量が多いため，本症例のミニチュア・シュナウザーのように高脂血症が起こりやすい品種に与える場合には，とくに注意が必要です．

②嘔吐と肝酵素値上昇がみられたら胆道と膵臓も調べる

嘔吐を数回呈し，かつ肝酵素値が上昇している症例では，まずは肝外胆道系疾患や膵炎を疑診するのが妥当です．本症例は超音波検査では肝外胆道系に明らかな異常を認めなかったようですが，膵特異的リパーゼなどは測定されていませんでした．

③肝疾患用療法食は最低でも高脂血症と膵炎を除外してから

肝酵素値が上昇している症例のすべてに肝疾患用療法食を使用することは，決して勧められません．肝疾患用療法食は脂肪含有量が少なくないため，製品説明書にも注意書きがあるように，高脂血症や膵炎の症例，あるいは膵炎の既往歴がある症例には与えるべきではありません．この時点では高脂血症も膵炎も除外できていないので，肝疾患用療法食を開始すべきではなかったと考えられます．

プロフィール

ミニチュア・シュナウザー，雄，11歳，体重10.8 kg.

主訴

肝酵素値の上昇，腹部膨満.

これまでの経緯

半年前に膀胱結石と診断され(尿検査でストラバイト結晶がみられたとのこと)，①尿石溶解用療法食(ヒルズのプリスクリプション・ダイエットS/d™)が与えられていた．その後，飼い主は軽度の腹部膨満に気づいていたが，元気・食欲ともに問題がなかったため，経過を観察していた．約1カ月前に②嘔吐を数回認めたため，動物病院を受診した．肝酵素値の上昇がみられ，腹部超音波検査で肝臓の腫大が認められたため，ウルソデオキシコール酸を投与し，食事を③肝疾患用療法食(プリスクリプション・ダイエットl/d™)に変更した．しかし，その後も肝酵素値の上昇が改善しなかったため，副腎皮質機能亢進症を疑い，精査のため東京大学動物医療センター(VMC)・消化器内科(以下，当院と記す)に紹介された．

1. 症状のない肝酵素値上昇

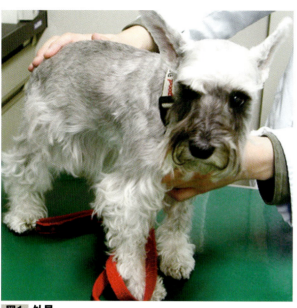

図1 外見
腹部は軽度に膨満しているように感じられたが，腹部下垂という状態には感じられなかった．

表1 血液検査の結果

項目（単位）	測定値
Ht（%）	45
WBC（/μL）	11,900
Plt（×10⁴/μL）	40.9
TP（g/dL）	7.1
Alb（g/dL）	3.0
ALT（U/L）	584
AST（U/L）	107
ALP（U/L）	962
GGT（U/L）	16
BUN（mg/dL）	11.7
Cre（mg/dL）	0.6
Glu（mg/dL）	125
T-Bil（mg/dL）	0.2
T-Chol（mg/dL）	408
TG（mg/dL）	1,780（希釈測定）
Na（mEq/L）	146
K（mEq/L）	4.6
Cl（mEq/L）	103
CRP	（高脂血症で測定不可）

当院初診時の検査結果

■ 問診

嘔吐は1カ月前に数回みられて以降，とくに持続せず，全身状態は良好とのことであった．

■ 身体検査

体温38.4℃，脈拍数96/分で，腹部は軽度に膨満しているように感じられたが，腹部下垂という状態には感じられなかった（**図1**）．BCSは3/5程度であった．聴診上はとくに異常はなく，視診でも脱毛などの④皮膚病変はみられなかった．

■ 血液検査

全血球計算では明らかな異常はみられなかった．血漿はやや⑤乳びを呈しており，血液化学検査でALT，ALP，T-Cholの上昇を認め，TGは測定限界以上であった（**表1**）．

> ここがポイント！

④皮膚の評価も忘れずに
原発性肝疾患で皮膚病変が生じることは少ないのですが，むろん副腎皮質機能亢進症や甲状腺機能低下症・甲状腺機能亢進症など，肝酵素値の上昇がみられる内分泌疾患は皮膚病変や被毛の変化を伴うことがあります．したがって，皮膚の評価をおろそかにしてはなりません．また，まれな疾患ですが，肝皮膚症候群では皮膚粘膜移行部を中心とした皮膚炎や痂皮形成などがみられることもあります．

⑤見落としがちな血漿の色
採血後，血液検査を自分以外の事情を知らないスタッフにお願いするときは，血漿の色も忘れずに観察するように伝えましょう．本症例のように乳びがみられれば，もちろん高トリグリセリド血症の可能性が高いため，T-Cholを含めて測定することで，高脂血症と肝酵素値の上昇を同時に起こす疾患が絞り込めます．

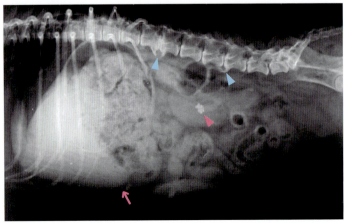

図2　腹部X線ラテラル像
肝臓は軽度に腫大し，辺縁はやや鈍である（→）．腎臓内に結石がみられ（▶），変形性脊椎症も確認される（▶）．

図3　肝臓の超音波画像

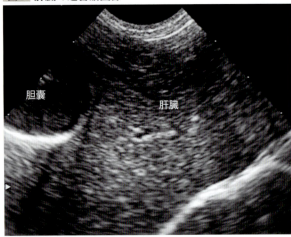

a　肝臓．びまん性に高エコー源性を呈しているが，内部構造は均一であり，結節性病変は認められない．

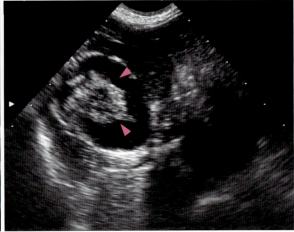

b　胆嚢．胆嚢壁から生じた低エコー源性の構造物によって，高エコー源性の胆泥が中心部付近に集まっているようにみえる（▶）．胆嚢粘液嚢腫が強く疑われる．

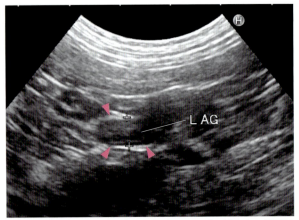

c　左側副腎（L AG▶）．大きさ（短径3.6 mm），形ともに異常は認められない．右側副腎は明瞭には確認できなかった．

1. 症状のない肝酵素値上昇

肝酵素値が高いときは副腎の超音波検査も忘れずに

　肝酵素値の上昇を認めた際の腹部超音波検査では，必ず左右の副腎を描出することを忘れてはなりません．というよりも，どのような主訴であっても，腹部にプローブをあてるのであれば常に一定の手順で腹部臓器をチェックすることを習慣づけておくことが重要です．個人的には，1症例につき次の2コースを心がけています．

　①肝臓→脾臓→左腎→左副腎(卵巣)→膀胱(前立腺)→右腎→肝臓
　②胃(胃底→胃体→幽門洞)→十二指腸・膵臓(右葉)→下行結腸→横行結腸・膵左葉→(残りの)空回腸

　副腎については，左側には大動脈，右側には後大静脈というランドマークがあります．少なくとも，左副腎の描出は慣れれば容易です．たとえ症状が乏しくても，副腎由来のステロイドホルモン異常が肝酵素値上昇に関係していることは少なくないので，まずは大きさや形態異常をとらえておくことは，無駄ではないでしょう．超音波検査で異常が認められれば，外注検査でホルモン測定を行う動機にもなります．ただし，副腎の大きさや形態だけでホルモン異常のあり・なしを判断することは危険です．

■ 画像検査

　腹部X線検査(**図2**)では軽度の肝腫大が認められ，肝臓の辺縁はやや鈍であった．また，変形性脊椎症と腎結石も確認された．

　腹部超音波検査(**図3**)では，肝臓はびまん性に⑥高エコー源性を呈しており，門脈はやや不明瞭であった．胆囊内は，胆囊壁から生じた低エコー源性の構造物によって胆泥が中心部付近に集まっているようにみえたことから，胆囊粘液囊腫が強く疑われた．副腎は左側のみ観察でき，大きさ，形状ともに異常は認められなかった．その他の腹腔内臓器にも異常はみられなかった．

問題点と追加検査

　ALPを中心とした肝酵素値上昇と，著明な高脂血症を認めた．胆囊粘液囊腫もみられたため，肝酵素値上昇は高脂血症か胆囊炎，胆管炎などに起因する可能性が高いと考えられた．高脂血症の原因としては，多飲多尿，皮膚病変などがまったくみられないことから，内分泌疾患の可能性は

ここがポイント！

⑥エコー源性の評価はかなり主観的

肝臓の超音波検査における「びまん性高エコー源性」という判断は，かなり主観的になりがちなので，腎臓の皮質や脾臓，脂肪などと比較して評価したいところです．しかし，いずれにせよ，びまん性のエコー源性の変化はあまり信頼しすぎないことが肝要です．

表2 内分泌検査の結果

検査項目（単位）		測定値
ACTH刺激試験 コルチゾール（μg/dL）	刺激前	2.4
	刺激後	16.9
甲状腺ホルモン fT$_4$（ng/dL）		1.6

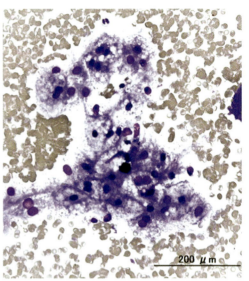

図4 肝臓のFNA塗抹像

ほとんどの細胞に空胞変性が認められる．異常リンパ球など，肝細胞以外の細胞成分はほとんど観察されない．（ライトギムザ染色）

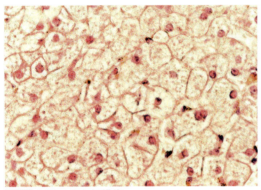

図5 肝臓の病理組織像

ほぼすべての肝細胞が膨化・淡明化し，細胞質が空胞変性を呈している．炎症，線維化所見などはほとんど認められなかった．（HE染色）

ここがポイント！

⑦犬の膵炎の危険因子

立証されていない因子が多く噂されていますが，高トリグリセリド血症のミニチュア・シュナウザーでは，高トリグリセリド血症ではないものに比較して，膵リパーゼ免疫活性（PLI）が有意に高値になりやすく，膵炎の発生率も高いことが報告されています．そのため，高トリグリセリド血症は犬の膵炎の危険因子であると考えられています．

低いと推測したが，除外のため，ACTH刺激試験および遊離T$_4$（fT$_4$）測定を外注検査に依頼した．肝臓は，FNAを行うこととした．また，嘔吐はこの時点では認められないものの，以前に嘔吐のエピソードがあり，さらに⑦高脂血症という危険因子（リスクファクター）ももっているため，犬膵リパーゼ免疫活性（Spec cPL™）を外注検査に依頼した．

■ 内分泌検査

ACTH刺激試験およびfT$_4$測定結果（**表2**）と症状から，副腎皮質機能亢進症および甲状腺機能低下症は除外できると考えられた．

■ 肝臓のFNA

採取された肝細胞では，ほとんどの細胞で空胞変性が認められた（**図4**）．異常リンパ球など肝細胞以外の細胞成分はほとんど観察されなかった．

1. 症状のない肝酵素値上昇

肝臓のFNAの意義

　肝臓のFNAで診断が下されることは非常に少ないのですが，血液塗抹検査と同じように診断補助として役に立つことが多いので，個人的には肝酵素値上昇の症例の多くで行っています．麻酔も必要なく，全血球計算で貧血の有無と血小板数くらいをみておけば，肝組織生検のように事前に出血を懸念して凝固系検査を行う必要性はほとんどありません．

　FNAを行う意義が高い疾患としては，本症例のような空胞性肝障害と腫瘍(とくにリンパ腫と転移性腫瘍)があげられ，これらはFNAであっても

診断的価値は高いです．一方，肝炎などの疾患は診断できる可能性が乏しいです．少なくとも，FNAを3〜4カ所(葉を変えて)行っても肝細胞の空胞変性がほとんどみられなければ，重度の空胞性肝障害の可能性は低くなるというように，除外診断の補助には十分なりえます．よく「肝臓のFNAは信頼性が低いので，やっても意味がない」といわれることがありますが，FNA検査の限界を知ったうえで評価をするのであれば，有用な検査といえるでしょう．

■ 膵リパーゼ免疫活性

　Spec cPL™は256 μg/Lと軽度に高値を示していた(基準値≦200 μg/L，アイデックス ラボラトリーズ).

さらなる追加検査

　副腎皮質機能亢進症や甲状腺機能低下症は否定的なことと，ミニチュア・シュナウザーという品種を考慮すると，犬種特異的な高脂血症に関連する空胞性肝障害が強く疑われた．胆嚢粘液嚢腫も併発しているため，飼い主に⑧胆嚢摘出および肝生検を勧めたが，全身状態がきわめて良好で高齢であるとの理由で，胆嚢摘出ではなく肝生検のみを希望した．そのため，鎮静下での⑨ツルーカット生検のみを行うことにした．

■ 病理組織検査

　採取された組織では，ほぼすべての肝細胞が膨化・淡明化し，細胞質が空胞変性を呈していた(**図5**).炎症，線維化の所見などはほとんど認められなかった．

ここがポイント！

⑧無症候性の胆嚢粘液嚢腫は摘出すべきか?

無症候性の胆嚢粘液嚢腫において胆嚢を摘出すべきかどうかについては，いまだ議論があるところですが，破裂前に摘出するという意見も多いと思います．いずれにせよ，摘出する場合としない場合のリスクを飼い主によく説明することが重要です(詳細はp.179 ケース15を参照).

⑨ツルーカット生検の利点と欠点

ツルーカット生検を行うことは少ないと思いますが，個人的には，小肝症ではなく(胆嚢や大血管を避けることが容易)，腹水貯留や止血・凝固異常がない場合には，選択肢の一つとして飼い主へ提示しています．短時間で実施でき，費用も安いことが利点で，超音波ガイド下で肝実質内の特定部位を生検することも可能です．ただし，採取される組織が小さいこと，持続的出血への対応が遅れる場合があるため輸血ができる施設での実施が望ましいことなどの欠点もあります(詳しい手技については第1章 4. 細胞診・生検 を参照).

⑩低脂肪食でも肝酵素値や脂質系指標は正常値化しないことがある

高脂血症に関連する空胞性肝障害では，低脂肪食を与えていくことになりますが，本症例のように，脂質系項目および肝酵素値が完全には基準範囲に戻らないことが多いです．しかし，多くの症例は低脂肪食だけでもその後ほとんど問題が生じないため，個人的には高脂血症治療薬まで使用することはあまりありません．

ここがポイント！

診断と経過

ミニチュア・シュナウザーの高脂血症関連性の空胞性肝障害および無症候性の胆嚢粘液嚢腫と判断し，食事を低脂肪食(ヒルズのプリスクリプション・ダイエットr/d™)へと変更した．Spec cPL™が軽度に高値を示していたが，嘔吐や食欲不振など膵炎を疑わせる症状を呈しておらず，低脂肪食のみで経過を観察することとなった．全身状態は変わらず良好であったが，1カ月後の再診時には，T-Chol，TGともに初診時に比較して著明に低下しており，ALT，ALPも同様に低下していた．その後も⑩肝酵素値，脂質系項目はいずれも完全には基準範囲内に戻らなかったものの，状態が良好であったため経過観察とした．胆嚢粘液嚢腫も検査画像上はほとんど変化なく経過し，その後も閉塞や破裂などは起こしていない．

診断と治療のエッセンス

高脂血症関連性の空胞性肝障害

診断

本症例のように，症状がまったくない肝酵素値上昇，とくにALPの著明な上昇が持続している症例には，比較的多く遭遇します．ミニチュア・シュナウザーは加齢とともに高トリグリセリド血症を呈しやすいことで有名な犬種ですが，その多くは米国での研究であり，わが国のミニチュア・シュナウザーでの高トリグリセリド血症の発生率については本当は不明です．

空胞性肝障害とは，肝細胞内にグリコーゲンや脂質が蓄積してほとんどの肝細胞が膨化する肝疾患で，ALPを中心とする肝酵素値が上昇(ときに著明に上昇)しますが，その機序はよくわかっていません．副腎皮質機能亢進症や副腎皮質ステロイド薬投与の際に認められることが多いので

すが，それ以外にもさまざまな疾患や病態で空胞性肝障害が起こることが報告されており，高脂血症もその原因の一つだと考えられています．

ミニチュア・シュナウザー以外に，シェットランド・シープドッグ，ビーグルなどの犬種や，肥満の犬も高脂血症を呈しやすいことが知られていますが，すべての高脂血症の犬で肝酵素値上昇を呈するわけではありません．おそらく，高脂血症で空胞性肝障害まで起こす犬では，ALPなどの肝酵素値が上昇するのだろうと推察しています．大事なことは，肝酵素値の上昇をみた場合に脂質系の検査を忘れないことです．T-CholやTGを1回も測定せずにほかの肝疾患の治療を開始したり，ましてや肝臓病用療法食などを与えたりしないように注意すべきです．

1. 症状のない肝酵素値上昇

| 治療 | 高脂血症に伴う肝酵素値上昇がある場合には，まずは低脂肪食を与え，肝酵素値が低下するかどうかをみ |

ることが第一です．個人的には高脂血症で高脂血症治療薬まで使用することは決して多くありません．高トリグリセリド血症のミニチュア・シュナウザーは膵炎も好発するため，低脂肪食は膵炎予防の意味も大きいと考えます．本症例のように，低脂肪食を与えても肝酵素値は完全には正常値

にならないことが多いのですが，与える前よりも著明に数値が低下している場合は，経験的には追加治療を行わずに経過観察をすることで十分だと思います．本症例では行っていませんが，著明な高脂血症の場合には，リポタンパク質分画（LDL，HDLなど）を検査して，そのパターンをもとに高脂血症治療薬を投与する方法もあるかもしれません．しかし，その基礎研究はまだ不十分なように思います．

85

ケース2
ALP値が上昇している犬

金本英之

ここがポイント！

①糖尿病による肝酵素値の上昇は軽度

糖尿病では，肝酵素値が上昇することがあります．しかし，本症例のような重度の上昇を認めることはまれで，糖尿病だけが肝酵素値上昇の原因になっているとは考えにくいです．

②ALPやGGT優位の肝酵素値上昇は肝臓以外に原因があることが多い

ALPやGGT優位の肝酵素値上昇が認められた場合，主に胆道系の異常や副腎皮質ステロイド誘導性の酵素活性の上昇を考えます．そのため，慢性肝炎のような疾患は鑑別診断の上位には入らないように思います．原発性の肝疾患が疑われて当院を紹介受診する症例でも，同様の肝酵素値上昇のパターンを示している場合には肝外胆道系や副腎皮質ホルモンの異常が原因であることが多いです．持続的な肝酵素値の上昇があるとはいえ，肝生検を実施する前に，詳細な病歴の検討，腹部超音波検査，場合によっては本症例のように内分泌検査を行うことが重要になります．

プロフィール

スコティッシュ・テリア，9歳7カ月齢，避妊雌，体重6.1 kg.

主訴

肝酵素値の上昇，肝臓内の多発性腫瘤状病変，糖尿病のコントロール不良.

これまでの経緯

数年前より持続的なALP活性の上昇を認め，10カ月前より体重減少を主訴に開業動物病院を受診していた．①糖尿病と診断され，インスリン治療を開始した．10日前の血液検査では②ALP優位の肝酵素値上昇を認め，また，腹部超音波検査で肝臓内に多発性の腫瘤状病変および胆嚢粘液嚢腫様所見も認め，精査のため当院を受診した．

当院に来院する直前の状態としては，活動性が健康時の約8割，食欲はやや亢進，重度の多飲多尿がみられた．インスリン投与量は，朝10単位，夜8単位（体重6.1 kg）であった．食事はヒルズのプリスクリプション・ダイエットw/d™のドライ，ロイヤルカナンの糖コントロールを混合して与え，ほかにウルソデオキシコール酸，トレピブトンを投与していた．

当院初診時の検査結果

■ 身体検査

体温38.5℃，脈拍数120／分，呼吸数48／分．意識清明で，可視粘膜と毛細血管再充満時間（CRT）は問題なし．BCSは2/5と削痩を呈し，腹部膨満が認められた．

1. 症状のない肝酵素値上昇

表1 血液検査の結果

項目（単位）	測定値
Ht（%）	45
WBC（/μL）	7,900
Plt（×10⁴/μL）	42.2
TP（g/dL）	7.2
Alb（g/dL）	3.3
ALT（U/L）	191
ALP（U/L）	5,507
GGT（U/L）	13
BUN（mg/dL）	9.4
Cre（mg/dL）	0.3
Glu（mg/dL）	463
T-Bil（mg/dL）	0.3
T-Chol（mg/dL）	483
TG（mg/dL）	218
NH₃（μg/dL）	60
Na（mEq/L）	142
K（mEq/L）	4.3
Cl（mEq/L）	104
CRP（mg/dl）	＜0.3
PT（秒）	7.5
APTT（秒）	17.2

図1 肝臓および胆囊の超音波像

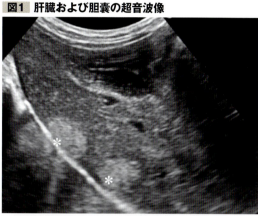

a 肝臓．腫大し、辺縁は鈍になっている．高エコー源性の均一な腫瘤様病変（＊）が多発性に認められる．

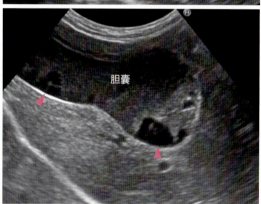

b 胆囊．胆泥の貯留および初期の粘液嚢腫様所見（▶）を認める．

■ 血液検査

ALT（191 U/L），ALP（5,507 U/L），Glu（463 mg/dL）の上昇を認めた（**表1**）．

■ 画像検査

肝臓はやや腫大し，実質には高エコー源性を呈する③多数の腫瘤状病変がびまん性に認められた（**図1**）．胆囊は胆囊粘液嚢腫および胆泥貯留を認めた．その他の実質臓器には著変を認めなかった．

問題点と追加検査

本症例の問題点は，糖尿病のコントロール不良（インスリン抵抗性の高血糖，多飲多尿，体重減少および食欲亢進，高脂血症），ALP優位の肝酵素値上昇，肝臓内多発性腫瘤状病変，胆囊粘液嚢腫である．

> ここがポイント！
>
> ③肝臓の多発性腫瘤状病変には良性のものもある
>
> 肝臓に認められた腫瘤状病変が多発性であった場合，悪性腫瘍を疑ってしまいがちですが，実際には必ずしも悪性のものばかりではありません．正確なデータは提示できませんが，本症例のように，病変が高エコー源性であった場合には良性病変（結節性過形成）であることも多いです．一方，多発性に病変を形成する悪性腫瘍に特異的な所見は，中心部が高エコー源性，辺縁が低エコー源性の「標的病変」とよばれる所見です．ただし，この所見自体の感度は低く，単純な低エコー源性病変である場合には良性悪性の判断は困難です．FNAや組織生検，後述の造影超音波検査などの結果とあわせて判断する必要があります．

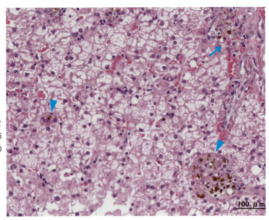

図2 肝臓の病理組織像
肝細胞はびまん性かつ重度の空胞変性を呈している．胆管周囲に軽度の好中球およびリンパ球主体の炎症細胞浸潤が認められた（→）．脂肪肉芽腫（▶）も散在する．

糖尿病については，過去に数種類のインスリン製剤を投与していたが，いずれも効果は限定的でインスリン抵抗性であることから併発疾患の関与が疑われた．胆嚢粘液嚢腫に関しては，ほかに症状が認められないことと，画像検査の結果から，初期の状態であり，ほかの問題点との直接的な関与は限られていると考えられた．

肝疾患に関しては，犬種（スコティッシュ・テリア），血液検査上の異常（ALP優位の肝酵素値上昇，肝機能不全は認められない），画像検査上の異常（高エコー源性の多発性腫瘤状病変）から，何らかのステロイドホルモンが関与する④空胞性肝障害が最も強く疑われた．

追加検査として，鎮静下での⑤超音波ガイド下肝組織生検，ソナゾイド®による造影超音波検査，ACTH刺激試験を実施することにした．

■ 造影超音波検査

血管相と実質相のいずれにおいても腫瘤周囲の肝臓実質と腫瘤部で同等の造影効果が認められ，良性病変であることが示唆された（p.33の【肝臓の結節性病変の造影超音波検査】，p.166のケース13も参照）．

■ 病理組織検査

肝細胞変性および慢性胆管炎と診断された（**図2**）．採取された肝臓組織において，びまん性の肝細胞腫大および細胞質の空胞変性が重度に認められた．また，グリソン鞘では軽度の炎症細胞浸潤と，胆管増生が認められた．

ここがポイント！

④空胞性肝障害の原因はさまざま

いわゆる空胞性肝障害は，高脂血症（p.78のケース1を参照）やコルチゾール誘導性肝障害，肝炎などによる二次性の肝細胞変性などとして，あるいは腫瘍などの生体に大きなストレスがかかる種々の疾患と関連して起こることが多いとされています．本症例はいくつもの併発疾患がみられたため解釈は複雑になりますが，空胞性肝障害が疑われた場合，一般的にはコルチゾール過剰に関連した症状や所見があるかどうか（多飲多尿，多食，皮膚の菲薄化，副腎の特徴的な超音波像）と，血液検査の脂質系項目（TG，T-Chol）の評価が重要になります．

⑤肝生検の方法はさまざま

肝生検の方法は針生検以外にもいくつかあり，症例の気質や体格，病変の位置や疑われる疾患によって最適な方法が異なります．超音波ガイド下での肝臓の針組織生検は，ツルーカット針やメンギーニ針などの専用の生検針を用い，細長い円筒状の組織を病変部から採取する方法です．（症例によりますが）一般的には鎮静下および局所麻酔下で行うことができるのが最大のメリットです．デメリットは，採材される組織の量が限られていること，直接止血ができないことなどです．適応としては，中型以上の犬のびまん性肝疾患，体表に近い部位に存在し，血流が乏しい腫瘤状病変などがあげられます．筆者は，安全性と診断能を考慮して15 Gのメンギーニ針を使用しています．（詳細はp.52の第1章 4. 細胞診・生検 を参照）

1. 症状のない肝酵素値上昇

犬のALPアイソザイム

ALP

　ALPはアルカリホスファターゼの略で，肝疾患の一次パネルとしてALTとともにルーチンで測定される検査項目です．ALPそのものの生理的な作用は不明な点も多いのですが，血中での活性が高いこと自体が生体に害を及ぼすということはないようです．ALPは産生部位によりさまざまなアイソザイムがありますが，通常の血液化学検査ではそれらがまとめて測定されます．犬では，肝臓(LALP)，腎臓，骨，胎盤などを由来とする組織非特異的ALPと，小腸由来ALP，副腎皮質ステロイド誘導性ALP(CALP)の3種類があります．血中濃度として測定されるものは，主にLALPとCALPです．しかし，たとえば骨転移のある腫瘍の症例では骨由来ALP活性が上昇したり，肝細胞癌では特殊なALPが血中から検出されたりします．

LALPとCALP

　LALPは肝臓の細胆管側に局在するため，主として胆道系の異常の検出に優れています．一方，CALPはその名のとおり副腎皮質ステロイドにより誘導されるアイソザイムですが，副腎皮質ステロイドによるCALPの誘導の程度は個体によって差があります．そのため，同量かつ同期間のステロイド薬投与でもCALPの上昇の程度にはかなりのばらつきがみられます．また，内因性・外因性のステロイドにより肝細胞に重度の空胞変性が起こった場合などでは，CALPとともにLALPも上昇します．コルチゾールだけでなく，本症例で測定した性ホルモンをはじめ，さまざまなステロイドホルモンがCALPを誘導することが知られており，実際に本症例でもLALPとともにCALPの重度の上昇が認められました．

　犬においてALPの上昇が認められた場合，それがLALPによるものであるのか，CALPによるものであるのかを考えるのは，病態を理解するうえで重要であるといえます．ほかに上昇している肝酵素値，臨床症状，腹部超音波検査の結果などを総合的にみて，胆道に異常が起こっているのか，内分泌的な異常が存在するのかを考える必要があります．参考までに，各種疾患におけるALPアイソザイムの測定結果を示します(**図3**)．なお，これらのアイソザイムは，日本国内で測定可能です(LSIメディエンス，2017年1月現在)．

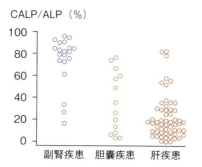

図3 各種疾患におけるCALPの上昇度
副腎疾患(下垂体性副腎皮質機能亢進症，副腎腫瘍，副腎過形成など)，胆囊疾患(胆囊炎，胆囊粘液囊腫など)，肝疾患(先天性門脈体循環シャント，慢性肝炎など)の症例におけるCALPアイソザイムのALP全体に占める割合．副腎疾患ではCALPの割合が高いが，肝疾患ではCALPの割合が低い(LALPの割合が高い)．データ集計協力：小島 高先生(東京大学大学院農学生命科学研究科獣医内科学研究室)

表2 ACTH刺激試験の結果

項目（単位）	ACTH刺激試験		基準値
	刺激前	刺激後	
コルチゾール（μg/dL）	1.4	18.2	—
プロジェステロン（ng/mL）	0.97	6.59	≦0.73
17-ヒドロキシプロジェステロン（ng/mL）	1.1	3.7	≦2.7

（すべて富士フイルムモノリスで測定）

■ ACTH刺激試験

ACTH刺激試験では，コルチゾールは異常なし，プロジェステロンは刺激前・刺激後ともに高値，17-ヒドロキシプロジェステロンは刺激後に高値であった（**表2**）．

診断と治療方針

以上の検査結果から，性ホルモンの高値が関連した**スコティッシュ・テリアの空胞性肝障害**，およびそれによるインスリン抵抗性を伴う糖尿病と診断した．これまでの治療に加え，トリロスタンによる副腎ホルモンのコントロールを行うこととした．

経過

トリロスタン投与（1.5 mg/kg，SID）による治療を開始したが，糖尿病のモニタリング項目（血糖値，多飲多尿や体重減少などの症状）の改善，肝酵素値の低下は確認できず，トリロスタンの投与量を増やしても改善は認められなかった．本症例は第92病日に急性膵炎を併発し，糖尿病性ケトアシドーシスを呈して死亡した．

1. 症状のない肝酵素値上昇

診断と治療のエッセンス

性ホルモン関連性肝障害

診断

副腎由来性ホルモン過剰，およびそれに関連した肝障害は，副腎からコルチゾール以外のステロイドホルモン，とくに性ホルモンが過剰に分泌され，コルチゾール過剰（副腎皮質機能亢進症）と同様の症状や肝臓の空胞変性をきたす疾患であると考えられています（いわゆるポメラニアンの成長ホルモン反応性脱毛症も，関連した疾患であると考える研究者もいます）．しかし，その原因が下垂体にあるのか副腎にあるのか，腺腫なのか過形成なのか，そしてコルチゾール以外のホルモンがどの程度病態にかかわっているのかは明らかではありません．

スコティッシュ・テリアでは，これに関連したいくつかの報告があります．この犬種では無症候性のALP値の上昇がほかの犬種に比べて多くみられること，そのような症例では17-ヒドロキシプロジェステロン（17OHP），アンドロステンジオン，エストラジオール，プロジェステロンなどのいずれかのホルモンが高値である場合が多いこと，病理組織学的には重度の空胞変性だけでなく線維化が進んでいたり，腫瘍性の病変が認められる場合もあることなどが記述されています．当院における傾向として，通常の副腎皮質機能亢進症ではコルチゾールとともにこれらのホルモンの測定値も高値である一方，副腎皮質機能亢進症と診断されず「性ホルモン関連性肝障害」と診断された症例ではプロジェステロンがとくに高値になっていました．

比較的多い例は，ALPを主体とし，かつALTの上昇を伴う肝酵素値の上昇が認められるものの，副腎皮質機能亢進症で認められる症状を含め，臨床症状がまったく認められず，これらのホルモンの測定を行うと高値である，というものです．このようなとき，とくにALTや肝臓由来ALP（LALP，p.89のコラムを参照）の上昇が認められる場合には，肝庇護薬による治療とともに注意深く経過観察を行います．症例によっては，当初はこれらの生化学的な異常のみが認められるものの，時間の経過とともに一般的な副腎皮質機能亢進症の症状を呈し，その時点でACTH刺激試験を行うとコルチゾールも高値である，という場合もあります．

治療

治療に関しては統一した見解はなく，今後解決すべき課題であると考えています．無症状で肝酵素のみが高値である場合には基本的には治療せず，経過観察が重要であると考えられます．治療が必要な場合には，トリロスタンなどの副腎皮質機能亢進症の治療で用いられる薬物を使用しますが，治療が奏効しないケースや，逆にコルチゾール分泌を過剰に抑制することでアジソン病（副腎皮質機能低下症）様の症状を呈してしまうケースもあるようです．薬物による治療を試みる際には，低用量から始めるほうが安全であると考えられます．

91

ケース3

甲状腺機能亢進症の猫

大野耕一

①甲状腺機能亢進症では食欲が低下することもある

「甲状腺機能亢進症の猫」というタイトルありきで，この病歴を読んでしまうと，問題や疑問をあまり感じないかもしれません．しかし，本症例のポイントは「甲状腺機能亢進症をきちんと疑えるかどうか」です．たとえば，本症例では食欲が低下していますが，甲状腺機能亢進症の猫では食欲が亢進するという思い込みがあると，その時点で鑑別診断リストから漏れてしまいます．実際，甲状腺機能亢進症が見逃されて肝疾患の疑いで当院に紹介される猫のほとんどは，食欲が低下しています．

②猫のT-Bil値はさまざまな疾患で上昇する

本症例では，食欲以外にも，初期の鑑別診断リストから甲状腺機能亢進症が漏れてしまった要因がいくつかありそうです．その一つがT-Bil値の上昇です．T-Bilは，肝疾患に対する感度は低いものの特異度が高いとされているので，溶血が疑われない状況であれば，肝不全あるいは胆管閉塞を疑診することは妥当です．しかし，猫ではさまざまな疾患で軽度のT-Bil値の上昇（1～2 mg/dL）が起こると報告されており，必ずしも肝機能障害によるものではないこともあります．したがって，猫のT-Bil値が軽度に上昇している場合，初期段階では鑑別診断リストを肝疾患だけに絞りすぎないこともまた重要です．

ここがポイント！

プロフィール

雑種猫，避妊雌，15歳，体重2.6 kg.

主訴

嘔吐，食欲低下.

これまでの経緯

1カ月ほど前から毎日4～5回吐くようになり，①食欲が低下したため，動物病院を受診．3年前に受診した際には体重が約5 kgあったが，その際と比較して顕著な体重減少が認められた．血液検査でALT値の上昇（242 U/L）と，②高ビリルビン血症（T-Bil 2.1 mg/dL）が認められた．猫伝染性腹膜炎（FIP）やリンパ腫などの全身性疾患を疑って，制吐薬（マロピタント），抗菌薬（エンロフロキサシン），プレドニゾロン（5 mg/head，PO，SID）の投与，さらに皮下輸液による治療を開始したところ，嘔吐はおさまったものの，食欲は廃絶状態が持続した．その後，嘔吐が再発し，下痢がみられるようになった．プレドニゾロンを増量（5 mg/head，PO，BID）したところ，食欲はやや改善したが不安定で，嘔吐・下痢が寛解と増悪を繰り返しているため，精査のため当院に紹介された．

当院初診時の検査結果

■ 問診

元気は十分にあるが，食欲は以前の5～6割程度で，現在のところ嘔吐と下痢は小康状態とのことであった．

92

1. 症状のない肝酵素値上昇

表1 血液検査の結果

項目（単位）	測定値
Ht (%)	28
WBC (/μL)	11,500
Plt (×10^4/μL)	20.5
TP (g/dL)	7.6
Alb (g/dL)	3.3
Na (mEq/L)	157
K (mEq/L)	4.5
Cl (mEq/L)	120
ALT (U/L)	326
ALP (U/L)	205
GGT (U/L)	10
T-Bil (mg/dL)	1.4
NH$_3$ (μg/dL)	293
BUN (mg/dL)	25
Cre (mg/dL)	1.0
Glu (mg/dL)	229
FeLV/FIV	(−)/(−)

図1 肝臓の超音波像

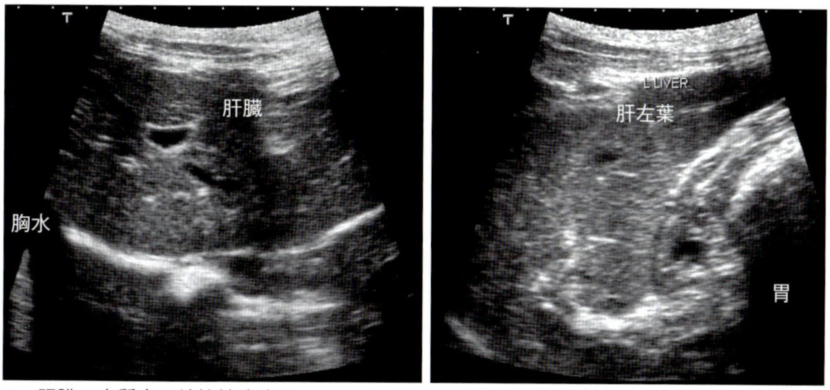

a 肝臓の実質内に結節性病変などはなく，エコー源性にも明らかな変化は感じられなかった．また，胆嚢管や総胆管の拡張もみられなかった．

b 肝臓辺縁は鈍になっておらず，表面は滑らかであるように描出された．

■ 身体検査

体温38.4 ℃，脈拍数172 /分，呼吸数54 /分とやや促迫で，可視粘膜では黄疸は確認できなかった．BCSは約2/5で軽度に脱水しており，腹部触診では異常は感じられなかった．甲状腺も明らかには触知できず，その他，身体検査上特記すべき異常は見当たらなかった．

■ 血液検査

③全血球計算では明らかな異常はみられなかったが，血液化学検査ではALT，ALP，T-Bilが上昇していた（**表1**）．神経症状はあまり認められなかったが④NH$_3$が明らかに上昇しており（293 μg/dL），高血糖もみられた．

■ 画像検査

【腹部超音波検査】

まず腹部超音波検査を実施したところ，腹水貯留はなく，肝臓，胆嚢，胆管，膵臓，腎臓には明らかな異常は認められなかった（**図1**）．その他の臓器にも特記すべき点は見当たらなかった．

ここがポイント！

③肝酵素・T-Bil・NH$_3$の上昇から考えられる鑑別疾患リストは？

ほかの情報を伏せて，この血液検査の情報だけをみた場合，鑑別診断リストに甲状腺機能亢進症をきちんと入れられない方も多いのではないでしょうか？ 肝酵素値の上昇，黄疸（T-Bil値の上昇），高アンモニア血症となれば，肝リピドーシス，重度胆管炎，肝臓リンパ腫などによる肝不全を真っ先に疑いたくなります．

④高アンモニア血症は重度の異化亢進時にもみられる

T-Bil値の上昇に加えて，血液検査で甲状腺機能亢進症よりも肝原発性疾患による肝不全を疑いたくなるもう一つの要因が，高アンモニア血症です．NH$_3$値が上昇する病態として，門脈体循環シャント（PSS）を思い浮かべる方は多いと思いますが，もちろん肝リピドーシスなどの肝不全でも上昇します．実はあまり知られていませんが，甲状腺機能亢進症の猫でもNH$_3$が上昇する例は少なくないことが報告されています（19頭で治療前は中央値101 μg/dL（22～304 μg/dL）だったが甲状腺治療後に低下：Berentら・2007年）．この理由は重度の異化亢進であると考えられています．猫ではこのほかに胃腸疾患やコバラミン欠乏でも高アンモニア血症が生じる可能性があると指摘されています．本症例の高アンモニア血症の原因にも，異化亢進が関与していると考えられます．

図2 胸部超音波像
RV：右心室，RA：右心房，LA：左心房，LV：左心室，PE：胸水

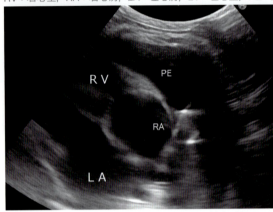 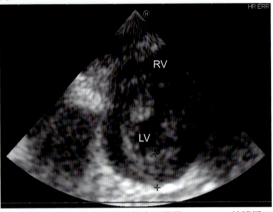

a 長軸断面像．胸腔内の胸水貯留と右心房の拡大が認められたが，カラーフローマッピングでも明らかな三尖弁逆流は確認できなかった．

b 短軸断面像．左心室壁は軽度に肥厚しており，拡張期の壁厚は6.8 mmであった．

---

⑤甲状腺機能亢進症で乳び胸？

本症例においてさらに悩ましい併発症状が乳び胸です．これも甲状腺機能亢進症から目をそらす要因になっていました．甲状腺機能亢進症の猫で二次性の心筋肥大（まれに心筋拡張）を伴うことは一般的であり，この場合には肺水腫や胸水などの症状がしばしば認められます．乳び胸は，甲状腺機能亢進症で決してよくみられるわけではありませんが，猫では心筋症などに伴う右心不全でも乳び様の胸水がしばしば認められることが報告されています．したがって，甲状腺機能亢進症の猫で乳び様胸水が認められることは，病理発生機序を考えると十分ありえることです．このほか，猫の乳び胸では，原因として胸腔内腫瘍，FIP，外傷などを考える必要がありますが，半数近くは特発性ともいわれています．

> ここがポイント！

【胸部超音波検査】

腹部超音波検査で肝臓を描出した際に，胸腔内に胸水貯留とみられる像が描出された．そこで，胸部超音波検査を続けて行ったところ，胸水貯留が確認され，心臓において左心室壁の軽度肥厚と右心房の拡大が認められた（**図2**）．

超音波ガイド下で胸水を穿刺吸引したところ，⑤乳び様胸水が認められた．比重は1.033，TP 4.2 g/dL，沈渣には好中球，小リンパ球，中皮細胞が認められた．

【胸部X線検査】

胸水抜去後に胸部X線検査を行ったところ，心臓が軽度に拡大しており，肺野がびまん性に軽度の不透過性亢進を呈していた．前縦隔部を含め，腫瘤状病変は確認できなかった（**図3**）．

■ 肝臓のFNA

原発性肝疾患の疑いが強いと考えたため，超音波検査の実施の際に，肝臓の2カ所でFNAを実施した．いずれにおいても肝細胞の空胞変性は軽度であり，末梢血に比較して好中球がやや多い印象を受けたが，リンパ球はほとんど確

1. 症状のない肝酵素値上昇

図3 胸部X線像
胸水抜去後に胸部X線撮影を行った．心陰影は軽度に拡大しており，肺はびまん性に不透過性が亢進していたが，前縦隔を含め胸腔内に腫瘤状病変は認められなかった．

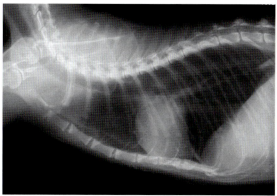

a　ラテラル像．

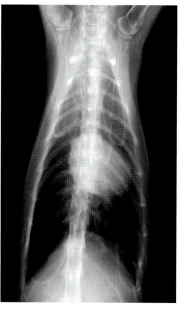

b　VD像．

認できなかった．そのため，肝リピドーシスや肝臓リンパ腫は否定的であると考えた．

問題点と追加検査

問題点としては，初期症状の嘔吐，食欲低下（来院時は小康状態），肝酵素値（ALT, ALP）およびT-Bil値の上昇，高アンモニア血症，乳び胸などがあげられた．胆道系の異常がみられなかったことから，肝不全とくに肝リピドーシスを疑診したが，FNAの結果からは否定的であったため，胆管炎を強く疑った．

■ FIP・膵炎・甲状腺機能亢進症のチェック

乳び様胸水が貯留していたため，全身性疾患のFIPを除外する目的で猫コロナウイルス抗体価測定，さらに膵炎除外の目的で猫膵特異的リパーゼ測定（Spec fPL™）の外注検査を行った．さらに，念のため甲状腺機能亢進症の除外の目的で⑥遊離T_4（fT_4）測定も外注検査に依頼した．

外注検査の結果，コロナウイルス感染は陰性，Spec

> **ここがポイント！**
>
> ⑥甲状腺ホルモン検査は一度は考慮
> 当時のカルテを見直してみても，（一応）甲状腺機能亢進症を鑑別に入れてはいますが，この時点では強く疑っていないことがうかがえました．繰り返しになりますが，甲状腺機能亢進症の症状は多様なので，典型的でなくても，中年齢以上であれば一度は疑ってホルモン測定を行うことが必須です．

表2 猫コロナウイルス・Spec fPL™・fT₄の検査結果

項目	測定値	基準値
猫コロナウイルス抗体価 （マルピー・ライフテック）	＜100倍	—
Spec fPL™ （アイデックス　ラボラトリーズ）	1.2 μg/L	＜3.5 μg/L
fT₄ * （江東微研）	＞7.77 ng/dL	＜1.7 ng/dL

＊化学発光酵素免疫測定法（CLEIA法）

ここがポイント！

⑦甲状腺は必ずしも触知できない

甲状腺機能亢進症の猫では腫大した甲状腺が触知できることが多いのですが，慣れていないとわからないことがあったり，慣れている獣医師でも必ずしも触知できないこともあります．肝酵素値が上昇している猫では，甲状腺の触診を丁寧に行うことはむろん重要です．ただし，甲状腺が触知できなかったからといって甲状腺機能亢進症が除外できるわけではないこともまた知っておかねばなりません．

fPL™は低値であったが，fT₄は高値であった（**表2**）．そのため，甲状腺の触診を再度行ったが，⑦甲状腺の腫大や左右差は明瞭ではなかった．

■ 試験的治療

検査結果次第では肝生検を検討することを飼い主に伝えた．検査結果が出るまでの間は，胆管炎を疑ってウルソデオキシコール酸,抗菌薬(オルビフロキサシン),ラクツロースを処方し，プレドニゾロンはやや減らして継続投与(5 mg/head, SID)とした．

診断

甲状腺機能亢進症(および二次性の心筋肥大に伴う右心不全).

治療・経過

甲状腺ホルモン値が著明に上昇していたことを受け，これまでの長期的な経過について飼い主へ再度問診を行った．すると，2～3年前から食欲や飲水量の増加が軽度に認められていたが，最近になって嘔吐や食欲不振がみられたとのことであった．

第10病日より抗甲状腺薬としてチアマゾール(メルカゾール®, 2.5 mg/head, BID)の投与を開始した．第10病日にはT-Bil (0.4 mg/dL)とNH₃ (67 μg/dL)がともに基準範囲内に低下していたため，ウルソデオキシコール酸およびラクツロースの投与は中止とした．乳び様胸水はまだ貯留

1. 症状のない肝酵素値上昇

表3 第22病日の血液検査の結果

項目（単位）	測定値
Ht（%）	35
WBC（/μL）	15,000
Plt（×10^4/μL）	20.4
TP（g/dL）	7.3
Na（mEq/L）	152
K（mEq/L）	3.8
Cl（mEq/L）	117
ALT（U/L）	49
ALP（U/L）	126
T-Bil（mg/dL）	0.2
NH$_3$（μg/dL）	58
BUN（mg/dL）	33
Cre（mg/dL）	0.7
fT$_4$（ng/dL）	0.66

がみられたが，超音波検査で初診時よりも減少していると判断し，血管拡張薬（β遮断薬）や利尿薬の投与は見送ることにした．⑧プレドニゾロンは投与量をさらに減らした（2.5 mg/head，SID）が，継続投与とした．

第22病日に再診し，⑨治療に対する反応と副作用のチェックを行った．全身状態は良好で，元気・食欲ともに以前の状態に戻っているとのことで，体重も初診時に比較して300 g増加した（2.6 kgから2.9 kgへ）．血液検査（**表3**）では，ALT，T-Bil，NH$_3$は基準範囲内へと戻っており，ALPも低下していた．⑩BUNが軽度に上昇していたが，Creは基準範囲内であった．胸水については，いまだ軽度に認められたが，明らかに減少していた．チアマゾールを継続投与とし，プレドニゾロンは投与を中止した．血中fT$_4$測定の外注検査を再度依頼したところ，0.66 ng/dLと基準範囲内におさまっていた．

第58病日には体重が3.2 kgになっていた．ALPも基準範囲内（56 U/L）に戻り，ALT，T-Bil，NH$_3$，BUN，Creはいずれも異常値が認められなかったため，チアマゾールを継続投与とし，紹介元の動物病院で経過を観察してもらうことになった．

ここがポイント！

⑧ステロイド薬に対して甲状腺が反応していた？

この症例は，紹介元の動物病院でのプレドニゾロン投与にある程度反応し，症状が軽減していたように感じられます．これは，副腎皮質ステロイド薬の投与によっていわゆるeuthyroid sick syndrome状態が惹起された（副腎皮質機能亢進症でみられるeuthyroid sick syndromeと同様に，ステロイド薬の投与で血中甲状腺ホルモン値が低下した）ためとも考えられます．あくまでも補助的治療ではありますが，甲状腺機能亢進症の猫の初期治療においては，ステロイド薬を併用することも可能です．本症例では，肝酵素値や体重が良好に経過していると判断されていた時点でプレドニゾロンの投与を中止し，チアマゾールのみを継続投与としました．

⑨抗甲状腺薬を開始したら必ず再診を

抗甲状腺薬の投与を開始した場合には，副作用と効果判定のために投与開始後1～2週間で必ず再診を行うことが推奨されます．体重や肝酵素値が良化傾向にあるかどうかも重要ですが，むしろ嘔吐などの消化器症状の悪化や急激な肝酵素値上昇がないかどうかという副作用のチェックのほうが重要だと考えられます（p. 98のコラムを参照）．

⑩BUNで慢性腎不全をチェック

隠れていた慢性腎不全が抗甲状腺薬の投与によって表面化することもあるので，再診時には，副作用のチェックとともに腎臓にも注意を払う必要があります．本症例では軽度のBUN値の上昇がみられましたが，その後，幸いなことに持続的上昇は認められませんでした．

チアマゾールの副作用と肝酵素

　猫にチアマゾールを投与した場合に，副作用がみられることは決して少なくありません．嘔吐や食欲不振などの消化器症状の悪化，顔面の痒みや皮膚炎，肝酵素値の上昇（悪化）が比較的多くみられます（頻度に関する記述はまちまちですが，少なくとも約1割にみられると考えられます）．このような場合には，甲状腺機能亢進症の治療が不十分なのか，副作用なのか悩むことがあります．通常の初期投与量（2.5 mg/head，BID）で投与している場合は，これらの症状は副作用であることが多いため，甲状腺ホルモン検査の結果が出るまではチアマゾールを増量しないほうが無難です．

　表4は，本症例とほぼ同様の病歴および検査所見（15歳，嘔吐，肝酵素値の上昇と心筋肥大，腹水貯留）を呈していた甲状腺機能亢進症の猫において，チアマゾールの投与を開始したときの肝酵素値の推移です．チアマゾール（2.5 mg/head，BID）の投与を開始したところ，2週間後にはALTが著明に上昇しているのがわかりますが，投与量を減らすと（1.25 mg/head，SID），ALTは投与開始前とほぼ同等の数値に戻っています．この症例では甲状腺摘出術が検討されましたが，高齢であることと，心不全症状が強いこと，チアマゾール投与後にBUN値が上昇したことなどから，手術は行いませんでした．その後，低ヨウ素食（ヒルズのプリスクリプション・ダイエットy/dTM）を与えましたが，まったく食べないとの理由で飼い主が断念したため，その効果は不明でした．以後，チアマゾール（1.25 mg/head，SID），血管拡張薬，利尿薬の投与を継続していますが，消化器症状や腹水はみられなくなったものの，肝酵素値は上昇と低下を繰り返しており，十分にはコントロールできていないのが現状です．

　このように，猫の甲状腺機能亢進症では肝酵素値が上昇することをきちんと認識することとともに，抗甲状腺薬は猫で肝毒性を示すことがある代表的な薬物であることも理解しておく必要があります．

表4 チアマゾール投与開始後の肝酵素値の推移（別の症例から）

項目（単位）	治療開始時 （第1病日）	第14病日	第42病日
ALT（U/L）	239	＞1,000	230
ALP（U/L）	316	357	242

1. 症状のない肝酵素値上昇

診断と治療のエッセンス

猫の甲状腺機能亢進症

　甲状腺機能亢進症を知らない獣医師はいないでしょうし，ほとんどの方は甲状腺機能亢進症の猫で肝酵素値が上昇することもご存じです．それでも二次診療機関である当院に紹介される症例が少なくないのは，猫の甲状腺機能亢進症の症状や発症年齢に対する思い込みがあることと，多様な症状を呈した場合についつい鑑別診断リストから漏れてしまうといった原因が考えられます．

　以前，筆者が診断した甲状腺機能亢進症の猫をまとめていて気がついたことは，紹介された猫のほとんどが食欲不振と肝酵素値上昇を呈していたこと，10歳未満の猫が少なくないことです．進行した甲状腺機能亢進症では，食欲不振は決してめずらしくありません．年齢については，確かに高齢の猫が多く，8歳未満である可能性は5%未満ともいわれています．しかし4歳でも報告があり，6〜10歳の中年齢では決してまれではありませんので，注意すべきです．

　ずいぶん前に筆者が診た猫の症例で，下痢と肝酵素値上昇を呈しており，6歳という年齢であったため甲状腺機能亢進症がリストから漏れ，腹腔鏡下肝生検を行ってしまい（図4），病理組織検査で「軽度の空胞性肝障害」という結論になりかけた猫がいました．その後，甲状腺ホルモンを測定することで甲状腺機能亢進症と診断されたのですが，無駄なリスクと負担を飼い主に与えてしまったことは今でも忘れられません．

　ケース3の症例では，黄疸，乳び胸，高アンモニア血症などがみられ，確かに甲状腺機能亢進症以外の疾患を疑いたくなるのも事実で，鑑別診断でその他の疾患も検討すべきなのは当然なのですが，甲状腺機能亢進症がリストから漏れると困ったことになります．中年齢(約6歳)以上の猫で肝酵素値が上昇している場合は，症状が非典型的だと思っても，一度は甲状腺ホルモンを測定することを強くお勧めします．それとともに，抗甲状腺薬の肝毒性についても再認識してほしいと切に願います．

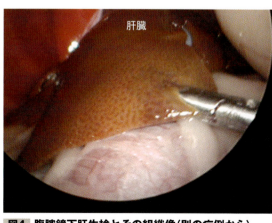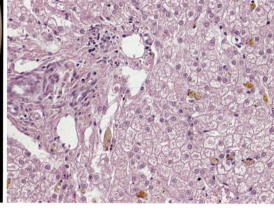

図4　腹腔鏡下肝生検とその組織像(別の症例から)
肝酵素値の上昇と下痢を主訴に来院した6歳の猫．甲状腺ホルモンを測定する前に，肝臓の腹腔鏡下鉗子生検を行ってしまった．肝臓は肉眼的には明らかな異常がなく(左)，病理組織検査ではびまん性の軽度空胞変性(肝細胞の泡沫化)と判断された(右，HE染色)．

ケース4
原発性門脈低形成（微小血管異形成）の犬　2例

大野耕一

---

①ウルソデオキシコール酸投与中は TBA値が上昇する

原発性門脈低形成（微小血管異形成）では，後天性シャントを伴っていないかぎり，TBA値は軽度の上昇（多くは100 μmol/L以下，高くても200 μmol/Lくらい）にとどまることが多いです．ただし，TBA測定当日にウルソデオキシコール酸を投与して来院した場合には，TBAが軽度に上昇することがあるため，注意が必要です．

②食後のTBA値が 低下することもある

本症例のTBAは，このとき食前値よりも食後値のほうが低下しています．このような場合，どのように判断すればよいか悩むことも多いと思います．食後にむしろTBA値が低下するのはよくあることで，これはたとえば次の3つなど，さまざまな要因が考えられます．

・絶食が不完全
・消化管の運動性や吸収率の影響
・自発的な胆嚢収縮

大切なのは，食前と食後の動きをみることよりも，どちらかが異常値を呈するかどうかを確認することです．

ここがポイント！

― 症 例 A ―

プロフィール

ジャック・ラッセル・テリア，雌，1歳4カ月齢，体重6.0 kg.

主訴

肝酵素値の上昇（症状はなし）．

これまでの経緯

約3カ月前に，避妊手術を希望して動物病院を受診した．その際に，術前の血液化学検査で肝酵素値の著明な上昇（ALT>1,000 U/L，ALP 573 U/L，AST 675 U/L）を認めた．手術は延期して①ウルソデオキシコール酸，グリチルリチン酸，グルタチオンなどを投与し，経過観察をした．しかし，その後の約2カ月間，相変わらず症状はみられないものの，ALT値は改善しなかった（**表1**）．TBA値を測定したところ，②食前値が188 μmol/L，食後2時間値が26.5 μmol/Lと高値を認めたため，第93病日に門脈体循環シャント（PSS）を疑診して精査のため当院に紹介された．

当院初診時の検査結果

■ 身体検査

意識清明で元気があり，外見には特記すべき著変を認めなかった．体重6.0 kg，BCS 3/5，体温38.1 ℃，脈拍数114/分，呼吸数30/分であり，聴診，触診において明らかな異常は認められなかった．腹部はごく軽度に膨満していた．皮膚の菲薄化は顕著ではなく，脱毛などの皮膚病変もみられなかった．また，身体検査ではそのほかに明らかな異常

1. 症状のない肝酵素値上昇

表1 紹介元の動物病院における肝酵素値の推移

項目（単位）	第1病日	第50病日	第70病日
ALT（U/L）	>1,000	>1,000	>1,000
ALP（U/L）	573	414	381

表2 血液検査の結果

項目（単位）	測定値
Ht（%）	42
WBC（/μL）	8,100
Plt（$\times 10^4/\mu$L）	31.8
TP（g/dL）	7.2
Alb（g/dL）	2.8
Na（mEq/L）	145
K（mEq/L）	3.8
Cl（mEq/L）	113
CRP（mg/dL）	0.2
ALT（U/L）	861
ALP（U/L）	392
GGT（U/L）	16
BUN（mg/dL）	15.4
Cre（mg/dL）	0.6
Glu（mg/dL）	109
NH_3（μg/dL）	27
T-Chol（mg/dL）	140

所見は確認できなかった．

■ 血液検査

全血球計算では明らかな異常値は認められなかった．血液化学検査では，CRPは基準範囲内であったが，ALT（861 U/L）が上昇しており，ALP（392 U/L）も軽度に上昇していた（**表2**）．空腹時のNH_3，Alb，Gluは基準範囲内であり，BUNの低下も認められなかった．再度TBAの測定を行ったところ，食前が46 μmol/L，食後が175 μmol/Lであり，依然として高値を呈していた．

■ X線検査

胸部X線検査では特記すべき異常は認められなかった．腹部X線検査（**図1**）では，肝臓の大きさと形状はほぼ正常であり，そのほかに腹腔内に異常所見は認められなかった．

■ 腹部超音波検査

腹部超音波検査では，肝臓の大きさはエコー上でもほぼ正常で，実質のエコー源性，肝臓辺縁にも明らかな異常はないと判断した（**図2**）．超音波検査では門脈の走行をできるかぎり追ったが，明らかなシャント血管らしき管腔構造は観察されなかった．腎臓周囲にも，後天性シャントを疑わせるような多数の細かな蛇行血管などはみられなかった．また，腎臓や膀胱内に結石などの所見はみられなかっ

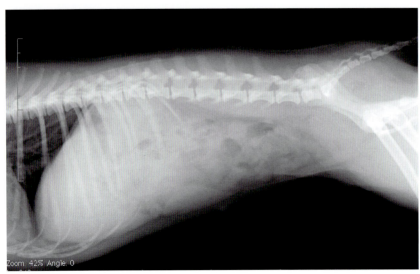

図1 腹部X線ラテラル像
肝臓の大きさ，形状をはじめ，明らかな異常は認められない．

図2 肝臓の超音波像

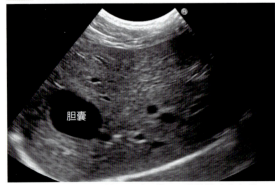

a 肝実質のエコー源性はほぼ正常で，結節性病変などは確認されず，胆嚢や肝内の血管系にも明らかな異常は認められない．

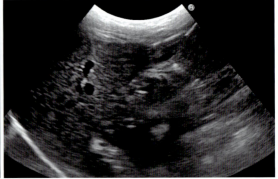

b 肝左葉の辺縁部を観察しても，表面は滑らかで鈍ではない．

たが，尿検査のため膀胱穿刺で尿を採取した．なお，肝臓以外の腹腔内臓器にも特記すべき異常は確認できなかった．

■ 尿検査

肉眼的には異常を認めず，尿比重は1.028と正常であった．尿沈渣でもごく少数の上皮細胞以外に結晶などは認められなかった．

1. 症状のない肝酵素値上昇

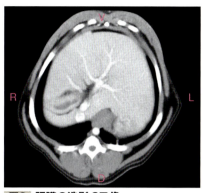

図3 肝臓の造影CT像
一連のCT画像ではシャント血管は確認できず，造影を行っても，門脈相において肝内の門脈枝の発達に明らかな異常は確認できなかった．
V：腹側，D：背側，R：右側，L：左側

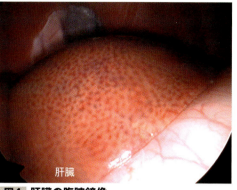

図4 肝臓の腹腔鏡像
肝臓の色調はほぼ正常で，表面および辺縁も滑らかである．明らかな異常は認められなかったが，腹腔鏡用生検鉗子で生検を行った．

問題点と追加検査

本症例は1歳4カ月齢のジャック・ラッセル・テリアで，無症候性の肝酵素値上昇とTBAの高値が認められたが，これまでに肝性脳症の症状はまったくみられなかった．さらに③空腹時のNH₃も基準範囲内で，尿検査でも尿酸アンモニウム結晶はみられなかった．鑑別すべき疾患としては，無症候性の先天性門脈体循環シャント（cPSS），原発性門脈低形成（微小血管異形成），慢性肝炎などが考えられた．まずは④造影CT検査でcPSSを除外することを勧めたところ，飼い主も希望したため，麻酔下でCT検査を実施した．

■ CT検査

麻酔は，プロポフォールで導入，イソフルランで維持を行った．造影CT検査を行っても，門脈相で肝内外のシャント血管は確認されず，肝内門脈枝の発達も十分と判断された（**図3**）．肝臓の大きさは正常で，実質内に腫瘤状病変などは確認されなかった．cPSSおよび後天性門脈体循環シャント（aPSS）が除外されたため，紹介元の動物病院で避妊手術の際に同時に肝生検を行うことを勧めたが，飼い主とその病院の先生の希望もあり，先に腹腔鏡下肝生検を行って診断を下すことになった．

> ここがポイント！
>
> **③原発性門脈低形成とPSSの鑑別が重要**
> 原発性門脈低形成（微小血管異形成）は，PSSとの鑑別が重要です．そのため，空腹時NH₃の上昇や尿中アンモニウム結晶の有無を確認しておくことが推奨されます．
>
> **④PSSの除外診断はCT検査で**
> 最終的に，PSSを完全に除外するにはCT検査が最も確実と考えられます．超音波検査だけではどうしても見逃してしまうことがあるため，可能であれば造影CT検査を検討すべきだと思います．原発性門脈低形成（微小血管異形成）によりaPSSになっている場合には，超音波検査では細いシャント血管が腎臓周囲などに描出されます．

103

図5 肝臓の病理組織像（HE染色）

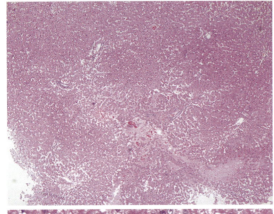

a 弱拡大．グリソン鞘および中心静脈周囲では軽度に結合線維が増生し，肝小葉構造はやや不規則になっている．

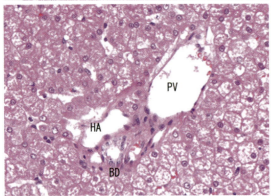

b 肝細胞は空胞変性を呈している部分も多く認められる．
PV：門脈，HA：肝動脈，BD：胆管

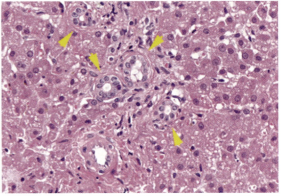

c グリソン鞘は，門脈が認められる領域（b）もあったが，小葉間胆管（▶）の増生および門脈の低形成ないし無形成を呈している領域が多数認められた．

■ 腹腔鏡検査

　肝臓の表面および辺縁は肉眼的に滑らかで，色調にも明らかな異常を認めなかった（**図4**）．腹水は貯留しておらず，周囲臓器にも明らかな異常は認められなかった．腹腔鏡用生検鉗子で2カ所を採材して検査を終了したが，肝臓はやや脆弱な印象であった．

■ 肝臓の病理組織検査

　グリソン鞘および中心静脈周囲では軽度に結合組織が増生し，小葉構造はやや不規則になっていた（**図5**）．肝細胞は空胞変性を示し，グリソン鞘では小葉間胆管の増生および門脈の低形成ないし無形成を呈している領域が多数認められた．

1. 症状のない肝酵素値上昇

原発性門脈低形成？　微小血管異形成？

　本稿でも，原発性門脈低形成と微小血管異形成の言葉が入り交じっており，混乱させてしまっているかもしれません．これは，門脈の先天性低形成があって門脈圧亢進が進行する「原発性門脈低形成」という疾患と，まったく症状を伴わず組織学的にのみ微小血管の異形成が認められる「微小血管異形成」の2つが，歴史的に別々に研究されていたことによると考えられます．WSAVA（世界小動物獣医師会）の標準化グループによって，この2つの疾患は組織学的には区別できないこと

から，WSAVAとしては原発性門脈低形成primary hypoplasia of the portal vein（PHPV）という診断名に統一することを推奨しています．しかし，微小血管異形成microvascular dysplasia（MVD）の診断名が適切であるとする研究者や病理医も国内外にいるため，まだ多少の混乱が残っています（p.110 診断と治療のエッセンスも参照）．そのため，本書では便宜的に「原発性門脈低形成（微小血管異形成）」と表記しました．

診断

　肝内微小血管異形成（本学獣医病理学研究室における診断）．

治療と経過

　本症例では，原発性門脈低形成（微小血管異形成）によって，肝酵素値やTBA値の上昇が起こっていると判断した．飼い主には，この疾患は外科手術では治らないこと，薬物治療も根本的な解決にならないこと，しかし多くの症例は進行せずに経過することなどを伝えた．また，紹介元の動物病院の先生には，肝酵素値は今後も上昇と低下を繰り返し，TBAが完全な正常値になることはないこと，門脈高血圧の徴候がみられないかどうかをモニタリングするべきであろうことなどを伝えた．

　ウルソデオキシコール酸は（服用しておいて損はないであろうとの理由で）継続投与とし，当院での診療を終了した．その後は紹介元の動物病院で経過を観察してもらうことになった．診断後1年半が経過した時点では，明らかな臨床症状はみられずに肝酵素値は上昇と低下を繰り返しているとのことであった．

105

⑤避妊去勢手術前にTBAを
　測定しておくほうがよい

原発性門脈低形成（微小血管異形成）の確定診断には生検が必要ですが，治療に結びつかないため，後述のコラム（p.109）のように，生検なしで仮診断に終わることも多くあります．この症例のように肝酵素値が上昇していなくても，避妊手術前にTBA値を測定することは有意義であると考えられます．すなわち，TBAが上昇していれば，避妊手術と同時に肝生検を実施する強い動機になりますし，どうしても生検ができなかったとしても，「避妊手術前の若齢時から食後のTBAが高値」という所見は，cPSSか原発性門脈低形成（微小血管異形成）を強く示唆します．したがって，将来，肝酵素値上昇などを理由にTBAを測定し，それが上昇していた場合，CT検査でPSSが除外できれば，原発性門脈低形成（微小血管異形成）と仮診断することは妥当であるといえます．

⑥TBAが高値の場合は再測定で確認を

⑤のように避妊手術と同時の肝生検を検討するのであれば，なおさらTBAが一時的な上昇ではなかったことを確認すべきです．そのため，ある程度の間隔をあけて再測定することが望ましいと考えられます．

ここがポイント！

― 症 例 B ―

プロフィール

マルチーズ，避妊雌，7カ月齢，体重2.1 kg.

主訴

TBA値の上昇（症状はなし）．

これまでの経緯

約2カ月前に，避妊手術を希望して動物病院を受診した．⑤術前の血液化学検査では異常を認めなかったが，食前・食後のTBAを測定したところ，食前値3.3 μmol/L，食後値57.3 μmol/Lと，食後に高値を認めた．避妊手術を延期し，ウルソデオキシコール酸およびサプリメント（プロヘパフォス）を投与して，⑥1カ月後に再度TBAを測定したところ，食前値9.8 μmol/L，食後値82.7 μmol/Lと依然食後の高値が続いていた．そのため，精査を目的に当院に紹介された．

当院初診時の検査結果

■ 身体検査

元気はあり，身体検査では明らかな異常所見は確認できなかった．

■ 血液検査

全血球計算および血液化学検査では，明らかな異常は認められなかった（**表3**）．

■ X線検査

胸部X線検査では特記すべき異常は認められなかった．腹部X線検査でも，肝臓の大きさや形状はほぼ正常であり，そのほか腹腔内に異常所見は認められなかった（**図6**）．

1. 症状のない肝酵素値上昇

表3 血液検査の結果

項目（単位）	測定値
Ht（%）	47
WBC（/μL）	13,000
Plt（×10^4/μL）	28.7
TP（g/dL）	6.4
Alb（g/dL）	2.9
Na（mEq/L）	150
K（mEq/L）	4.0
Cl（mEq/L）	113
CRP（mg/dL）	0.3
ALT（U/L）	60
AST（U/L）	32
ALP（U/L）	318
GGT（U/L）	8
BUN（mg/dL）	19.1
Cre（mg/dL）	1.0
Glu（mg/dL）	98
NH$_3$（μg/dL）	20
T-Chol（mg/dL）	235
TG（mg/dL）	43

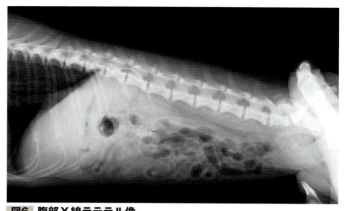

図6 腹部X線ラテラル像
肝臓の大きさ，形状をはじめ，明らかな異常は認められない．

■ 腹部超音波検査・CT検査

　腹部超音波検査では，肝臓のエコー源性はほぼ正常と判断され，門脈と大動脈の直径の比（PV/Ao）もほぼ1であった（**図7**）．CT検査ではシャント血管は確認できず，肝内門脈枝の発達も十分であると判断した（**図8**）．

問題点と追加検査

　本症例は7カ月齢のマルチーズで，症状も肝酵素値の上昇もみられないが，食後のTBAの高値が続いていた．原発性門脈低形成（微小血管異形成）が強く疑われたが，確定診断のため避妊手術の際に同時に肝生検を行うことを勧めたところ，飼い主はぜひ検査したいと希望したため，第14病日に開腹手術を行うことになった．
　開腹時の肝臓の肉眼所見は特記すべき点はなく，外側左葉および内側左葉から組織を採材し，閉腹した．同時に，避妊手術として左右卵巣を切除し摘出した．

図7 肝臓の超音波像

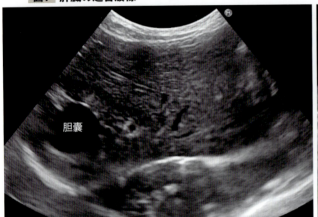
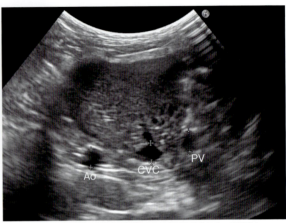

a 肝実質のエコー源性はほぼ正常で、結節性病変などは確認されず、胆嚢や肝内の血管系にも明らかな異常は認められない。

b 門脈と大動脈の直径の比（PV/Ao）はほぼ1で、門脈は十分な太さがあると考えられる。
Ao：腹大動脈，CVC：後大静脈，PV：門脈

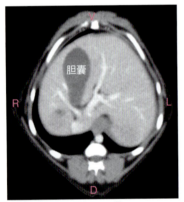

図8 肝臓の造影CT像
一連のCT画像ではシャント血管は確認できなかった。造影を行っても、門脈相において肝内の門脈枝の発達には明らかな異常は確認できなかった。
V：腹側，D：背側，R：右側，L：左側

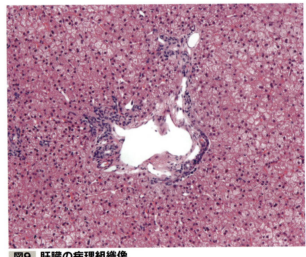

図9 肝臓の病理組織像
グリソン鞘および異所性に小動脈の増生を認め、その周囲には軽度に好中球やリンパ球が浸潤している。門脈は開いているが変形しており、動脈は一部で血管壁が変性し、周囲のリンパ管が拡張していた。正常な肝三つ組構造が認められるのはまれであった。（HE染色）

■ 肝臓の病理組織検査

　グリソン鞘および異所性に小動脈の増生を認め、その周囲には軽度に好中球やリンパ球が浸潤していた（**図9**）。一部の動脈の血管壁は変性し、周囲のリンパ管が拡張していた。標本中に正常な肝三つ組構造が観察されることはまれであった。

1. 症状のない肝酵素値上昇

> ### 原発性門脈低形成(微小血管異形成)の現実的な診断・インフォームドコンセントは?
>
> 原発性門脈低形成(微小血管異形成)を疑う場面は,大きく2つあると考えられます.
>
> ①門脈圧亢進によって腹水や肝性脳症などの症状を呈しており,かつ比較的若齢(約4歳までが多い)の犬である
> ②症例Aのように,無症候性であるが,持続的あるいは間欠的な肝酵素値の上昇がみられる
>
> 門脈圧亢進を伴う場合には,臨床症状もみられるため,生検を実施することにあまりためらいはありません.しかし,まったく症状がみられない場合には生検を希望しない飼い主が多いのがハードルになります.どうしても生検ができないとき,当院では,次のような条件がそろっている場合などには原発性門脈低形成(微小血管異形成)と仮診断することもあります.
>
> ①小型純血種(好発品種)である
>
> ②症状がまったくみられない
> ③複数回のTBA測定でいずれも異常値を呈している(食前・食後にかかわらず)
> ④CT検査でPSSが否定できる
> ⑤各種検査でほかの肝疾患の可能性が低い
>
> ただし,この場合にはあくまで仮診断であるため,経過を十分に観察する必要があることを飼い主に話すようにしています.
> 門脈圧亢進を伴わない原発性門脈低形成(微小血管異形成)の予後は良好とされており,当院の多くの症例も同様です.ただし,一部の症例で門脈圧亢進へと進行する場合があること,そして原発性門脈低形成(微小血管異形成)の症例がほかの肝疾患に罹患しないわけではないことなどを飼い主に伝える必要があります.また,原発性門脈低形成(微小血管異形成)であれば今後は肝酵素やTBAの測定値がほかの肝疾患の検出に利用できないため,画像検査などを中心に経過を観察する必要があることに注意が必要です.

診断

　肝内微小血管異形成(本学獣医病理学研究室における診断).

治療と経過

　本症例は,原発性門脈低形成(微小血管異形成)によって,食後のTBA上昇が起こっていると判断した.症例Aと同様のことを飼い主に説明し,とくに投薬は行わず,数カ月に1回の経過観察を紹介元の動物病院にお願いすることになった.診断後7カ月の時点では,症状や肝酵素値の推移などに問題はみられていないとのことであった.

109

診断と治療のエッセンス

原発性門脈低形成/微小血管異形成(PHPV/MVD)

◎PHPV/MVDとPSSの鑑別診断

症例Aのように,肝酵素値が持続的に上昇あるいは上昇と低下を繰り返し,TBAに異常値(できれば複数回測定する)が認められた場合,獣医師としてはPSSを疑うことは当然です.PSSでは,小肝症,肝性脳症,尿中の尿酸アンモニウム結晶,空腹時NH₃値の上昇などが認められるのが一般的ですが,これらがみられなくても,たとえ中年齢以上であっても,決してPSSは除外できないことを獣医師は知っておくべきです.したがって,このような状況であれば,CT検査でPSSを除外することが推奨されます.

問題は,症例A・BのようにCT検査でPSSがみつからなかった場合です.この場合,診断のためには何らかの方法で肝生検を行う必要がありますが,症状がまったくみられないため,飼い主が肝生検を決断できないことも少なくありません.

◎病理組織診断

原発性門脈低形成(PHPV)は,先天性の門脈の形成異常によって門脈血流に異常を呈する疾患ですが,微小血管異形成(MVD)とよばれる疾患と組織像がほとんど同一であるため,WSAVAは診断名をPHPVに統一することを推奨しています(p.105のコラム「原発性門脈低形成? 微小血管異形成?」を参照).しかし,病理学的には,症例Bのように門脈の低形成よりもむしろ微小動脈の増生といった微小血管の異形成が顕著な症例も多く,MVDの診断名が妥当と考える病理医も存在するため,名称についてはまだ混沌としています.ここにあげた2症例のように,肝臓の組織はPHPV/MVDと判断されますが,門脈圧亢進がみられず進行もしない症例が非常に多いため,個人的には,若齢時から門脈圧亢進,腹水,二次性PSSなどを呈する古典的な原発性門脈低形成とは分けて考えるべ

きではないかと思っています.

また,この2症例の組織がPHPV/MVDと判断されない場合は,おそらく病理学的には「肝変性」という判定のみになり,臨床的にどう考えてよいのかわからない状況になることが問題です.いずれにしてもPHPV/MVDはまだ十分に解明されていない疾患であり,とくにわが国では病態や予後に関する研究がまったく進んでいません.そのため,できるかぎり肝生検を行って,必要があれば複数の病理医に判断してもらうことが推奨されます.

◎若齢時のTBA測定

さらに,避妊去勢手術前の若齢時に一度は食前・食後のTBAを検査して記録しておくことも推奨されます.症例Bはまさに避妊手術前にTBAを測定していたため,手術のときに肝生検を行うことができた症例です.肝生検ができなくても,せめて避妊去勢手術前(数カ月齢)の若齢時のTBA値を記録しておくだけでも,意義は十分にあります.つまり,時期的に後天性疾患の可能性が低く,かつPSSが否定できるTBA値上昇の症例であれば,PHPV/MVDのような先天性の門脈の異常が強く疑われます.

◎好発品種

PHPVは,ケアーン・テリア,ヨークシャー・テリアなどでの発生が有名ですが,そのほかにマルチーズ,ミニチュア・シュナウザーなど,多くの小型純血種で好発すると報告されています.個人的には雑種の犬や,さらには猫でも診断したことがあります.いずれにせよ,好発品種での発生率は数十%とも報告されているため,この疾患を知っておくことは「無症候性の肝酵素値上昇」を考えるうえで非常に重要です.

2. 黄疸

ケース5
肝リピドーシスの猫

大野耕一

プロフィール

雑種猫，避妊雌，4歳，体重 3.2 kg.

主訴

黄疸，肝酵素値上昇.

これまでの経緯

以前より，ときおり嘔吐，下痢，軟便を認めていたが，約3週間前に数回の嘔吐を呈し，その後食欲が徐々に低下して10日前から食欲廃絶となった．当院に紹介される1週間前（第1病日）に動物病院を受診し，肝酵素値の軽度の上昇と①T-Bilの上昇(**表1**)が認められたが，肝臓の超音波検査では明らかな異常が認められなかったため，②抗菌薬，制吐薬(メトクロプラミド)，胃酸分泌抑制薬(ファモチジン)の投与を開始した．また，③膵炎を疑診して膵特異的リパーゼ(PLI)の測定を外注検査に依頼したが，結果は 1.2 μg/L と基準範囲内(3.6 μg/L未満)であった．その後，ALPとT-Bilが徐々に上昇傾向を示し(**表1**)，食欲がまったく改善しないため，精査を目的に第11病日に当院に紹介された.

ここがポイント！

①猫のT-Bil値の軽度上昇は肝疾患とはかぎらない

猫はT-Bil値が上昇しやすい動物です．軽度(1.0 mg/dL前後)のT-Bilの上昇は，肝疾患以外でも，また肝臓に組織学的異常が認められなくても，さまざまな疾患で起こることが報告されています．そのため，症状，病歴によっては肝疾患以外の病気も探索する必要があります．

②食欲不振の猫では栄養療法も行いましょう

猫で食欲不振が数週間も続いていたり，食欲廃絶が3日間も持続していたりする場合は，続発する肝リピドーシスも考慮して，投薬だけでなく栄養療法も積極的に検討するべきです．

③PLIは猫の膵炎診断における感度が低い

猫のPLIは感度が悪いことが問題点として指摘されています．軽度の膵炎あるいは慢性膵炎では上昇しない可能性があることに注意するべきです．

表1 紹介元の動物病院における肝酵素値の推移

項目（単位）	第1病日	第4病日	第6病日
ALT（U/L）	131	173	146
ALP（U/L）	184	260	283
T-Bil（mg/dL）	1.7	1.9	2.8

表2 血液検査の結果（第11病日）

項目（単位）	測定値
Ht（%）	33
WBC（/μL）	11,000
Band（/μL）	0
Seg（/μL）	8,910
Lym（/μL）	1,430
Mon（/μL）	220
Eos（/μL）	440
Plt（×10^4/μL）	36.7
TP（g/dL）	6.4
Alb（g/dL）	2.9
ALT（U/L）	245
ALP（U/L）	388
GGT（U/L）	4
BUN（mg/dL）	6.6
Cre（mg/dL）	0.9
Glu（mg/dL）	109
NH$_3$（μg/dL）	55
T-Bil（mg/dL）	2.2
Na（mEq/L）	137
K（mEq/L）	2.6
Cl（mEq/L）	106
P（mg/dL）	3.6

④肝リピドーシスの猫が太っているとはかぎらない

本症例はBCSが約3/5と太った猫ではありません．このことからもわかるように，肝リピドーシスは必ずしも肥満の猫で起こる異常ではないことに注意してください．また，本症例では健常時の体重が不明ですが，肝リピドーシスの猫では異化亢進によって体重が減少していることがほとんどです．

ここがポイント！

当院初診時の検査結果（第11病日）

■ 身体検査

体温39.0℃，脈拍数132/分，呼吸数40/分で，元気はなく沈うつであった．軽度の脱水がみられたが，毛細血管再充填時間（CRT）は正常で，可視粘膜に軽度の黄疸が認められた．体重は3.4 kg（健常時の体重は不明），④BCSは約3/5であった．

■ 血液検査

全血球計算では明らかな異常はみられなかったが，血液化学検査でALT，ALP，T-Bilの上昇および低カリウム血症を認めた（**表2**）．末梢血の血液塗抹検査においても明らかな異常を認めず，白血球百分比にも異常はなかった．

2. 黄疸

図1 腹部超音波像

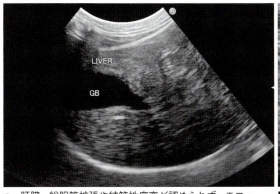

a 肝臓．総胆管拡張や結節性病変が認められず，エコー源性にも著明な変化は確認できない．
Liver：肝臓，GB：胆嚢

b 小腸．筋層がびまん性に肥厚しているが，層構造は明瞭に確認できる．

■ 画像検査

　胸部X線検査では，明らかな異常は認められなかった．腹部超音波検査では，⑤肝臓には総胆管の拡張や腫瘤状病変は認められず，エコー源性にも異常はみられなかった（**図1**）．膵臓の膵体部はやや明瞭に描出された．小腸はびまん性に筋層の肥厚がみられたが，層構造は明瞭に観察された．その他，腹腔内臓器に明らかな異常は認められず，心エコー検査でも特記すべき所見はみられなかった．

問題点と追加検査

　イニシャルプロブレムは食欲廃絶，肝酵素値上昇，黄疸であり，初期検査において，肝外胆管閉塞や肝内の結節性病変が除外された．黄疸の鑑別診断リストとして，胆管炎と肝リピドーシスを第一にあげ，小腸の筋層が肥厚していたことから消化器型リンパ腫も加えた．これらの鑑別のため，追加検査として肝臓のFNAを行うとともに，早い段階で消化管内視鏡検査および栄養療法のための**食道瘻チューブ**を留置することにした．

> **ここがポイント！**
>
> **⑤黄疸の猫の肝臓エコーではまずは胆管閉塞をみる**
>
> 黄疸の猫の肝臓超音波検査では，まずは総胆管の拡張，すなわち肝外胆管閉塞を除外することが大事です．胆嚢から十二指腸にかけての領域において，総胆管の拡張（>5 mm）や蛇行がないかどうか，さらに肝内胆管の拡張（カラーフローマッピングで血管と区別）はないかを確認します．また，肝リピドーシスではエコー源性が上昇することが多いのですが，エコー源性はあまり信頼しすぎないことが肝要です．

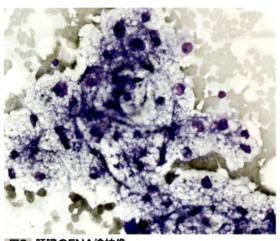

図2　肝臓のFNA塗抹像
ほとんどすべての肝細胞で重度の泡沫状の空胞変性が認められる．リンパ球などの炎症細胞はあまり観察されない．（ギムザ染色）

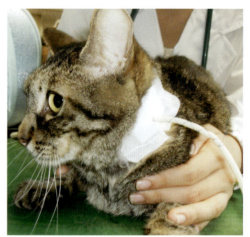

図3　食道瘻チューブを留置した本症例

ここがポイント！

⑥肝リピドーシスのFNAは複数の肝葉で

肝リピドーシスの診断では，組織診断よりもまずはFNAを行うことが一般的です．FNAは，必ず複数の肝葉に穿刺して細胞を吸引することが必要で，1カ所だけを検査して肝リピドーシスと判断することは危険です．さまざまな猫の肝疾患で空胞変性が局所的に起こることが報告されています．

**⑦空胞変性がみられる肝細胞の
　割合が重要**

肝リピドーシスは，FNAの塗抹標本においてほぼすべての肝細胞が泡沫状の空胞変性を呈することが特徴です．一部の肝細胞に空胞変性があるだけでは，肝リピドーシス以外の疾患を否定できません．

**⑧全身麻酔は
　リスクをチェックしてから**

本症例では，輸液療法を開始した翌日に麻酔をかけて内視鏡検査を行っていますが，肝リピドーシスでは重度の肝不全により，ときとして麻酔のリスクが高い場合もあります．そのため，2〜3日間の入院治療を行って麻酔のリスクを判断してから麻酔をかけることが一般的です．

■ 肝臓のFNA

22 Gの針を用いて⑥肝臓の複数の葉で超音波ガイド下FNAを行った．採取したいずれの塗抹においても，⑦ほとんどの肝細胞が重度の泡沫状の空胞変性を呈しており，背景にも多くの脂肪滴が認められた（**図2**）．肝細胞以外の細胞はあまりみられず，明らかな炎症細胞の増加や異常細胞は確認されなかった．

■ 消化管内視鏡検査

本症例は初診時より入院とし，生理食塩液にカリウムを添加した輸液剤で脱水の改善と電解質補正を行ったのち，翌日（第12病日）に⑧全身麻酔下で消化管内視鏡検査を行った．肉眼的には，食道，胃，十二指腸，回腸，結腸に明らかな異常を認めなかったため，胃，十二指腸，回腸，結腸の組織を採材し，病理組織検査に供した．また，内視鏡下で食道瘻チューブを留置した．

細胞診では，回腸においてリンパ球の浸潤が比較的多く認められ，中型のリンパ球も散見されたため，リンパ腫の可能性もあると考えられた．病理組織検査では，胃を主体として線維化を伴うリンパ球および形質細胞の浸潤がみられ，軽〜中等度の⑨慢性胃腸炎と診断された．組織の一部を用

2. 黄疸

表3　栄養療法計画

	1日目	2日目	3日目
経チューブ栄養食	水 → クリニケア	クリニケアとa/d™	クリニケアとa/d™
摂取カロリー	20 mL×2回＝40 kcal	20 kcal×4回＝80 kcal	120 kcal → 160 kcal

安静時エネルギー要求量（RER＝30×体重3.2kg＋70＝160kcal）を目標とした（第1章のp.71のコラム「必要カロリーの計算」を参照）．経チューブ栄養食として，アボットラボラトリーズのクリニケア（CliniCare®，2017年終売）と，ヒルズのプリスクリプション・ダイエットa/d™缶を以上のように与えた．

いてリンパ球クローナリティ検査を行ったが，陰性であった．

診断

肝リピドーシスおよび慢性胃腸炎．

治療方針と経過

　肝リピドーシスの治療としては，⑩食道瘻チューブによる栄養療法を開始し，徐々にカロリーを増加させることにした（内視鏡検査時に留置した食道瘻チューブを使用，**図3**）．また，内視鏡検査で腸炎とリンパ腫の併発も疑診されたため，プレドニゾロン（1 mg/kg，SC，SID）の投与を開始した．治療開始前に，飼い主と今後の治療と経過についてインフォームドコンセントを行った（p.116のコラムを参照）．

　栄養療法の具体的な計画（**表3**）としては，まず安静時エネルギー要求量（RER）である約160 kcalの摂取を目標とし，食道瘻チューブ留置の翌日（第13病日）から流動食を与え，その後徐々に給餌量を増やすことにした．また，⑪嘔吐予防のため，点滴剤にメトクロプラミド（2 mg/kg/day）を加え，

ここがポイント！

⑨猫の肝リピドーシスの背景には三臓器炎が潜んでいることが多い

肝リピドーシスの多くは基礎疾患があるといわれています．猫の三臓器炎，すなわち膵炎，腸炎，胆管炎は，なかでも最も強く疑うべき基礎疾患です．

⑩栄養管理の第一選択肢は経チューブ栄養

肝リピドーシスの栄養管理では，強制給餌はあまり推奨されず，何らかの経チューブ栄養が必要になります．軽症例は経鼻カテーテルで良化することもありますが，一般的には食道瘻チューブか胃瘻チューブが必要です．設置が容易で特殊なチューブがいらないことから，食道瘻チューブが多く用いられています．

⑪嘔吐のコントロールが回復の鍵になる

重度の肝リピドーシスでは嘔吐との戦いになることが多く，できるだけ強い制吐薬が必要になります．マロピタントは強力な制吐薬の一つであり，わが国でも猫への投与が認可されて以降，嘔吐のコントロールはかなり容易になっています．また，経チューブ栄養を早期から行うため，輸液剤にプロキネティクス（消化管運動改善薬）としてメトクロプラミドを添加して持続点滴することも少なくありません．

115

肝リピドーシスのインフォームドコンセント

　肝リピドーシスの症例を診療する際は，インフォームドコンセントがきわめて重要で，十分な説明を怠るとトラブルになることも少なくありません．注意すべきインフォームドコンセントのポイントとしては，右記のことがあげられます．しかし，注意深く治療を行っていても，治療開始初期に死亡する例もあるので，決して飼い主を安心させることはできません．それでも，「治療を継続することで助かる例は多いですから」と，励ましながら治療を行う必要があります．また，必ず治療前に「治療開始後のほうがむしろ吐き気などの症状が悪化する場合がある」ことを話しておくのも重要です．

・猫の肝リピドーシスは，治療を急ぐ必要がある肝疾患であり，治療しない場合にはほとんどが死に至ること
・ただし，治療を開始したのち，初期の合併症を乗り越えれば回復が可能な疾患であること
・特効薬はなく，治療はカテーテルを介した栄養（タンパク質）補給が中心であること（食道瘻チューブや胃瘻チューブの必要性もあること）
・嘔吐や流涎などの症状は，治療開始後のほうがひどくなる場合があるが，投薬を行いながら根気よく治療を継続する必要があること
・治療はときとして数カ月に及ぶため，多くの場合に飼い主による自宅での看護が必須になること

⑫肝リピドーシスの治療の初期は K・P・NH₃のモニタリングを

肝リピドーシスの治療開始後には，低カリウム血症や低リン血症を認めることがあります（リフィーディング現象）．また，肝不全に伴う高アンモニア血症の悪化を呈することもあるため，治療開始初期の血液検査でのモニタリングが重要になります．

ここがポイント！

マロピタント（2 mg/kg，SC，SID）を併用した．輸液には生理食塩液を用い，塩化カリウムとともにコバラミン補給のためビタミンB_{12}（シアノコバラミン），B_1，B_6配合剤を添加したものを用いた．

　栄養療法開始後，嘔吐や流涎は認めず，第16病日にはチューブを介して160 kcalの摂取が可能になった．⑫電解質平衡異常や高アンモニア血症も呈さなかったため，第17病日に退院とし，自宅で栄養療法を継続してもらうことにした．自宅では，経チューブ栄養とともに，プレドニゾロン（1 mg/kg，PO，SID）およびメトクロプラミド（0.4 mg/kg，PO，BID）の投薬を行うことにした．第27病日には全身状態が良好になり，チューブからの流動食以外にも，

2. 黄疸

表4 血液検査の結果（第27病日）

項目（単位）	測定値	項目（単位）	測定値
Ht（%）	40	ALT（U/L）	73
WBC（/μL）	13,900	ALP（U/L）	55
Plt（×10⁴/μL）	25.5	Glu（mg/dL）	114
TP（g/dL）	8.0	T-Bil（mg/dL）	0.2
		P（mg/dL）	2.4

自力で少しずつ採食を始めるまでに回復していた．血液検査（**表4**）では⑬ALPとT-Bilが基準範囲内に戻っていた．栄養療法以外の投薬を中止し，自宅で栄養療法を継続したところ，その後自力で目標カロリーを摂取することが可能になったため，第48病日に食道瘻チューブを抜去して治療終了とした．

ここがポイント！

⑬治療効果判定の指標はT-Bil

肝リピドーシスの治療効果判定では，短期的にはT-Bil値の低下が指標になります．その後，やや遅れてALP値が低下します．T-Bil値が低下しないようであれば，診断と治療の見直しが必要です．

診断と治療のエッセンス

猫の肝リピドーシス

猫の肝リピドーシスは，肝細胞内にトリグリセリドが重度に蓄積して肝内の胆汁うっ滞と肝機能障害を生じる症候群です．発生機序は十分には解明されていませんが，何かしらの基礎疾患（あるいは環境要因の変化など）によって食欲不振に陥り，貯蔵脂肪の異化亢進が起こり，肝臓の代謝能を超えて脂肪酸が蓄積することで肝リピドーシスになると考えられています．肝リピドーシスの原因としては，さまざまなストレスや基礎疾患を考慮しなければなりませんが，不明な点も多くあります．基礎疾患としては，膵炎，腸炎，胆管炎といういわゆる三臓器炎が多いと報告されています．

診断

肝リピドーシスを疑診する状況とは，猫で食欲不振や食欲廃絶の経過（数日〜数週間）と体重減少がみられ，ALPを中心とした肝酵素値の上昇が認められる場合です．ALP値はGGT値と比較して顕著に上昇していることが一般的で，黄疸や肝性脳症（NH₃値の上昇）がみられることも多くあります．確定診断のためには，本来は肝生検で肝細胞内の重度の脂肪蓄積を証明する必要がありますが，肝リピドーシスの猫では急速に肝不全が進行していることも多く，あわてて麻酔をかけて組織生検を行うことは推奨されません．むしろ初期には無麻酔でFNAを複数の部位で行います．FNA

117

でほとんどの肝細胞が空胞変性を呈していることが重要な所見です．経過と前述の所見から肝リピドーシスが仮診断されるのであれば，治療を開始すべきです．

治療

肝リピドーシスの治療の概念は非常に単純で，「十分な栄養(タンパク質)を補給しつづけること」です．タンパク質補給を続けることで，肝臓内に重度に蓄積した脂肪を減少させ，肝機能を回復させていくことが治療の大筋であるといえます．治療開始初期に致死的な合併症を呈することが最も多いため，最初は入院治療を行い，状態が安定して経チューブ栄養が可能になったら，通院しながら自宅看護を行うというのが一般的な流れです．

入院させたら，輸液による脱水および電解質の補正(基本は生理食塩液)と，経鼻カテーテルでの少量の栄養補給を開始します．最初から栄養(流動食)を多く与えたり，あわてて麻酔をかけて食道瘻チューブや胃瘻チューブを留置することは危険です．2～4日間の経鼻カテーテルでの栄養療法の間に，基礎疾患の有無を調べる非侵襲的な検査を行います．脱水や電解質平衡が改善し，状態が安定したら，麻酔下で内視鏡を用いて食道瘻チューブまたは胃瘻チューブを留置します．

チューブ留置後は，十分な量のタンパク質とカロリーを含んだバランスのよい食事を少しずつ与えます．最初は嘔吐や流涎がみられることが多いですが，できるだけ強力な制吐薬を用い，誤嚥と重度の電解質異常(低カリウム血症，低リン血症)に注意しながら，少しずつでも栄養補給を継続することが肝要です．したがって，治療開始初期には電解質異常，血糖値(Glu)，NH_3の評価のため，頻回の血液検査が必要になります．当院では，たいてい長期管理チューブ(食道瘻チューブあるいは胃瘻チューブ)を留置してから約1週間で退院させるケースが多く，その後は飼い主に看護をお願いし，通院してもらっています．

2. 黄疸

ケース6
銅蓄積を伴う慢性肝炎の犬

大野耕一

プロフィール

ラブラドール・レトリーバー，雌，10歳，体重 23.9 kg.

主訴

元気・食欲低下，肝酵素値上昇.

これまでの経緯

約1カ月前から元気がなく食欲が低下し，尿の黄色味が強くなったように感じ，①多飲多尿もみられたため，動物病院を受診した．血液検査で肝酵素値の上昇（ALT 1,246 U/L，ALP 624 U/L），高ビリルビン血症（T-Bil 1.0 mg/dL）を認めたため，静脈内輸液（乳酸リンゲル液），②肝庇護薬（グリチロン®），抗菌薬（アンピシリン）を1週間投与した．

元気と食欲はある程度改善したものの，肝酵素値はあまり改善せず（ALT 971 U/L，ALP 573 U/L），T-Bil値も上昇した（1.4 mg/dL）ため，精査のため当院に紹介された．

当院初診時の検査結果

■ 問診

元気は十分にあるが，食欲は以前の6割程度で，尿はやはり黄色味が強いものの，多飲多尿は少し軽減したように感じるとのことであった．

■ 身体検査

体温38.2 ℃，脈拍数120 /分，呼吸数48 /分で，可視粘膜はわずかに黄疸を呈していた．BCSは約3/5であり，腹部触診では異常は感じられなかった．その他，身体検査で

ここがポイント！

①肝酵素値の上昇と多飲多尿は副腎皮質機能亢進症だけじゃない

一般的にはまず副腎皮質機能亢進症を疑診することになりますが，それ以外に肝臓の疾患，とくに肝不全でも多飲多尿を認めることがあります．肝不全時の多飲多尿のメカニズムはまだはっきりとはわかっていないところもありますが，肝代謝機能の低下による高コルチゾール血症や高アルドステロン血症，門脈の浸透圧受容器の異常，肝臓での尿素の産生低下による腎髄質の濃度勾配の低下に続発する尿濃縮能の低下などが推測されています．

②犬の高ビリルビン血症ではすぐに原因を突き止めるべし

犬で高ビリルビン血症を認めた場合に，肝庇護薬を投与してなんとなく経過観察をすることは，原則として避けるべきです．単なる肝酵素値の上昇とは異なり，犬で高ビリルビン血症になる場合には「無視できない重度の肝疾患があるはず」と考えて，最初から原因究明を徹底すべきです．

表1 血液検査の結果

項目（単位）	測定値
Ht (%)	48
WBC (/μL)	14,600
Plt (×10^4/μL)	38.2
TP (g/dL)	7.9
Alb (g/dL)	2.8
Na (mEq/L)	149
K (mEq/L)	4.5
Cl (mEq/L)	112
CRP (mg/dL)	1.9
ALT (U/L)	971
AST (U/L)	335
ALP (U/L)	573
GGT (U/L)	16
BUN (mg/dL)	13.1
Cre (mg/dL)	0.9
Glu (mg/dL)	114
T-Bil (mg/dL)	1.5
T-Chol (mg/dL)	192
TG (mg/dL)	95
v-LIP (U/L)	19

図1 肝臓の超音波像

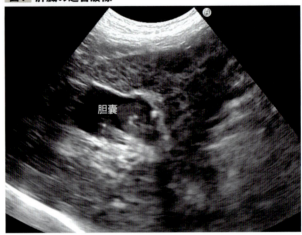

a 胆嚢壁はやや高エコー源性を呈しており，肝実質は斑紋状を呈して粗雑である．

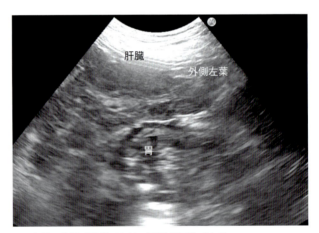

b 左葉．実質が粗雑であり，辺縁が不整である．

ここがポイント！

③ALT優位の肝酵素値上昇では肝実質障害がより疑われる

肝酵素値の上昇パターンをもとに肝疾患を鑑別することはきわめて危険ですが，犬でALPが単独で上昇している場合には，内分泌が関連した疾患や空胞性肝障害の疑いが強まります（p.86ケース2のここがポイント！②も参照）．一方，ALT優位の上昇で黄疸を伴う場合には，重度の肝実質障害がより強く疑診されます．

特記すべき異常は認められなかった．

■ 血液検査

全血球計算では明らかな異常はみられなかったが，血液化学検査で③ALTが著明に上昇し，AST，ALP，T-Bilも軽度に上昇していた（表1）．CRPも軽度に上昇していたが，白血球数は基準範囲内であった．膵炎に伴う肝外胆管閉塞の鑑別のため，富士ドライケムでv-LIPを測定したが，低値であった（基準範囲＜160 U/L）．

2. 黄疸

■ 画像検査

　胸部と腹部のX線検査では，肝臓の腫大や小肝症は認められず，明らかな異常はみられなかった．腹部超音波検査（**図1**）では，総胆管の拡張や腹水貯留は認められず，④肝臓の実質はびまん性に粗雑で斑紋状を呈し，辺縁は不整であった．胆嚢壁はやや高エコー源性を呈していた．そのほかの腹腔内臓器には異常は認められなかった．

問題点と追加検査

　ALTを中心とした肝酵素値の上昇および軽度の黄疸を認めたこと，腹部超音波検査で肝実質がびまん性に不整および粗雑であったこと，さらに高齢で雌の⑤ラブラドール・レトリーバーであることから，慢性肝炎を疑診した．

　FNAを行ったうえで組織生検を行うことが妥当であると考え，飼い主に相談した．飼い主は積極的に組織生検を行うことを希望したため，⑥FNAを行わずに肝組織生検を実施することになった．肝組織生検の方法として，針生検（ツルーカット生検），腹腔鏡下鉗子生検，開腹下生検の⑦3つを飼い主に説明し，1週間後に腹腔鏡下鉗子生検を行うことになった．

ここがポイント！

④慢性肝炎では超音波像に異常がみられないこともある

慢性肝炎の超音波像には，顕著な異常所見がほとんどみられないこともあるため，超音波像だけで慢性肝炎を除外しないように注意すべきです．典型的には，本症例のようにびまん性に内部実質構造が不均一で粗雑になることが多いです．腹水が貯留している場合には辺縁の観察は容易ですが，そうでない場合は，外側左葉の尾側辺縁を丁寧に観察すれば不整かどうかおおむね判断できます．

⑤好発犬種はとくにラブとコッカー

慢性肝炎はすべての犬種で起こりえますが，ラブラドール・レトリーバーは慢性肝炎の代表的な好発犬種です．高齢の雌でとくに発生が多いとされています．このほか，アメリカン・コッカー・スパニエル，ドーベルマンなども好発犬種です．

⑥FNAで診断できる疾患はかぎられる

原則として慢性肝炎はFNAでは診断できません．しかし，黄疸を呈するびまん性肝疾患としてはリンパ腫の可能性もあるので，本来はFNAを行ったほうがよいと考えられます．仮にリンパ腫であり，FNAで診断がついてしまえば，わざわざ組織生検を行う必要がなくなります．

⑦3種の組織生検の利点・欠点を理解する

飼い主への組織生検の説明のため，それぞれの方法の利点と欠点を理解しておくべきです．ツルーカット生検は最も安価ですが，採取組織が小さいため判断が困難な場合があること，小肝症では実施困難なこと，出血が持続した場合にすぐに対処できないことが欠点です．腹腔鏡下鉗子生検は，特殊な設備が必要で高価なことが欠点ですが，画像で確認しながら大きな組織を採取できるのが利点です．開腹下生検は，最も侵襲性が高いことが欠点ですが，止血処置が最もやりやすく，腹水が多く貯留している場合やほかの腹腔内疾患にもアプローチする必要がある場合などには唯一の選択肢になります．
（第1章 4. 細胞診・生検 を参照）

図2　肝臓の腹腔鏡像

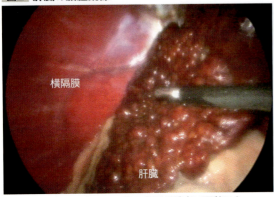
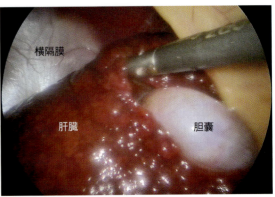

a　肝臓の表面はすべての葉の表面が重度に不整になっており，多数の小結節が形成されている．

b　胆嚢は肉眼的には異常を認めなかった．

ここがポイント！

⑧とくにツルーカット生検では事前に止血・凝固系検査を

FNAを行う前に止血・凝固系検査にこだわる必要はそれほどありませんが，肝組織生検，とくにツルーカット生検を行う前は止血異常についてきちんと評価しておくことが推奨されます．最低でもPltと採血部位における止血異常の有無を確認するべきであり，可能であれば出血時間を測定します．PTおよびAPTTも測定することが望ましいと考えられますが，PT・APTTと出血のリスクは必ずしも相関しないともいわれています．一方でフィブリノーゲンが基準値の50％以下に重度に低下している場合には，出血のリスクが高いとされています．

⑨肝疾患疑いの肝生検ではビタミンKを補充

肝疾患時に肝生検を行う場合には，可能であれば前日からビタミンK製剤を複数回注射しておくことが推奨されます．このほかに，デスモプレシンは注射後1～2時間は血中の第Ⅷ因子（von Willebrand因子）を増加させると報告されているので，われわれはこの事前投与も多くの症例で行っています．

■ 肝臓の腹腔鏡検査

　腹腔鏡検査前日の血液検査では，Pltは45.7×10^4 /μLであり，採血部位での⑧止血の様子にとくに異常は認めなかった．腹腔鏡検査の前日および当日に⑨ビタミンK_2（2 mg/kg）を，検査の1時間前にデスモプレシン（1 μg/kg）を皮下投与した．肝臓の表面は，ほぼすべての葉が重度に不整で（**図2a**），色調も一部は斑紋状を呈していた．鉗子による触診では肝臓はやや硬くなっていた．胆嚢は肉眼的には明らかな異常を認めなかった（**図2b**）．複数の肝葉から

銅関連性肝炎と腹腔鏡下鉗子生検

肝組織生検の方法は，p.121のここがポイント！⑦にも記したように，針生検，腹腔鏡下鉗子生検，開腹下生検の3つがあげられます．慢性肝炎のように，比較的大きな組織で複数の肝葉を検査すべき疾患では，腹腔鏡下や開腹下で生検を行うことが推奨されます．腹腔鏡検査は特別な機器が必要になるため，どの病院でも行われているわけではありません．しかし，腹壁の直径約5 mmの穴2つで肝臓の観察と生検が可能であるため，検査のためだけに開腹することに抵抗がある飼い主でも同意を得やすいというのが利点です．腹腔鏡下鉗子生検では比較的大きな組織が採取できるので，一部を銅染色に供し，銅沈着についてある程度評価してもらうことができます．

図3 肝臓の病理組織像

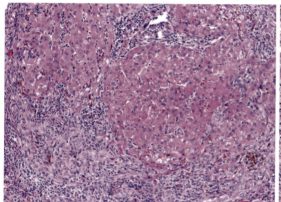
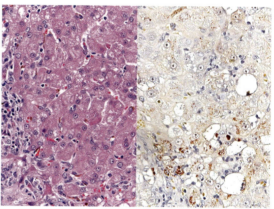

a 弱拡大（HE染色）．グリソン鞘と実質は線維化を伴う重度の炎症を呈しており，リンパ球，形質細胞，好中球，マクロファージなど多様な炎症細胞が重度に浸潤している．正常な肝組織構造はほとんど失われている．

b 肝細胞残存部（左はHE染色，右はロダニン染色）．肝細胞は軽度に腫大し，細胞質内は粗造でわずかに顆粒状を示している．ロダニン法による銅染色標本では，びまん性に肝細胞内の中等度の銅沈着が認められる．

鉗子を用いて組織を採取し，病理組織検査に供するとともに，一部は⑩乾燥銅重量測定の外注検査に供した．

■ 肝臓の病理組織検査

好中球とマクロファージの重度浸潤，間質線維の重度増生を認め，正常な肝臓の構造が失われていた（図3a）．また，銅染色では肝細胞内において中等度の銅沈着が認められた（図3b）．病理組織学的診断は，重度の線維化を伴う慢性肝炎であった．

> **ここがポイント！**
>
> ⑩肝臓組織の乾燥銅重量の測定
>
> 現在，組織の銅含有量（乾燥銅重量）の測定を依頼できる検査施設はわが国では限られている（一般には受け付けていない）ようです（2017年1月現在）．ただ，銅重量の正確さは劣りますが，病理組織検査の際に銅染色を実施して，銅沈着についてある程度評価してもらうことも可能です．ぜひ病理医と相談してください．

ここがポイント！

⑪銅関連性肝炎症例の食事は肝疾患用療法食を

銅関連性肝炎が疑われる場合には，肝臓病用の療法食（ヒルズのプリスクリプション・ダイエットl/d™，ロイヤルカナンの肝臓サポート）が推奨されます．通常のフードはもちろん，肝臓病用以外の療法食は銅の含有量が比較的多いため，注意が必要です．ラブラドール・レトリーバーの慢性肝炎では，約7割の症例で肝臓内の銅蓄積量が増加しており，これは過去1年間に与えていたフードの銅含有量と相関していると報告されています．

⑫治療薬はウルソとプレドとペニシラミン

銅関連性肝炎の薬物治療では，ウルソデオキシコール酸やプレドニゾロンのほか，銅キレート薬としてD-ペニシラミンが用いられるのが一般的です．プレドニゾロンは，慢性肝炎の犬に関する古い論文では併用したほうが生存期間が延長するとされていますが，その後の報告がなく，免疫抑制薬の効果についても不明です．銅キレート薬は，ドーベルマンやラブラドール・レトリーバーの銅関連性肝炎において，肝臓内の銅含有量の減少や組織改善効果が報告されているため，これが使用の根拠になります．

⑬体重減少・黄疸・腹水・メレナは予後不良を示唆

慢性肝炎の予後については，まとめられた報告があまりありませんが，元気と食欲の低下，体重減少，黄疸，腹水貯留などの症状を呈している場合には予後が悪いことが報告されています．個人的には，消化管出血（メレナ）が始まったらかなり予後が悪いようにも感じます．多くの慢性肝炎症例は無症状の期間が長く，症状を示しはじめたころには肝硬変に近い状態になっていることが多いため，診断後の生存期間が短い例が多いと思われます．ただし，アメリカン・コッカー・スパニエルの慢性肝炎では，生存期間がかなり長い場合もあります．

■ **肝組織の乾燥銅重量**

2,530 μg/乾燥g（犬での基準値は＜400 μg/乾燥g）．

診断

ラブラドール・レトリーバーの**銅関連性の慢性肝炎**と診断した．

治療・経過

食事を銅含有量が少ない⑪肝疾患用療法食（プリスクリプション・ダイエットl/d™）とし，⑫ウルソデオキシコール酸（100 mg/head，PO，BID），プレドニゾロン（20 mg/head，PO，SID），D-ペニシラミン（200 mg/head，PO，BID）の投与を開始した．しかし，治療開始から2週間後に自宅で突然虚脱し，紹介元の動物病院で⑬死亡が確認された．死因は特定できなかった．

2. 黄疸

診断と治療のエッセンス

銅関連性の慢性肝炎

原因　本症例のようなラブラドール・レトリーバーの慢性肝炎は，わが国では比較的診る機会が多い慢性肝疾患です．ラブラドール・レトリーバーの慢性肝炎については，近年の研究により，多くの症例（すべてではない）で銅蓄積が関連していることが報告されています．銅蓄積性の慢性肝炎としてはベドリントン・テリアが有名で，遺伝子異常や遺伝形式について詳細に研究されていますが，症例として診る機会はきわめて少なくなっています．一方，ドーベルマンやラブラドール・レトリーバーなどの慢性肝炎では，ベドリントン・テリアに比較して肝臓内の銅蓄積量が少なく，遺伝的素因も明確になっていないため，現状では「銅関連性」の慢性肝炎という言葉が妥当であるように思います．おそらく，特定の犬種では銅の排泄機能がやや低いこと，犬用フード中の銅含有量がやや多めの場合が多いこと（最低量の基準はあるが，上限が設定されていない）などが要因として考えられ，これらの条件が重なった場合に，肝臓内の銅含有量が増加して慢性肝炎につながると推測されます．

治療　銅蓄積のリスクがある犬種では，症状や検査上の異常を呈する前から肝疾患用療法食を与えるべきかもしれません．少なくともドーベルマンやラブラドール・レトリーバーでは，血液検査で肝酵素値の上昇がみられなくても，若齢時から定期的にTBAを測定して肝機能を評価し，少しでも異常値がみられるようであれば，療法食を開始したり，積極的に肝生検などを行うべきだと考えられます．

薬物治療については前ページのここがポイント！⑫にある程度記載しましたが，近年の研究結果からも，銅キレート薬は積極的に使用すべきであると考えられます．このほかに抗線維化薬であるコルヒチンを投与する場合がありますが，これまでのところ症例報告しかなく，その効果については明らかではありません．肝不全が進行している場合には，それぞれの肝不全徴候（肝性脳症，腹水，出血傾向）への対症療法（ラクツロース，利尿薬，ビタミンK製剤などの投与）を併用します．サプリメントについては，さまざまな製剤が出回っており，効果についてもいろいろといわれていますが，現時点でエビデンスとよべるものがほとんどないので，なんともいえないのが現状です．

ケース7
胆管炎の猫

金本英之

①黄疸の鑑別

黄疸の場合のアプローチの基本ですが，肝前性（溶血性），肝性，肝後性（閉塞性）の鑑別を進めます．再生性貧血の有無などをもとに溶血性黄疸を，腹部超音波検査で肝外胆道系を評価することで閉塞性黄疸を除外します．

ここがポイント！

プロフィール

雑種の猫，去勢雄，11歳3カ月齢，体重6.1 kg．米国生まれで，若齢時に日本にきた．3種混合ワクチンを1年以内に接種済み．既往歴はなし．

主訴

黄疸．

これまでの経緯

2カ月前に，血尿の疑いで開業動物病院を受診した．全身状態は良好であったが，身体検査で①黄疸，尿検査でビリルビン尿が認められ，血液検査では高ビリルビン血症，ALT値およびALP値の上昇が認められた．胆管炎と仮診断され，メトロニダゾール，フロプロピオン，ウルソデオキシコール酸による治療が行われた．全身状態は悪化しないものの，黄疸や検査値に関しては治療に対する反応が乏しいため，プレドニゾロン(1〜2.5 mg/kg)を追加した．しかし，引き続き検査値の改善は認められず，全身状態の軽度の悪化も認められたため，精査を目的として当院を受診した．

当院初診時の検査結果

■ 問診

食欲は軽度に低下しており，健常時の8割程度であるが，活動性は問題なく，飲水量と尿量も変化なし．3日に1エピソード程度で胃液を嘔吐するとのことであった．

2. 黄疸

表1 血液検査の結果

項目（単位）	測定値
Ht（%）	38
WBC（/μL）	8,070
Seg（/μL）	4,040
Lym（/μL）	2,660
Mon（/μL）	810
Eos（/μL）	570
Plt（×10^4/μL）	303
TP（g/dL）	8.0
Alb（g/dL）	3.1
ALT（U/L）	343
ALP（U/L）	453
GGT（U/L）	15
BUN（mg/dL）	26.7
Cre（mg/dL）	1.3
Glu（mg/dL）	170
Na（mEq/L）	153
K（mEq/L）	3.8
Cl（mEq/L）	111
T-Bil（mg/dL）	1.8
NH$_3$（μg/dL）	42
v-LIP（U/L）	10

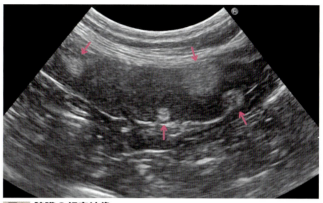

図1　脾臓の超音波像
高エコー源性の結節性病変を多数認める（→）．肝臓および肝外胆道系には著変は認められなかった．

■ 身体検査

体重6.1 kg（1年前は7 kg），BCSは4/5．体温39.0℃，脈拍数180 /分，呼吸数36 /分．意識レベルは問題ない．① 可視粘膜が軽度に黄染していた．

■ 血液検査

ALT，AST，GGTの上昇および高ビリルビン血症が認められた（**表1**）．②リンパ球数およびグロブリン値（＝TP−Alb＝8.0−3.1＝4.9 g/dL）はやや高値であったが，基準範囲内であった．

■ 腹部超音波検査

肝臓は軽度に高エコー源性であったが，内部構造には問題はなく，大きさにも著変はみられなかった．③胆嚢および総胆管にも顕著な異常はみられなかった．脾臓には，びまん性に高エコー源性の結節性病変を多数認めた（**図1**）．

ここがポイント！

②リンパ球性胆管炎ではグロブリン値が上昇することがある

本症例では顕著ではありませんが，リンパ球性胆管炎では高ガンマグロブリン血症や末梢血中のリンパ球数の増加が認められることがあります．

③肝外胆道系の評価

肝外胆道系，とくに総胆管の評価は苦手としている先生も多いかもしれませんが，閉塞性黄疸を呈している症例では10 mmを超えるような重度の総胆管拡張が認められることもあり，発見は容易な場合が多いです．カラーフローマッピングで右側前腹部にカラーがのらない管状の構造物があれば，それは総胆管である可能性が高いといえます．重要なのは，鑑別を進める際には，そのような症例の経験がなくても超音波検査を実施し，解剖学的な知識をもとに所見を忠実にとることだと思います．注意すべきこととして，胆管炎の症例では肝外胆管にも炎症がみられる可能性があるため，軽度の胆管拡張所見がみられることがあります．このような場合は，CT検査や試験開腹なども視野に入れ，より総合的に判断することが必要です．

図2 肝臓のFNB像

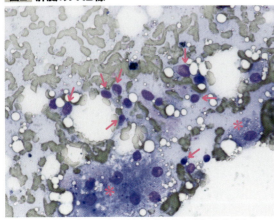 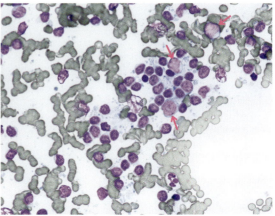

a 空胞変性・ビリルビン顆粒沈着を伴う肝細胞(＊)と，小〜中型のリンパ球(→)を認める．(ギムザ染色)

b aとは別の部位．多数のリンパ球が塗抹されている．血液成分も同時に確認できるが，末梢血中のリンパ球数を考えると，肝臓へのリンパ球浸潤が示唆される．リンパ球は中型でやや分化したものが主体で，一部でクロマチン構造が微細な大型の未熟なリンパ球(→)を認めた．(ギムザ染色)

④肝臓の細胞診の目的

本書でも繰り返し記述していますが，肝臓の細胞診で確定的な所見が得られることはそれほど多くありません．とくに胆管炎の場合には，診断を示唆する所見にとどまります(ただし本症例ではリンパ球性胆管炎に特徴的な所見が比較的よく確認できました)．一方，高悪性度のリンパ腫や顆粒をもつタイプのリンパ腫，肥満細胞腫，肝リピドーシスなど，細胞診の結果が診断に大きく貢献する疾患もあります．肝臓の細胞診は，これらの除外を主な目的として実施すべきであると考えられます．リンパ球性胆管炎では，標本に成熟リンパ球が多数認められることもあり，これはリンパ球性胆管炎の診断を支持する所見になります．しかし，低悪性度のリンパ腫との鑑別は困難であったり，検査そのものの感度がそれほど高くないことも考慮すべきです．

ここがポイント！

問題点と追加検査

主訴は黄疸であり，貧血や溶血の所見が認められないこと，肝外胆道系に異常が認められないことから，肝性黄疸であると考えられた．また，脾臓には結節性病変が認められたが，画像検査では骨髄脂肪腫などの良性病変が疑われた．

肝臓のびまん性疾患を疑い，まずは肝臓実質および脾臓の結節性病変の④細胞診を実施することにした．

■ 肝臓のFNB

肝細胞は軽〜中等度の空胞変性を示し，背景に小〜中型の成熟リンパ球が認められた(**図2**)．

■ 脾臓のFNB

脂肪とともに髄外造血所見を認めた．

さらなる追加検査

これまでの経過，臨床症状，血液検査結果，肝臓のFNB像から，リンパ球性胆管炎をはじめとする肝実質性疾患が

2. 黄疸

図3　肝臓の病理組織像

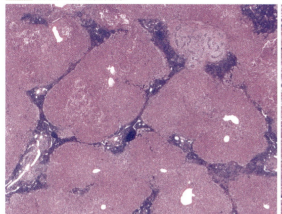

a　弱拡大．グリソン鞘を中心に重度の細胞浸潤を認め，胆管増生も認められる．（HE染色）

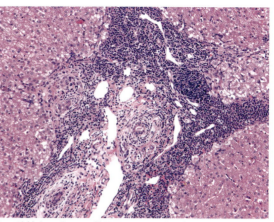

b　強拡大．グリソン鞘周囲にリンパ球を主体とする細胞浸潤が認められる．形質細胞やマクロファージの浸潤，線維化，胆管増生も確認される．（HE染色）

強く疑われ，⑤肝生検の適応であると考えられた．また，脾臓の超音波検査における結節性病変については，FNBでは悪性所見は認められず，肝疾患との関連性は低いと考えられた．

　肝生検の方法はいくつかあるが，脾臓の肉眼所見によっては脾臓摘出を同時に行うことも想定し，開腹下生検を行うことにした．

■ 開腹下生検

　開腹時の肉眼所見としては，肝臓は軽度に黄染し，表面の色調はやや不整であった．また，肝門部のリンパ節は軽度に腫大していた．脾臓には著変が認められなかったため，脾臓摘出は行わなかった．

■ 肝臓の病理組織検査

　グリソン鞘を中心とした成熟リンパ球および形質細胞の重度浸潤，マクロファージの軽度浸潤を認め，同部位では間質の線維増生も認められた（**図3**）．グリソン鞘では胆管増生が認められ，また，リンパ球の集簇巣には濾胞構造が認められる部分もあった．

> **ここがポイント！**
>
> **⑤猫における肝生検の方法**
>
> 猫の肝生検の方法も，犬と同様に大きく分けて開腹下生検，腹腔鏡下生検，ツルーカット生検などの針生検の3つがあります．選択の基準も犬とほぼ同様です．猫は体格が小さいことから，腹腔鏡下生検はやや高い技術を要する場合があります．また，ツルーカット生検は猫ではやや深めの鎮静もしくは全身麻酔を施すことがほとんどです．

PARR検査

　肝臓組織を用いたリンパ球クローナリティ検出のための抗原受容体遺伝子再構成PCR検査（PARR検査）は，猫の肝臓リンパ腫の約60％でT細胞受容体（TCR）発現陽性，リンパ球性胆管炎では17％で発現陽性になることから，鑑別診断の一助になるという報告があります．本症例でも行うべきであったと考えられますが，感度，特異度ともにそれほど高くないことに注意すべきでしょう．

診断

　リンパ球性胆管炎（炎症は重度，線維化は軽度）と診断した．

治療・経過

　紹介元の動物病院ではプレドニゾロンによる治療に反応していないため，プレドニゾロンを漸減し，クロラムブシル（Leukeran®, 2 mg/head, 3日に1回）の処方を追加することにした．

　治療開始後，2週間でT-Bil値の低下（0.8 mg/dL）は認められたものの，肝酵素値は依然として高値であった（ALT 626 U/L，ALP 527 U/L）．黄疸の改善がみられたため，治療が奏効していると判断し，肝機能をモニタリングしながら同様の治療を継続することにした．

2. 黄疸

診断と治療のエッセンス

リンパ球性胆管炎

診断　猫の胆管炎，とくにリンパ球性胆管炎は，肝性黄疸を呈する猫において診断されることが比較的多いため，重要な疾患です．基本に則って黄疸の鑑別を進めていき，肝生検で確定診断をするという点では，診断の流れは比較的わかりやすいものですが，それだけに注意すべき点もいくつかあると思います．末梢血中のリンパ球数が増加している場合があること，肝外胆管にも炎症が起こり，肝後性黄疸を併発する場合があること，肝リピドーシスを併発する場合があることなどがピットフォールになります．

猫の胆管炎は，現在はWSAVA（世界小動物獣医師会）の分類に従って，リンパ球性胆管炎，好中球性胆管炎，吸虫感染に伴う胆管炎の3つに分類されます．日本では吸虫感染に伴う胆管炎は報告がなく，筆者も診療した経験がありません．好中球性胆管炎は，文献によってはさらに急性好中球性胆管炎と慢性好中球性胆管炎に分類されますが，慢性好中球性胆管炎とリンパ球性胆管炎の区別は組織学的にも困難であることが多いです．

さらに，リンパ球性胆管炎と低悪性度リンパ腫の区別も同様に困難なことがあります．

治療　一般的には，好中球性胆管炎の病態には細菌が関与することが示唆されており，細菌培養検査による細菌の同定と薬剤感受性試験による適切な抗菌薬の投与が推奨されています．リンパ球性胆管炎では，後ろ向き研究により副腎皮質ステロイド薬の投与が奏効することが多いとされています．しかし，本症例のように反応が悪かったり不十分であったりする症例も一定数存在し，そのような症例では免疫抑制薬の投与を検討します．クロラムブシルは抗癌剤ですが，猫では免疫抑制薬として使われることもあり，また使用経験も豊富であるため，選択することが多いです．その他の免疫抑制薬についても，検討の余地があると思います．以上の薬物に対する反応があまりみられない場合には，低悪性度リンパ腫の可能性を考え，より積極的な抗癌剤の投与を検討することがあります．

ケース8
肝外胆管閉塞の猫

大野耕一

①黄疸の猫の鑑別ポイントは食欲

黄疸を呈している猫では，肝リピドーシスを鑑別しなければなりませんが，本症例のように食欲不振が軽度の場合には可能性は低くなります．また，問診では食欲の聴取だけでなく，体重減少の有無を確認することも重要です．

②胆管炎の治療は　　できるかぎり除外診断をしたあとで

肝酵素値上昇と黄疸がみられる猫で，肝リピドーシスの可能性が低い場合には，胆管炎を考えることは妥当です．ただし，最低でも肝臓の超音波検査などで精査をしてから試験的治療を行うことが推奨されます．好中球性胆管炎の治療としては，本症例でも用いているように，ウルソデオキシコール酸と抗菌薬を一般的に用います．この2剤で反応がみられる場合に好中球性胆管炎と判断することが当院では多いです．ちなみに，メトロニダゾールは猫のリンパ球に対してDNA傷害性を現す場合があることが近年報告されており，猫ではできるだけ長期間使用しないように推奨する研究者もいます．個人的には，これまで多くの猫の症例にメトロニダゾールを使用してきて，リンパ系腫瘍発生への関与などをほとんど感じていないため，現在も使用頻度は低くありません．

③嘔吐ののち黄疸ならば　　胆管閉塞を鑑別する

肝外胆管閉塞では，嘔吐がよく認められます．とくに，急に閉塞したときに突然の嘔吐を数回認めることが多いようです．そのため，嘔吐が急に認められ，その後黄疸を呈するようになった動物では，必ず胆管閉塞を鑑別する必要があります．

ここがポイント！

プロフィール

トンキニーズ，去勢雄，2歳，体重4.5 kg.

主訴

黄疸.

これまでの経緯

　約2カ月前から尿の色が濃くにおいがきついとの主訴で動物病院を受診した．当時は，元気と①食欲は軽度に低下（通常の約70%）している程度であり，ときおり嘔吐がみられる状態だったという．血液検査でALP 166 U/L，ALT＞1,000 U/L，T-Bil 2.1 mg/dLと高値を示したため，②肝庇護薬（ウルソデオキシコール酸），抗菌薬（メトロニダゾール）を投与したが，第3病日にはT-Bilが5.5 mg/dLに上昇した．試験的にプレドニゾロンの投与を1 mg/kg/dayで開始したところ，第6病日にはT-Bilが低下したため，プレドニゾロンを中止した．第13病日に再びT-Bilが4.0 mg/dLに上昇し，食欲減退と③嘔吐が認められるようになった．プレドニゾロンを再開したところ，T-Bilは再度低下した．しかしその後再び上昇傾向を示したため，プレドニゾロンを増量したが（2 mg/kg/day），反応性が乏しく，④第30病日にT-Bilが2.1 mg/dLになった（**表1**）．第50病日に精査を目的に当院に紹介された．

2. 黄疸

表1 紹介元の動物病院におけるALTとT-Bilの推移

項目（単位）	第1病日	第3病日	第6病日	第13病日	第20病日	第30病日
ALT（U/L）	＞1,000	＞1,000	674	＞1,000	724	＞1,000
T-Bil（mg/dL）	2.1	5.5	0.9	4.0	1.0	2.1

表2 血液検査の結果

項目（単位）	測定値	項目（単位）	測定値
Ht（%）	41	ALT（U/L）	5,107
WBC（/μL）	11,000	ALP（U/L）	999
Band（/μL）	0	GGT（U/L）	25
Seg（/μL）	9,240	BUN（mg/dL）	22
Lym（/μL）	880	Cre（mg/dL）	0.6
Mon（/μL）	550	Glu（mg/dL）	121
Eos（/μL）	330	T-Bil（mg/dL）	2.3
Plt（×10^4/μL）	23.4	Na（mEq/L）	155
TP（g/dL）	8.8	K（mEq/L）	4.4
Alb（g/dL）	2.9	Cl（mEq/L）	117

当院初診時の検査結果（第50病日）

■ 身体検査

体温38.6℃，脈拍数168/分，呼吸数108/分で，意識清明であった．毛細血管再充填時間（CRT）は正常で，可視粘膜に軽度の黄疸が認められた．体重は4.5 kg（健常時の体重は4.7 kg），BCSは約3/5であった．

■ 血液検査

全血球計算では明らかな異常はみられなかったが，血液化学検査でALT，ALP，T-Bilの上昇および低カリウム血症を認めた（**表2**）．末梢血の血液塗抹検査でも，明らかな異常を認めず，白血球百分比にも異常はなかった．

■ 糞便検査

⑤肉眼的には異常の認められない固形便であり，鏡検で寄生虫卵なども認められなかった．

ここがポイント！

④T-Bilの推移から完全閉塞ではないことがわかる

本症例のT-Bil値の推移をみてみると（**表1**），必ずしも持続的な右肩上がりにはなっていません．T-Bilのこのような挙動から，少なくとも完全な胆管の閉塞はないであろうことが推察されます．たとえば完全閉塞を起こしている場合には，毎日右肩上がりに上昇するのが一般的です．たとえば胆囊内固形物が栓子になって総胆管内が閉塞した猫では，T-Bilが0.7→3.0→7.3→12.0（mg/dL）などのように上昇します．

⑤便の色で胆管閉塞を除外するのはNG

肝外胆管閉塞で，胆汁排泄の減少によって白色便になることはきわめてまれです．したがって，便の色だけで胆管閉塞を除外してはなりません．

133

図1　腹部超音波像

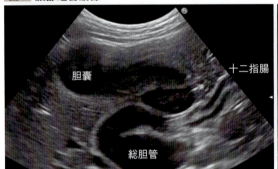
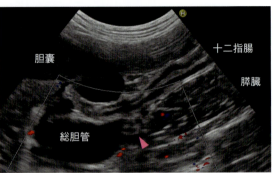

a　肝臓．胆嚢管および総胆管が重度に拡張し蛇行しており，総胆管は最大約13 mmであった．胆嚢は明らかな拡張は認められない．

b　総胆管-十二指腸接合部．十二指腸起始部には腸壁の肥厚や腫瘤状病変などは認められない．拡張した総胆管と十二指腸の接合部において，塞栓子のようなもの（▶）が認められるが明瞭ではなく，ほかの断面では確認できなかった．また，膵臓は明瞭には描出されなかった．

ここがポイント！

⑥胆管閉塞はT-Bilと胆管拡張をもとに臨床的に判断する

T-Bil値の上昇と，超音波検査による総胆管および肝内胆管の拡張がみられたら，臨床的に胆管閉塞と判断します（次ページのコラムを参照）．

⑦胆管閉塞で胆嚢は拡張しない？

胆管が閉塞すると胆嚢が拡張すると思っている方も多いのですが，実際は胆嚢の拡張は多くの胆管閉塞症例で認められません．胆管開口部付近の閉塞であれば，まず総胆管拡張がみられ，しばらく経つと肝内胆管拡張が起こります．その後，胆嚢が拡張することがありますが，胆嚢拡張の判断もかなり主観的であるため，一般的には診断には寄与しません．

⑧肝外胆管閉塞がみられたら近隣の臓器も必ずチェック

肝外胆管閉塞は，多くの場合に総胆管-十二指腸接合部の閉塞であることが多いため，膵臓や十二指腸を含む胆管周囲臓器のチェックが必須です．また，膵炎による肝外胆管閉塞かどうかを鑑別するため，膵特異的リパーゼなどの膵炎の血液検査を行う必要もあります（**表3**）．犬では，膵炎は肝外胆管閉塞の原因として最も多いとされています．

表3　犬と猫の肝外胆管閉塞の病因

多く認められる病因	まれに認められる病因
・膵炎の増悪期（犬で最も多い） ・胆管炎（主に猫） 　猫では胆管開口部の炎症性硬化を認めることが多い ・十二指腸炎 ・胆嚢内貯留物 　胆嚢粘液嚢腫や胆石症に伴うことが多い	・膵臓，胆管，十二指腸などの周囲の腫瘍 ・外科手術あるいは外傷後 ・横隔膜ヘルニア ・肝嚢胞（主に猫） ・消化管内異物

■ 腹部超音波検査

⑥胆管が重度に拡張し蛇行しており，総胆管は最大約13 mmに拡張していた（**図1**）．肝実質には結節性病変は確認されず，⑦胆嚢も重度の拡大は認められなかった．⑧膵臓は明瞭には観察されなかった．十二指腸起始部には明らかな腸壁の肥厚や層構造の異常は認められず，近位にも腫瘤状病変は確認できなかった．その他の腹腔内臓器には異常は確認されなかった．

問題点と追加検査・治療方針

イニシャルプロブレムは黄疸である．画像検査において，

肝外胆管閉塞の超音波像

　肝外胆管閉塞の鑑別には，超音波検査が非常に有用です．右側前腹部の胆嚢〜十二指腸起始部を丁寧に観察することが重要であるため，多くの犬や猫で右側肋間からアプローチする必要があります．とくに胆管開口部，十二指腸，膵臓を描出することは必須の技術なので，まずは胆嚢と十二指腸をきれいに描出できるように練習しておくことが重要です．健常な犬や猫では，総胆管の幅はおおむね2〜3 mmですが，明瞭に描出できないことも多くあります．総胆管の幅が約5 mmを超えて拡張している場合には，肝外胆管閉塞による総胆管拡張と臨床的に判断します．猫では拡張した胆管がかなり蛇行していることが多く，超音波像では複数のシスト（嚢胞）のようにみえることがあります（図2a）．肝内胆管の拡張を伴うこともあります．この場合には，カラーフローマッピングを用いて肝実質内の血管と区別することができます（図2b）．まれに，拡張した総胆管内に塞栓子が認められることがあります．猫ではリンパ球性胆管炎の際に，閉塞していなくても肝内肝外の胆管が拡張することがあるといわれていますので，明らかな胆管拡張が認められるのに黄疸がみられない場合には，リンパ球性胆管炎を考える必要があります．

図2　肝外胆管閉塞症例の超音波像

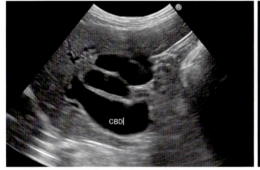 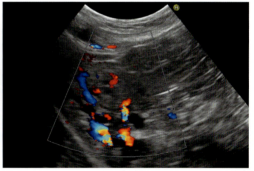

a 拡張した総胆管（CBD）がかなり蛇行し，一見すると肝内のシスト状にみえることがある．

b カラーフローマッピングを用いることによって，肝内の拡張した胆管と血管系をある程度鑑別することが可能である．流れが速くカラーが乗るところは，血管である．

　黄疸の原因として肝外胆管閉塞が最も可能性が高いと考えられた．超音波検査では閉塞の明らかな原因は特定されなかったこと，またこれまでのT-Bil値の推移から不完全閉塞であると考えられたこと，一度はプレドニゾロンに反応していることなどから，総胆管開口部付近の炎症性変化が不完全閉塞を引き起こしていると疑診された．総胆管拡張は，超音波検査上では顕著であったが，T-Bil値の上昇が

⑨猫のPLIは
膵炎を検出できないことも多い

猫の膵特異的リパーゼは，感度・特異度ともに犬に比較して低く，とくに軽度の膵炎の検出率は決して高くないことを知っておくべきです．ちなみに，犬で近年用いられている新しいリパーゼ活性測定法 v-LIP については，猫での報告が乏しいですが，現在われわれが集めているデータをもとに考えると，やはり感度には問題がありそうです．

ここがポイント！

比較的軽度であったため，1週間は内科的治療を行い，並行して膵炎の検査のため⑨膵特異的リパーゼ(PLI)測定を外注検査に依頼した．内科的治療としては，プレドニゾロン(5 mg/head，PO，BID)，エンロフロキサシン(25 mg/head，PO，SID)，フロプロピオン(コスパノン®，10 mg/head，PO，BID)を処方した．

■ 膵特異的リパーゼ測定

Spec fPL™ 1.1 μg/L（アイデックス ラボラトリーズ，基準値<0.36 μg/L）．

経過と治療方針

飼い主より，症例の状態は徐々に悪化し，第55病日には食欲がほとんどなくなり，肉眼的に黄疸も悪化してきているとの報告を受けた．紹介元の動物病院での血液検査では，T-Bil値が14.4 mg/dLまで上昇していた．内科的治療は無効と判断し，飼い主に開腹下での胆汁排泄路のバイパス術の必要性があることを伝えたところ，第60病日に当院外科で手術を行うこととなった．

外科手術・経過

開腹下でも，総胆管は重度に拡張していた（**図3**）．総胆管開口部から十二指腸にかけて腫瘤状病変は見当たらず，触診でも硬結や塞栓子などは触知できなかった．膵臓にも肉眼的には異常を認めなかった．胆嚢切開を行い，粘稠度が高い胆汁を吸引したのちに，チューブで胆嚢側から総胆管開口部の疎通を試みたが，十二指腸内にチューブは挿入できなかった．

総胆管を切開し，内部に貯留していた濃縮胆汁を吸引したのち，十二指腸切開部との吻合術(総胆管−十二指腸吻合術)を行った．最後に肝生検のための採材を行い，ドレーン挿入後に閉腹した．

術後3日間はエンロフロキサシン(5 mg/kg，SC，SID)を投与した．T-Bil値は14.4（術前）→3.1（術後2日）→1.5（術

2. 黄疸

肝外胆管閉塞の内科的治療

　肝外胆管閉塞の内科的治療には，まだ教科書的なガイドラインはありません．p.134の**表3**に示したように，犬では膵炎，猫では三臓器炎（膵炎，腸炎，胆管炎）がその原因として最も多いため，当院の消化器内科では，手術を適用する前に一度は**副腎皮質ステロイド薬**を試すようにしています．とくに，犬の膵炎に起因する肝外胆管閉塞は一時的であることも多く，また膵炎併発時は手術の合併症発生率が高いことなどから，可能であれば内科的治療を数日間試すことが多くあります．

　ウルソデオキシコール酸は，ご存じのように胆汁流量を増加させるため，胆管閉塞が疑診された場合には使用を中止すべきと考えられます．**トレピブトン**（スパカール®）も胆汁流量をある程度増加させますが，胆管開口部のオッジ括約筋を弛緩させることが知られており，不完全閉塞と考えられる症例には用いることが多くあります．ただし，犬や猫では効果に関するエビデンスはありません．**フロプロピオン**（コスパノン®）も平滑筋およびオッジ括約筋弛緩作用があり，胆汁流量には影響しないため，完全閉塞でも使用可能と考えていますが，こちらもエビデンスはありません．上記の3剤はいずれも経口薬のみなので，状況によっては投薬が困難なことがあります．そのような場合には，平滑筋弛緩作用がある**ブチルスコポラミン**（ブスコパン®）の使用も考えます．

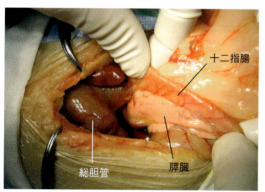

図3 開腹時の肉眼所見
総胆管は重度に拡張していたが，十二指腸接合部付近には腫瘤状病変はなく，膵臓も肉眼的には正常であった．

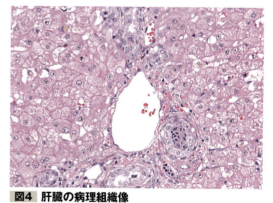

図4 肝臓の病理組織像
グリソン鞘における胆管増生と軽度のリンパ球浸潤および肝細胞の腫大がみられた．病理組織検査では軽度の慢性胆管炎と診断された．（HE染色）

後4日）→0.6（術後14日）（mg/dL）と順調に低下した．術後翌日からは食欲も回復し，術後7日目に退院となった．

　肝臓の病理組織検査では，軽度の慢性胆管炎と診断された（**図4**）．しかし，術後14日目の抜糸時には，肝酵素値はALTは89 U/L，ALPは72 U/Lに低下しており，全身状態も回復していた．そのため，投薬は行わず経過観察とした．

肝外胆管閉塞

診断

黄疸がみられる犬や猫では，肝外胆管閉塞が鑑別診断リストにあがることには多くの先生が異論はないはずですが，意外に診断に苦慮することもあるようです．ほとんどの場合，臨床的な診断は経過と超音波検査所見によってなされます．経過は多くの場合，急性であり，急な嘔吐や食欲不振を呈し，黄疸が数日で悪化します．超音波検査では，胆嚢から十二指腸にかけて拡張した胆管が描出されますが，胆管拡張をみつけて臨床的に診断できるかどうかにかかっています．この描出は右側前腹部での肋間走査を必要とし，十二指腸，膵臓とともに観察を行います．右側前腹部の超音波検査は，嘔吐を呈する動物では必須の検査手技になるので，日々描出する練習をしておくことをお勧めします．

治療

肝外胆管閉塞の治療は，根本的には外科手術ですが，必ずしもすべての症例で外科手術が必要ではないことも覚えておいてください．術式に関しては，本症例で行った総胆管−十二指腸吻合術以外に，胆嚢−十二指腸吻合術もあります．当院外科では，総胆管拡張が認められる場合には総胆管−十二指腸吻合を行うことが多く，とくに猫では胆嚢−十二指腸吻合よりも術後合併症が少ないようです．手技の詳細は本書には記載しないので成書を参照してください．

前述しましたが，内科的治療は十分に確立されていません．しかし，p.134の**表3**にまとめたように，犬も猫も胆道系や膵臓，およびその周囲の炎症が原因になっている例が多いことがわかります．そのため，副腎皮質ステロイド薬を用いた抗炎症治療には意味があると考えられます．膵炎の診断方法については，p.200の**ケース18**で紹介しています．ウルソデオキシコール酸については，完全閉塞の場合には避けたほうが無難と考えていますが，犬や猫の胆管閉塞の多くは不完全閉塞(部分閉塞)であることが多く，ウルソデオキシコール酸を用いた症例でも実際にはトラブルを起こすことはほとんどありません．ただし，わが国ではオッジ括約筋を弛緩させる薬物(トレピブトン，フロプロピオン)が利用可能であるため，エビデンスは乏しいですがウルソデオキシコール酸よりも安全に使用できると思います．治療を開始したら，内科的治療に反応した場合でも再発する可能性があることに注意しながら経過観察を行います．腫瘍性疾患以外では，内科的あるいは外科的に解除された肝外胆管閉塞の予後は比較的良好です．

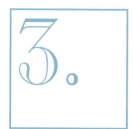

腹腔内貯留液

ケース9
門脈圧亢進症を呈した慢性肝炎の犬

金本英之

プロフィール

アメリカン・コッカー・スパニエル，7歳5カ月齢，避妊雌，体重7.4 kg，屋内飼育．犬フィラリア症予防，狂犬病ワクチン接種，混合ワクチン接種は推奨されるとおりに行っており，既往歴はなし．

主訴

腹部膨満．

これまでの経緯

紹介の10日前より腹部膨満を主訴に動物病院を受診．身体検査で腹部膨満を，血液検査で低アルブミン血症(2.0 mg/dL)，肝酵素値の上昇(ALT 231 U/L)を認めたため，精査を目的に当院に紹介された．

当院初診時の検査結果

■ 問診・身体検査

体重7.4 kg，BCS 3/5，体温38.8 ℃，脈拍数120 /分，呼吸数36 /分，意識清明，可視粘膜は問題なし，腹部膨満あり．食欲は問題ないが，活動性はやや低下して普段の8割程度．飲水量，尿量は変化なし．腹部膨満の症状が現れた10日ほど前からやや軟便で，排便回数の増加(1日4回，普段は1日2回)

表1 血液検査の結果

項目（単位）	測定値
Ht (%)	41
WBC (/μL)	9,160
Plt (×10^4/μL)	148
TP (g/dL)	5.0
Alb (g/dL)	2.0
ALT (U/L)	258
ALP (U/L)	440
CRP (mg/dL)	0.5
BUN (mg/dL)	4.6
Cre (mg/dL)	0.5
Glu (mg/dL)	94
T-Bil (mg/dL)	0.6
NH$_3$ (μg/dL)	39
v-LIP (U/L)	221
T-Chol (mg/dL)	58
Na (mEq/L)	150
K (mEq/L)	4.3
Cl (mEq/L)	117
PT (秒)	8.5
APTT (秒)	20.6
フィブリノーゲン (mg/dL)	156

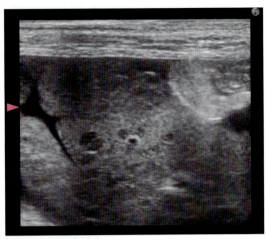

図1 腹部超音波像
肝臓の辺縁は鈍であり，葉間に腹水が認められた（▶）．肝実質のエコー源性は不均一で，内部には低エコー源性の結節性病変を多数認めた．

ここがポイント！

①肝不全の思い込みは避けて慎重に

低アルブミン血症，低コレステロール血症，BUNの低値が認められ，後述のとおり腹水があり，なおかつ犬種を考えてもこの時点で肝不全を疑える状況ですが，目につく所見にとらわれずに慎重に鑑別を進めていきます．

②腹水を引き起こすような低アルブミン血症は重度のはず

低アルブミン血症と腹水が認められますが，このレベルの低アルブミン血症（本症例のAlbは2.0 g/dL，**表1**）だけでは一般的に腹水は貯留しません．ほかに腹水の原因があると考えるべきです．

がみられた．

■ 血液検査

①低アルブミン血症，低コレステロール血症，BUNの低値が認められた（**表1**）．

■ 腹部超音波検査

②腹水が重度に貯留していた（**図1**）．肝臓は小さく，びまん性に低エコー源性の結節性病変が多数認められ，辺縁は不整であった．腹腔内の門脈血流は停滞．消化管をはじめ，その他の臓器には明らかな所見はなかった．

■ 腹水検査

比重1.003，TP 0.3 g/dL．沈渣には好中球，マクロファージ，中皮細胞が少数認められた．

3. 腹腔内貯留液

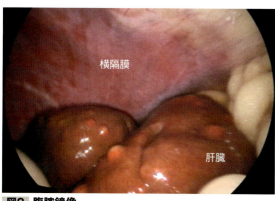

図2 腹腔鏡像
肝臓は小さく，表面には多数の小結節が認められる．

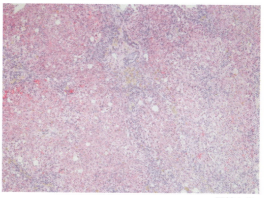

図3 肝臓の病理組織像
びまん性の肝細胞の空胞変性，膠原線維および胆管上皮細胞の増生を認める．リンパ球と好中球がグリソン鞘を中心に浸潤しており，また褐色色素を貪食したマクロファージを多数認める．（HE染色）

a 弱拡大像．

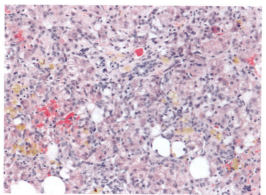

b 細胞浸潤部の拡大像．

■ 尿検査

比重 1.010，pH 8.0，ビリルビン（++），沈渣なし，その他異常なし．

問題点と追加検査

主要な問題点は，びまん性の肝臓病変と肝機能不全，さらにこれに伴う腹水の貯留であった．慢性肝炎の好発犬種であることも考え，慢性肝炎を強く疑い，肝生検を飼い主に提案し実施することとした．

■ 腹腔鏡検査

肝臓は小さく，表面には多数の小結節が認められた（**図2**）．門脈系の血管は怒張し，一部で蛇行していたが，その他の臓器には著変は認められなかった．腹腔鏡下肝生検を実施した．

141

門脈圧亢進症のエコー描出のコツ

肝疾患に関連する門脈圧亢進症は，本来であれば門脈自体の圧をカテーテル検査で確認することで確定診断されますが，臨床的にはこのような検査は実用的ではありません．実際には，門脈圧亢進によって起こるさまざまな変化を臨床所見，とくに超音波検査を中心として検出することで診断します．同時に，門脈圧亢進を引き起こす病態を検出することも重要といえます．

探るべき異常

肝性あるいは肝前性の門脈圧亢進，たとえば慢性肝炎や門脈血栓症によるものでは，一般的に腹水が認められます．腹水を確認することが，門脈圧亢進を疑う入り口になることが多いです．そのほかにBモードで認められる所見として脾腫がありますが，こちらはあまり顕著ではないことも多いです．さらに，門脈圧亢進症の症例では，門脈系血管の拡張および蛇行，門脈血流の停滞や遠肝性の門脈血流（肝臓から遠ざかる方向に流れる門脈血流），網状あるいは長いシャント血管からなる後天性門脈体循環シャント（aPSS）などの所見が認められます．これらを確認するためには，腹腔内の門脈系の正常および病的な状態を解剖学的に理解しておくことと，カラーフローマッピングで

検索することが重要になってきます．

門脈・シャント血管の描出方法

肝臓へ流入する門脈の描出方法としては，右側肋間アプローチにより肝門部を描出し，そこからプローブを矢状断面にして尾側に追っていく方法と，正中アプローチで描出する方法があります．門脈圧亢進症の症例では，このような断面で門脈の拡張を確認できることがあります（図4）．さらに，この断面では門脈血流の向きおよび速度を評価します．もともと門脈は静脈系であるため血流は遅く，さらに門脈の血流と超音波ビームの向きが平行になるように描出するのは難しいため，血流速度の評価が行えないことも多いのですが，門脈高血圧ではさらに血流が遅くなり，血流が確認できないこともあります．また門脈血栓症は門脈圧亢進症の主な原因の一つですが，血栓自体をこの断面で確認できることがあります（図5）．

次に，左側臥位で脾臓を描出し，脾静脈の走行，血流の方向，速度を確認します．門脈高血圧では，脾腫，脾静脈血流の停滞あるいは逆行が認められることがあります．さらに，超音波検査で最も確認しやすいaPSSである脾静脈-左性腺静脈シャントの有無を確認します．静脈性の（拍動を伴わない）

---

③銅含有量が1,500 μg/乾燥g以下ならば銅関連性肝炎の可能性は低い

本症例の銅含有量は比較的高値ですが，銅関連性肝炎であれば1,500 μg/乾燥gを超えるような高値になる場合が多いです．なお，一般的に健常な犬の肝臓の銅含有量は400 μg/乾燥g以下とされています．

ここがポイント！

■ 肝臓の病理組織検査

びまん性の肝細胞の空胞変性，膠原線維および胆管上皮細胞の増生を認めた．リンパ球と好中球がグリソン鞘を中心に浸潤しており，また褐色色素を貪食したマクロファージを多数認めた（図3）．肝臓の銅含有量は840 μg/乾燥gと③高値ではあるものの銅関連性肝炎を疑うほどの高値ではなく，細菌培養検査は陰性であった．

3. 腹腔内貯留液

血流をもち，脾静脈から肝臓から遠ざかる方向に向かう蛇行した血管が確認できる場合があります．また，網状の血管が左腎周囲に認められる場合もあります（**図6**）．この場合は，必ずしもシャント血管の起始部と流入部を描出することはできませんが，蛇行した血管の多数の断面を探すことが重要です．正常ではこのような血管は認められないため，後天性のシャント血管であると考えることができます．

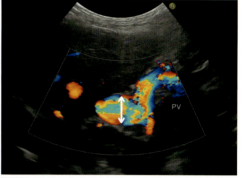

図4 門脈圧亢進症が疑われた犬の腹部超音波像
肝臓に流入する門脈の拡張（⟷）および蛇行を認める．

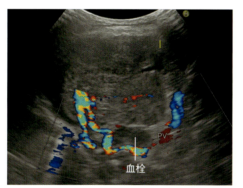

図5 門脈血栓症による門脈圧亢進症の犬の腹部超音波像
タンパク喪失性腸症の犬の肝門部．カラーフローマッピングでは，門脈に血流を確認できず，これを迂回する細く蛇行した血流が認められる．造影CT検査によって，この部分に門脈血栓および側副路があることが確認された．

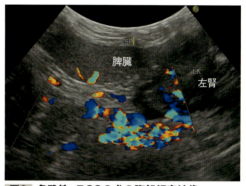

図6 多発性aPSSの犬の腹部超音波像
原発性門脈低形成による門脈圧亢進症が疑われたヨークシャー・テリアの左中腹部．矢状断面．脾臓と左腎の間に，細く蛇行した網状の血管を認める．

診断と治療方針

病理組織検査の結果から，**門脈圧亢進症を伴うアメリカン・コッカー・スパニエルの慢性肝炎**と診断した．慢性肝炎の治療薬としてプレドニゾロン（0.8 mg/kg, SID），ウルソデオキシコール酸（15 mg/kg, BID），門脈圧亢進症と腹水の治療薬としてトラセミド（0.15〜0.3 mg/kg, SID），胃粘膜保護薬としてランソプラゾール（1 mg/kg, SID）の投与

肝疾患でみられる尿の異常

　肝疾患では，尿にさまざまな異常が認められることがあります．尿の異常がきっかけになって肝疾患が発見されたり，肝疾患の合併症が明らかになる場合もあります．尿検査の結果が肝疾患の診断に直接結びつくことは少ないのですが，尿検査は重要な診断ステップの一つです．

　進行した肝疾患や胆道系疾患では**ビリルビン尿**が認められることがあり，尿の色が濃くなったという主訴で動物病院に来院する場合があります．肉眼的な黄疸を呈する前にビリルビン尿が認められることがありますが，このような場合には肝胆道系疾患を念頭に検査を進めていくべきです．ビリルビン尿は，猫では常に異常所見であるとされており，肉眼的に明らかでなくても尿試験紙でビリルビンが検出された場合には肝胆道系疾患を疑えます．犬では，尿細管での再吸収の閾値の関係から一定以上の濃縮尿ではビリルビンが検出されるとされています．また，まれに尿比重が高くないにもかかわらずビリルビン尿が検出される症例もあるため，注意が必要です．

　高アンモニア血症に伴う**尿酸アンモニウム結石**が膀胱内や腎臓内に形成されることがあり，これは猫よりも犬で頻度が高いようです．尿酸アンモニウム結石が形成されるためには，血中NH_3濃度

の持続的な上昇が必要であると考えられ，慢性肝疾患や先天性門脈体循環シャント（cPSS）などが基礎疾患として考えられます．結石を背景とした膀胱炎の症状をきっかけに，これらの疾患が発見されたり，慢性肝疾患の経過中に結石が問題になることもしばしば経験します．

　多飲多尿は，肝機能不全に伴って認められることがあり，犬のcPSS，慢性肝炎，肝臓腫瘍などで認められます．また，副腎皮質機能亢進症は顕著な多飲多尿が認められる疾患ですが，飼い主，場合によっては獣医師が多飲多尿に気づかずに，健康診断などの血液検査で肝酵素値の上昇を発見してはじめて紹介を受けるようなケースもまれにあります．肝疾患で多飲多尿症状が現れる詳しい機序は不明な点も多いですが，肝臓における尿素（BUN）の合成低下により腎髄質での濃度勾配形成が不十分になること，コルチゾールなどの利尿作用をもつホルモンの肝臓での代謝が低下し，結果として利尿の方向に傾くことなどが原因として考えられています．

　動物は言葉を発することができないため，動物や飼い主にあまり負担をかけずに得られる尿からの情報は貴重です．問診の際には，聞き漏らさないように注意すべきです．

---

④門脈圧亢進症に伴う急性出血に注意

門脈圧亢進症では，急性の消化管出血を起こし，出血の程度によってはショックに陥り危機的な状況になる場合があります．状態が安定していても，便の状態をよくみることと，活動性や食欲の急激な低下が認められた場合は早期に受診することを，飼い主によく説明する必要があります．

ここがポイント！

を開始した．経過中に軽度の高アンモニア血症が認められたため，ラクツロース（シロップ3 mL/head，BID）を追加し，紹介元の動物病院で治療を継続した．

経過

　第54病日より④泥状の血便が認められ，紹介元の動物病院に入院した．再生性貧血（Ht 28%）を認め，輸血を実施した．その後，貧血は改善され，同じ治療を継続している．

3. 腹腔内貯留液

診断と治療のエッセンス

アメリカン・コッカー・スパニエルの慢性肝炎と門脈圧亢進症

アメリカン・コッカー・スパニエルの慢性肝炎は，特徴的な臨床所見および病理組織学的所見を呈する疾患です．ほかの犬種の肝炎と異なる点として，①肝酵素値の上昇が顕著ではないこと，②早期に低アルブミン血症や門脈圧亢進症を呈すること，③またこれらの所見は一般的には肝炎の末期に認められる所見ですが，この犬種の場合には加療により長期維持が可能な症例が多いことなどがあげられます．また，病理組織学的にみると，肝臓の線維化および胆管増生が顕著であり，炎症細胞の浸潤自体はそれほど重度ではないことが多く，このことが上記の臨床所見と関連している可能性があります．

診断 診断は，早期の肝生検が重要になります．そのためには，血液検査および腹部超音波検査で肝炎を疑うような所見を集めていくことが重要になります．具体的には，本症例で認められたような肝不全の所見（低アルブミン血症，BUNの低値，低コレステロール血症，高アンモニア血症）や，肝臓の形態的な変化（小肝症，多発性結節性病変），門脈高血圧の所見（aPSSなどの門脈血流異常）を確認し，ほかの疾患を除外することになります．

治療 治療は低用量の副腎皮質ステロイド薬が奏効することが多いようです．このほかに，門脈高血圧や高アンモニア血症などの合併症の治療が重要になります．治療がうまくいき，肝機能の改善が認めら

れたり，投薬量を減らすことができれば長期維持を期待することができるようです．ただし，本症例でもみられたような消化管出血はしばしば致死的な合併症になります．

◎門脈圧亢進症の診断と治療

門脈圧亢進症は，慢性肝炎や原発性門脈低形成（微小血管異形成）など肝実質に問題があって起こる肝性のものと，門脈血栓症や腫瘍による門脈の閉塞などによる肝前性のものがあります．診断の方法は，p.142のコラム「門脈圧亢進症のエコー描出のコツ」にも記載のとおり，超音波検査を中心としたものになりますが，正確な診断のためには造影CT検査が最も有用です．

治療方法は確立されておらず，多くの場合は基礎疾患の治療および腹水の緩和が中心になります．レニン・アンジオテンシン・アルドステロン系（RAA系）の活性化が門脈圧亢進症に重要な役割を果たしていると考えられ，アンジオテンシン変換酵素阻害薬（ACEI）やアンジオテンシンⅡ受容体拮抗薬（ARB）などの薬物が有用である可能性があります．また，β遮断薬が有用である可能性もありますが，臨床的な使用には情報が不足しているのが現状です．腹水軽減のための利尿薬としては，RAA系の活性化が背景にあること，長期的な使用が必要であることなどからスピロノラクトンが最も有用であると考えられていますが，早期の利尿効果を期待したい場合などには，トラセミドもよく使います．

ケース10
肝臓破裂の犬

福島建次郎

ここがポイント！

①血腹の犬の臨床症状は急性の虚脱や活動性低下

血腹の犬39頭に関する後ろ向き研究によると，臨床症状として最も多かったのは急性の虚脱（54%）であり，さらに活動性の低下（46%），食欲低下（31%），腹部膨満（28%），虚弱（23%），腹部痛（16%），嘔吐（13%），呼吸困難（8%）と続きます。また，身体検査所見としては可視粘膜の蒼白と腹部膨満がそれぞれ77%の症例で認められており，そのほかに不整脈や脈拍微弱，心雑音が認められることもあります。本症例は，以前より肝臓の腫瘤の存在が指摘されており，急性の臨床症状（嘔吐や虚脱）を呈したことから，腫瘤の破裂による血腹およびショック状態を想定しなければなりません。身体検査で腹部膨満とCRTの延長が確認されたため，すみやかに腹部超音波検査へと進みました。

プロフィール

ケアーン・テリア，雄，8歳，体重10.3 kg.

主訴

肝臓腫瘤の精査.

これまでの経緯

10カ月前に血液検査で肝酵素値の上昇（ALT 186 U/L，ALP 730 U/L）が認められ，腹部超音波検査で胆嚢の背側に低エコー源性の腫瘤が認められた。ウルソデオキシコール酸と肝疾患用サプリメントで経過を観察していた。臨床症状はとくに認められなかったが，病変部が徐々に拡大してきたため，精査を目的に当院に紹介された。

当院初診時の検査結果

■ 問診

①前日の夜に2回の嘔吐を認め，食欲も低下した。また，来院日の朝から活動性が著しく低下してきたとのことであった。

■ 身体検査

体温38.7 ℃，脈拍数137 /分，呼吸数60 /分。腹部膨満がみられ，毛細血管再充満時間（CRT）は約2秒と軽度の延長を認めた。

■ 腹部超音波検査

肝臓の内側右葉に直径4.8 cmの腫瘤状病変を認めた（**図**

3. 腹腔内貯留液

図1 腹部超音波像

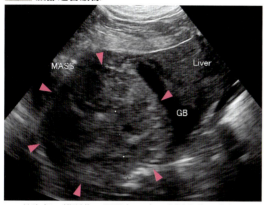
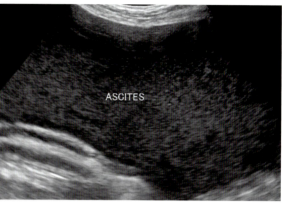

a 前腹部の横断像．肝臓(Liver)の内側右葉に直径4.8 cm大の腫瘤(MASS)が認められた(▶)．胆嚢(GB)にも接触しているように思われた．

b 重度の腹水貯留(ASCITES)が認められた．腹水はエコー源性を伴っており，抜去すると血様であった．腫瘤の破裂による血腹が疑われた．

1a)．また，エコー源性を伴う**大量の腹水貯留**が認められたため，超音波ガイド下で腹腔穿刺を行い，腹水を採取した(**図1b**)．

■ 腹水検査

採取された腹水は②血様であり，比重は1.036，TP 4.8 g/dL，Ht値39%であった．

■ 血液検査

③Ht値は36%と正常範囲内であったが，3週間前の開業動物病院での測定値(52%)よりも著しく低下していた．白血球増多も認められた(**表1**)．血液化学検査ではBUN，ALT，ALP，CRPの高値を認めた．また，凝固系検査ではAPTTの軽度延長を認めた．

> **ここがポイント!**
>
> **②血腹の判定は腹腔内貯留液のHtで**
>
> 急性腹症に伴い腹水の貯留が認められた場合には，可能なかぎり穿刺してこれを採取します．本症例では腹水のHt値が39%であり，血腹は明らかでした．腹水検査に関するレビュー論文によると，腹水のHt値が5%を超えている場合には，有意な出血と判断することとされています．
>
> **③血腹の犬の臨床病理学的所見**
>
> 血腹の犬における臨床病理学的な所見としては，貧血が97%の症例で認められ，末梢血のHt値の中央値は20.2%(3.6～45.0%)であったと報告されています．また，白血球増多が76%の症例で，血小板減少は97%の症例で認められています(中央値4×10^4/μL(0.4～54×10^4/μL))．そのほかには，低アルブミン血症(46.7%)，低グロブリン血症(18%)，PTの延長(58%)，APTTの延長(84%)，FDP値の上昇(68%)などが認められることがあります．

表1 血液検査の結果

項目（単位）	測定値
Ht （%）	36
WBC （/μL）	21,900
RBC （×10⁴/μL）	492
Plt （×10⁴/μL）	25.1
CRP （mg/dL）	>20
PT （秒）	8.5
APTT （秒）	22.1
ALT （U/L）	4,723
ALP （U/L）	1,488
BUN （mg/dL）	55.8
Cre （mg/dL）	0.8
Glu （mg/dL）	105
Alb （g/dL）	3.3
Na （mEq/L）	139
K （mEq/L）	4.1
Cl （mEq/L）	96

（基準値 PT 6～9秒，APTT 11～18秒）

診断と治療方針

　以上の検査結果より，本症例の症状は**肝臓腫瘤の破裂**に伴う腹腔内出血によるものと考えた．手術が必要な状態であるため，輸血後に当院外科で手術を行うことにした．

外科手術・経過

　輸血を実施し，翌日に外科手術を行った．肝臓の内側右葉に腫瘤が認められ，方形葉および胆嚢と癒着していた．病変部を摘出し，ドレーンを設置したのち，常法どおりに閉腹した．術後の経過はきわめて良好であり，第5病日には退院となった．摘出された腫瘤の病理組織学的診断は**肝細胞腺腫**であった．

肝臓腫瘤の術前のCT検査

　本症例では諸事情により術前のCT検査を実施しませんでしたが，肝臓腫瘤の手術前には当院では可能なかぎりCT検査を行うことにしています．CT検査により得られる情報としては，次のようなことがあげられます．

　①腫瘤の局在
　②腫瘤の数
　③腹部大血管との位置関係
　④転移の有無

　腫瘤の局在を把握することは重要です．犬の肝細胞癌の手術に関する論文によると，右側に認められた肝細胞癌は，左側に認められたものと比べて有意に生存期間が短いとされています（生存期間の中央値365日 vs ＞1,460日）．その理由として右側の肝細胞癌は周術期死亡例が存在すること，また死因として術中の後大静脈の損傷があげられています（**図2**）．そのため，筆者はCT画像を評価するにあたり，腫瘤の局在とともに後大静脈の位置関係に留意して読影することにしています．また，血管造影CT検査では腫瘤にどのような血管がどのように進入しているかが把握でき，手術時の血管処理のための有用な情報が得られます（**図3**）．また，CT検査によって出血部位が推定できることもあり，もし部位が特定できれば手術時間を短縮することができます（**図4**）．

3. 腹腔内貯留液

図2 肝臓腫瘍のCT像（別の症例から）
局在と腹部の大血管の位置関係を評価する．
R：右側，L：左側，V：腹側，D：背側

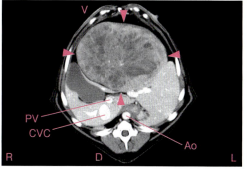 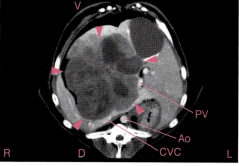

a 内側左葉に発生した肝細胞癌（▶）のCT像．大型の腫瘤であるが，大動脈（Ao），後大静脈（CVC），門脈（PV）とは離れている．このような位置関係であれば，外科手術は比較的実施しやすい．

b 内側右葉に発生した肝細胞癌（▶）のCT像．大動脈（Ao）とは離れているが，後大静脈（CVC）は腫瘤によって圧迫されている．癒着が重度であれば，剥離の段階で後大静脈を損傷するリスクがあり，手術は相応の危険を伴うものと予測される．門脈（PV）は左側に変位している．

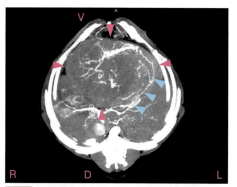 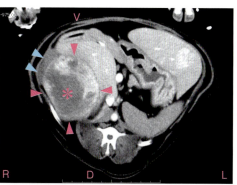

図3 肝臓腫瘍の血管造影CT像（別の症例から）
肝細胞癌の症例の動脈相のMIP（maximum intensity projection）画像．MIPでは，複数の断層画像を重ね合わせてCT値が最も高いボクセルを画面上に表示することができる．すなわち，造影を行った血管の走行を，画像にある程度の厚みをもたせて表示することができる．本画像ではスライス厚3 mmの画像を15枚重ね合わせており，腫瘤（▶）への動脈血管の流入（▶）を評価することができる．
R：右側，L：左側，V：腹側，D：背側

図4 肝臓腫瘍が破裂した症例のCT像（別の症例から）
肝臓腫瘍が破裂した症例のCT像．外側右葉に腫瘤（▶）が認められる．中心部が低吸収（＊）になっているため，中心部の壊死あるいは腫瘤内出血が疑われる．腫瘤の近傍に液体貯留（▶）が認められ，腫瘤からの出血が疑われた．直後の手術時にこの部位が出血部位と特定され，腫瘤切除術を実施した．
R：右側，L：左側，V：腹側，D：背側

149

診断と治療のエッセンス

犬と猫の血腹

　犬と猫の血腹は外傷性と非外傷性に分けられ，外傷性の多くは自動車事故による肝臓や脾臓の破裂に伴うものです．非外傷性の血腹は，良性あるいは悪性の腹腔内腫瘍，血液凝固障害，胃拡張捻転，肝葉捻転，脾捻転などに関連して認められます．犬でも猫でも，非外傷性の血腹は腫瘍に関連したものが最も多くなっています．

◎犬の血腹

　血腹が認められた60症例の犬に関する後ろ向き研究によると，原因疾患としては脾臓の血管肉腫が63.3％と最も多く，脾臓の血腫(26.6％)，脾捻転(5.0％)，肝細胞癌(3.3％)が続いています．そのため，非外傷性の血腹の症例が来院した場合には，腹腔内腫瘍の可能性を考え，超音波検査で脾臓や肝臓を注意深く観察する必要があります．ほかの疾患と比較して，血管肉腫の症例は短期予後が不良である傾向にあり(術中安楽死と術中死をあわせての周術期死亡率36.8％)，飼い主への術前の説明に際してはより注意を払うべきだと思われます．また，血腹で外科手術を受けた症例は心室不整脈が多く認められることも報告されており，術後しばらくの間は心電図をモニタリングすることが推奨されています．

◎猫の血腹

　猫の血腹の原因も，最も多いものは腫瘍と報告されています．具体的には，血管肉腫や肝細胞癌などがあげられます．

　猫の血腹の原因として頻度が高いわけではないものの(非外傷性血腹の猫の6.2％)，知っておいたほうがよい特有の疾患として，全身性アミロイドーシスによる肝臓破裂があげられます．全身性アミロイドーシスは，種々の臓器の細胞外にアミロイドが沈着することにより，さまざまな症状を引き起こす疾患です．アミロイドが沈着した肝臓は非常に脆弱であり，破裂すれば血腹が引き起こされます．全身性アミロイドーシスの主な臨床徴候は，突然死，反復性の血腹，慢性腎臓病に伴う症状です．診断は，病理組織検査によって多臓器へのアミロイドの沈着を証明するしかありませんが，生前診断は困難です．基本的に予後不良の疾患であり，有効な治療方法はないものの，血液凝固系の異常が認められた症例にはビタミンKの投与が推奨されています．重要なことは，猫においては全身性アミロイドーシスという疾患が存在するということを認識し，血腹の猫の鑑別診断リストに本疾患を加えておくことでしょう．

　血腹は生命を脅かす緊急性の高い疾患であり，迅速な判断と処置が必要とされます．出血が持続している場合には，外科的な介入を選択せざるをえないと考えられますが，基礎疾患や手術自体のリスク，予後，治療費などを飼い主に伝えたうえで治療を進めるべきでしょう．

3. 腹腔内貯留液

ケース11
胆汁漏出性腹膜炎の犬

福島建次郎

プロフィール

ポメラニアン，雄，10歳，体重1.75 kg.

主訴

急性の嘔吐，下痢，食欲廃絶.

これまでの経緯

3日前から急性の嘔吐，下痢，食欲廃絶を認め，動物病院を受診した. 血液検査では，WBC 29,500/μL，ALT 345 U/L，ALP 3,092 U/L，T-Bil 2.6 mg/dL，CRP 11 mg/dLと，肝酵素値の上昇に加えて黄疸および炎症を示唆する所見が認められた. 腹部超音波検査では，胆嚢壁の肥厚，胆嚢内貯留物，膵臓の軽度腫大，①小腸のコルゲートサインが認められた. また，胆嚢周囲，②両側腎臓周囲，膀胱頭側に微量の液体貯留が認められた（図1）. 対症療法を行ったが，反応が乏しいため，原因の精査と治療を目的に当院に紹介された.

当院初診時の検査結果

■ 問診・身体検査

体温38.7 ℃，脈拍数168 /分，パンティング呼吸. 活動性は著しく低下しており，食欲は廃絶，飲水量および尿量も減少していた. 嘔吐は発症日に3エピソード認められ，その後も強制給餌後には必ず嘔吐するとのことであった. 排便は，1日数回の泥状便が続いていた.

ここがポイント！

①小腸のコルゲートサインとは？

小腸のコルゲートサインとは，消化管の超音波検査において認められる異常所見の一つであり，消化管が層構造を保ったまま波打っている特徴的な所見を指します. 小腸のコルゲートサインを伴う犬・猫24例についての報告によると，基礎疾患の50％は膵炎であり，そのほかに腹膜炎，腸炎，腹腔内腫瘍や血栓があげられています. 疾患特異性が高い所見ではありませんが，異常所見として検出すべきものの一つです.

②エコーで検出する微量腹水 3つの走査ポイント

X線検査での腹水の検出は，貯留量が微量である場合にはきわめて困難です. その一方，超音波検査では容易に腹水を検出することができます. 微量の腹水を検出するには，肝葉の間隙，左右の腎臓周囲，膀胱周囲を注意深く走査します（図1）.

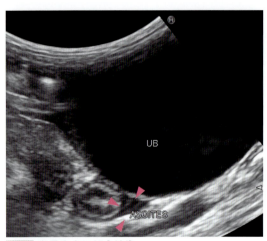

図1 微量腹水の超音波像
本症例の腹部超音波像．膀胱(UB)の頭側に微量の腹水（ASCITES ▶）が認められる．

表1 血液検査の結果

項目（単位）	測定値
Ht (%)	45
WBC (/μL)	25,500
RBC (×10⁴/μL)	680
Plt (×10⁴/μL)	85.7
PT (秒)	8.4
APTT (秒)	18.9
ALT (U/L)	264
ALP (U/L)	4,083
BUN (mg/dL)	23.4
Cre (mg/dL)	1.1
T-Bil (mg/dL)	1.2
Alb (g/dL)	3.1
CRP (mg/dL)	11
Spec cPL™ (μg/L)	224

■ 血液検査

全血球計算ではWBCが増加していた（**表1**）．血液化学検査では，肝酵素値とCRPの上昇を認めた．T-Bilは高値ではあるが，3日前の値よりも低下していた．また，③急性膵炎を除外するため，追加検査として犬膵特異的リパーゼ測定（Spec cPL™）の外注検査を行ったところ，224 μg/Lと軽度の高値を示した．

■ 画像検査

胸部X線検査では，後大静脈がやや細く，循環血液量の減少が疑われた（**図2**）．また，腹部X線検査では前腹部のコントラストの低下および消化管内のガス貯留像が認められた（**図3**）．

腹部超音波検査では，胆嚢壁が不明瞭であり，中心部に胆嚢内容物とみられる構造物が認められた（**図4**）．また，胆嚢周囲に無エコー源性の液体貯留が認められた．以上の所見より④胆嚢破裂が疑われたため，腹腔穿刺により腹水を採取し，性状検査を行うことにした．

> **ここがポイント！**
>
> **③このような症例では必ず膵炎を鑑別**
>
> 膵臓と肝胆道系は，膵管や総胆管が近接していることから密接に関係しています．肝酵素値の上昇，肝外胆管閉塞による黄疸，腹水の貯留などは，急性膵炎に起因している可能性があるため，本症例では急性膵炎は鑑別すべき重要な疾患の一つです．また，肝外胆管閉塞の犬において，膵炎を併発している症例の周術期死亡率は約50%であると報告されています．このことからも，膵炎の鑑別はその後の治療方針の決定や，飼い主とのインフォームドコンセントにおいて非常に重要です．本症例のSpec cPL™は224 μg/Lと微妙な数値であり，のちに胆汁漏出性腹膜炎というより重篤な疾患が診断されたため，Spec cPL™の軽度の高値は二次的な変化であると判断しました．

3. 腹腔内貯留液

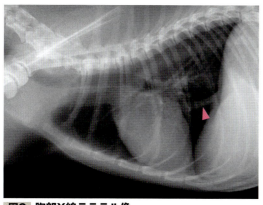

図2 胸部X線ラテラル像
後大静脈がやや細く認められる(▶).

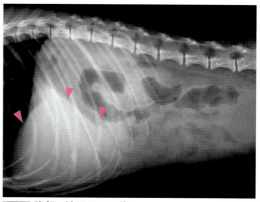

図3 腹部X線ラテラル像
前腹部のX線不透過性が亢進しており,コントラストの低下が顕著である(▶).消化管内のガス貯留像も認められる.

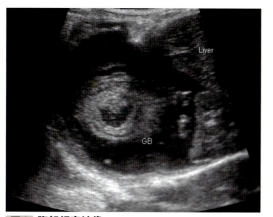

図4 腹部超音波像
胆囊(GB)の領域に高エコー源性の貯留物が認められ,周囲には無エコー源性の液体貯留が認められる.
GB:胆囊,Liver:肝臓

ここがポイント！

④胆囊破裂の超音波像の特徴は5つ

急性嘔吐の原因は非常に多岐にわたりますが,胆囊疾患も鑑別リストに入れておくべき疾患の一つです.なかでも,胆囊破裂は緊急手術が必要になる急性腹症の一つであり,見逃さないように注意しなければなりません.胆囊破裂の超音波像の特徴としては,以下の5つがあげられています.

- 胆囊壁が不連続である
- 胆囊周囲に無エコー源性の領域が認められる
- 胆囊周囲組織のエコー源性が上昇している
- 胆囊周囲にエコー源性のある腹水が貯留している
- 胆囊内容物の腹腔内への遊離

このポイントを理解したうえで,注意深く超音波検査を実施することが重要です.

⑤腹水貯留がみられたら腹水検査を

筆者は,腹部超音波検査中に腹水を認めた場合には,可能なかぎり採取するようにしています.本症例のように胆汁漏出を疑わせる所見が得られ,診断に近づく手がかりが得られることもしばしばあります.色調,濁度,粘稠度,比重,タンパク質濃度を調べるのはもちろんのこと,沈渣の細胞診では炎症細胞や腫瘍細胞に注意して観察します.

腹腔穿刺と腹水検査

腹水の色調は黄色で混濁しており,比重1.028,TP 3.6 g/dLの滲出液であった.沈渣の細胞診では,分葉核好中球が90%を占め,そのほかに中皮細胞,マクロファージ,リンパ球などが散見されたため,急性化膿性の腹膜炎であると判断した.院内の生化学検査機器で⑤腹水沈渣上清のビリルビン濃度(T-Bil)を測定したところ,10.5 mg/dLと血漿中よりも明らかに高値を示したため,胆汁漏出性腹膜炎が疑われた.

⑥術前の低血圧は予後不良因子

胆汁漏出性腹膜炎では，嘔吐や下痢などの消化器症状に伴う水および電解質の喪失に加え，強い炎症反応に伴うサードスペースへの体液貯留が引き起こされることがしばしばあります．術前の低血圧は，胆道系手術における予後不良因子として報告されているため，事前にしっかりと改善させておくことが重要です．

⑦細菌感染を伴う胆汁漏出性腹膜炎では抗菌薬を投与する

肝胆道系の手術を受けた犬に関する後ろ向き研究によると，細菌感染を伴う胆汁漏出性腹膜炎は，無菌性のものと比較して有意に死亡率が高かったことが報告されています．そのため，筆者は手術までの期間に積極的に抗菌薬を投与することが多いです．肝胆道系から分離される細菌としては，グラム陰性好気性菌（大腸菌など）が最も多く，グラム陽性好気性菌（腸球菌など），嫌気性菌がそれに続くとされています．フルオロキノロン系（ニューキノロン系）は胆汁への移行性が良好で，上記の細菌の感受性も高いことが多いため，筆者はエンロフロキサシンもしくはオルビフロキサシンをよく選択します．本症例ではアンピシリンと併用しましたが，嫌気性菌をターゲットに考えるならばクリンダマイシンの注射薬も利用可能です（経口投与が可能であればメトロニダゾールも利用可能）．

⑧ビタミンKの吸収不良を考慮

消化管への胆汁の排出不良により，脂溶性ビタミンであるビタミンKの吸収不良が起こるおそれがあります．それに伴い，肝臓で合成されるビタミンK依存性凝固因子（第Ⅱ，Ⅶ，Ⅸ，Ⅹ因子）が枯渇するおそれもあります．そのため，術前にビタミンKを非経口的に投与するようにします．

ここがポイント！

腹水のビリルビン濃度測定

　院内で用いる生化学検査機器は，基本的に血漿や血清の測定用に設定されているため，腹水や胸水などの体腔内貯留液で測定を行うと誤差が生じる場合があります．しかしながら，筆者は本症例のように腹水のT-Bil値が血漿中の値よりも著しく高値であった場合には，これを胆汁漏出を強く示唆する所見としてとらえています．過去の論文報告では，胆汁漏出性腹膜炎の症例では腹水のT-Bil値が血漿中の約2.5〜10倍の値になるとされており，そのあたりの数値が一つの目安になるのかもしれません．

　測定値に影響を与える可能性がある因子としては，液体の粘稠度，タンパク質濃度，色調などがあげられます．結果の解釈にはこの点の注意が必要です．

問題点と治療方針

　臨床症状（急性の発症であること），血液検査所見（黄疸，肝酵素値上昇，CRPの高値），腹部超音波検査（胆嚢周囲の特徴的な超音波像），腹水の性状（ビリルビン濃度が血漿中よりも高い）から，**胆嚢破裂に伴う胆汁漏出性腹膜炎**が強く疑われた．

　⑥脱水改善のための静脈点滴による輸液，⑦抗菌薬としてアンピシリン（20 mg/kg，IV，BID）とエンロフロキサシン（5 mg/kg，SC，SID），さらに⑧ビタミンK（0.5 mg/kg，SC，BID）の投与を行い，翌日に当院外科で試験開腹を実施することにした．

3. 腹腔内貯留液

図5 術中写真

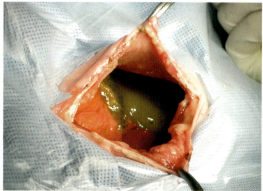
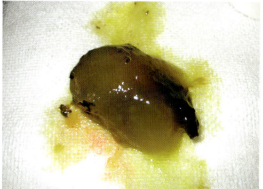

a 正中切開で開腹したところ，腹腔に胆嚢内貯留物とみられるゼリー状の物体が認められた．

b 腹腔内より除去したゼリー状の物体の一部．

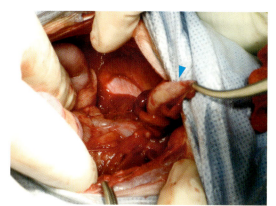

c 胆嚢は先端部が破綻していた．▶は破裂した胆嚢．

外科手術・経過

腹部正中切開で開腹すると，腹腔内にゼリー状の胆嚢内容物が散在している様子が確認された（**図5**）．胆嚢は先端部で破裂していた．そのため，胆嚢管を遮断し，胆嚢摘出術を実施した．腹腔内を洗浄後，常法に従い閉腹した．術後の経過は良好で，翌日から食欲は回復し，術後5日目に退院となった．

■ 胆嚢の病理組織検査

摘出した胆嚢を病理組織検査に供したところ，重度の粘液貯留を伴う胆嚢粘膜過形成で，一部胆嚢壁の壊死を伴うとのことであった（いわゆる胆嚢粘液嚢腫）．

診断と治療のエッセンス

胆汁漏出性腹膜炎

診断

◎**原因・臨床症状**

　過去の報告によると，胆汁漏出性腹膜炎の基礎疾患としては壊死性の胆囊炎が最も多く，そのほかに胆石症，肝外胆管閉塞，外傷などがあげられています．また，近年では胆囊粘液囊腫に伴う胆囊破裂の報告も増えているため，これも基礎疾患として認識しておく必要があります．

　臨床症状は嘔吐，食欲不振，下痢，体重減少などの非特異的な症状が多く，身体検査所見としては黄疸，腹囲膨満，発熱，腹部痛が認められ，ショック状態に陥っていることもあります．

◎**血液検査**

　血液検査で認められる所見で注意すべき点を以下に述べます．実際の臨床現場における意義は不明ですが，過去の胆汁漏出性腹膜炎の犬に関する報告では，WBCおよび好中球の左方移動の程度について生存群と死亡群の間に有意差が認められたとしています．また，胆道系疾患の手術成績に関する報告では，術前のCreの高値，PTの延長が予後不良因子になるとされており，これらも注意すべき所見であると考えられます．

◎**腹部超音波検査・腹水検査**

　画像検査としては，超音波検査がきわめて重要です．p.151のここがポイント！②で述べたことに留意して微量腹水を検出し，胆囊破裂を示す所見を探ります．腹水は可能なかぎり採取し，検査に供します．腹水のT-Bil値が血漿中よりも明らかに高ければ，それは胆汁漏出を強く示唆する所見になります．しかし，腹水のT-Bil値が血漿中よりも低かったからといって，胆汁の漏出が除外できるわけではないため，その点は注意が必要です．

　また，腹水の細菌感染の有無は予後を予測するうえで重要なポイントになるため，腹水沈渣の塗抹標本を作製し，白血球の細菌貪食像の有無を注意して観察します．細菌培養検査および薬剤感受性試験も，その後の抗菌薬の選択において有用です．

治療

◎**外科手術に踏み切るタイミング**

　胆汁漏出性腹膜炎は外科的な介入を要する急性腹症であるため，迅速かつ正確な診断が必要です．しかしながら，超音波検査での判断が難しいケースも存在します（**図6，7**）．当院でも，ときどき胆囊破裂後に数カ月が経過してから来院する症例があります．そのような症例は，臨床症状を間欠的に繰り返し，血液検査値の異常が持続していることが多いです．また，病変部が周囲組織と重度に癒着していることが多いため，手術時の侵襲性や難易度が高く，入院期間が長くなったり，さらに手術後の合併症も多くみられたりという印象をもっています．

　胆汁漏出性腹膜炎の治療においては，早期に診断し，早期に手術をすることが重要であると考えられます．そのため，疑わしい症例では本疾患を常に念頭に置いて，検査を繰り返し行うことが大切です．

3. 腹腔内貯留液

図6 超音波検査で胆嚢破裂を疑ったが，手術で確認されなかったケース

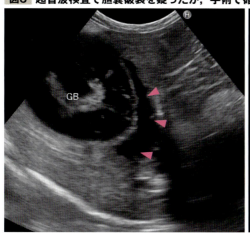 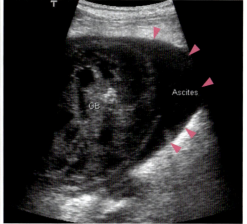

a 超音波像では胆嚢(GB)内に貯留物，胆嚢周囲に明らかな液体貯留像(▶)が認められる．のちに胆嚢摘出術を実施したが，肉眼的な破裂は認められなかった．

b aとは別の症例．超音波像では胆嚢(GB)周囲に明らかな液体貯留が認められるが(Ascites ▶)，本症例も手術時に胆嚢破裂は認められなかった．

図7 超音波検査では胆嚢破裂が疑われなかったが，手術で認められたケース

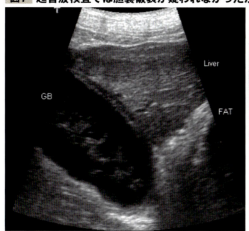 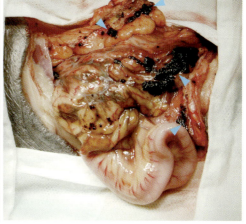

a 超音波検査では微量腹水や胆嚢破裂を示す所見は認められなかった．しかし，胆嚢周囲の脂肪組織の輝度亢進がみられたため，試験開腹を行うことにした．
GB：胆嚢，Liver：肝臓，FAT：脂肪

b aの症例の術中写真．胆嚢壁は周囲組織と強固に癒着しており，剥離は困難であった．また，腹腔内には胆嚢内貯留物とみられる塊状物が散在していた(▶)．

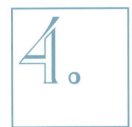

4. エコーで肝内腫瘤

ケース12
大型の孤立性肝腫瘤を形成した肝細胞癌の犬

大野耕一

ここがポイント！

①肝細胞癌は高齢でなくてもまれにみられる

肝細胞癌は，一般的に高齢の犬でみられることが多い疾患とされており，経験的にも8歳以上の症例がほとんどですが，この症例のように中年齢でもまれにみられます．慢性肝炎は明らかに好発品種がありますが，肝細胞癌はこれまでのところ特定の好発品種はないようです．中年齢以上のすべての犬種で発生に注意する必要があります．

②肝細胞癌でも多飲になる？

多くの肝疾患がそうであるように，肝細胞癌も症状は決して明瞭ではありません．また，p.119のケース6（ここがポイント！①）で，肝疾患，とくに肝不全でも多飲多尿を認めることがあると解説しましたが，本症例のような大型の肝腫瘤性疾患においても，やはり多飲がみられることがあるようです．この場合，肝臓全体の機能不全は呈していないので，多飲のメカニズムについては不明です．

プロフィール

フレンチ・ブルドッグ，避妊雌，①6歳，体重10.4 kg．

主訴

飲水量の増加，肝臓腫瘤の精査．

これまでの経緯

約2週間前から②飲水量が増加しているように感じたため，動物病院を受診した．血液検査で肝酵素値の上昇（ALP 434 U/L，GGT 168 U/L）がみられたため，腹部超音波検査を実施した．腹部超音波検査で大型の腫瘤を認めたため，精査を目的に当院に紹介された．

当院初診時の検査結果

■ 問診

元気および食欲は十分にあり，飲水量は以前よりもやや多いとのことであった．

■ 身体検査

体温39.1℃，脈拍数126 /分，パンティング呼吸．非常に活発であった．BCSは約4/5であり，やや肥満傾向であった．腹部の触診では腫瘤は明らかには触知できず，身体検

4. エコーで肝内腫瘤

表1 血液検査の結果

項目（単位）	測定値
Ht（%）	59
WBC（/μL）	7,600
Plt（×10^4/μL）	46.6
TP（g/dL）	7.4
Alb（g/dL）	3.2
CRP（mg/dL）	0.05
ALT（U/L）	63
AST（U/L）	24
ALP（U/L）	443
GGT（U/L）	168
BUN（mg/dL）	7.5
Cre（mg/dL）	0.6
Glu（mg/dL）	108
T-Bil（mg/dL）	0.3
T-Chol（mg/dL）	269
TG（mg/dL）	136
Na（mEq/L）	148
K（mEq/L）	3.7
Cl（mEq/L）	122

査ではそのほかに特記すべき異常は見当たらなかった.

■ 血液検査

全血球計算でHtが軽度に上昇していたが，血液化学検査でTPおよびAlbは基準範囲内であり（**表1**），身体検査でも脱水はないと判断された．③ALPは軽度に，GGTは著明に上昇していたが，④ALT，AST，T-Bilは基準範囲内であった．そのほかには，T-Cholが軽度に上昇し，BUNが低下していた.

■ 画像検査

胸部と腹部のX線検査では，明らかな異常はみられな

ここがポイント！

③ALPとGGTが上昇したら最低でもエコーで肝臓をチェックする

GGTは，むしろ猫で測定されることのほうが多いかもしれませんが，犬でもALPとあわせて評価することが推奨されます．ご存じのように，ALPは犬の肝疾患において最も感度がよい肝酵素ですが，特異度は決して高くありません．無症状の犬でALPのみが著明に上昇している場合には，何らかのステロイドホルモンの異常（副腎皮質機能亢進症含む），脂質代謝異常，空胞性肝障害などを考えて除外診断していきます．しかし，ALPだけでなくGGTが著明に上昇している場合には，肝臓内に明らかな炎症が生じていたり，胆管上皮の過形成などが起こっていることが多いです．また，肝臓腫瘍の症例でもALPとGGTが著明に上昇することが多くあります．したがって，ALPだけでなくGGTも著明に上昇している場合には，せめて肝臓の超音波検査を行って，肝内腫瘤がないかどうかを評価しておくべきです.

④肝疾患の有無は肝酵素値と肝機能マーカーで評価

肝細胞癌の犬の多くはALTの上昇が認められますが，この症例のようにALPやGGTに比較してあまり上昇していない場合があるため，注意が必要です．同様に，肝硬変のような重度のびまん性疾患でも上昇しない場合があります．したがって，肝酵素（一次パネル）だけでなく肝機能マーカー（二次パネル）もみて，肝疾患の有無を評価すべきです.

図1 肝臓の超音波像

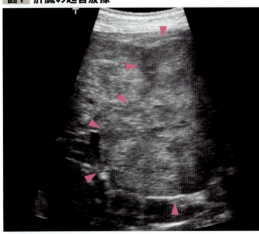
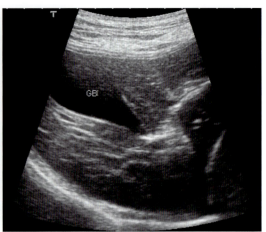

a 腹部のほぼ中央に，肝臓と連続する大型（画像上では直径約7 cm）で単一の腫瘤（▶）が認められる．腫瘤内のエコー源性は比較的均一であり，血流はあまり豊富ではない．

b 胆嚢（GB）およびそれ以外の肝実質には，明瞭な異常は認められない．

> **ここがポイント！**

⑤ 肝臓腫瘤は血流もチェック

肝内腫瘤を認めた際には，血流についてもカラーフローマッピングなどである程度評価しておくことが推奨されます．とくに検査項目としてFNAを考えている場合，血流豊富な腫瘤の場合はまれに大量出血を起こすことがあります．

⑥ 摘出と生検　どちらを先に行うか

生検方法の選択については，はっきりとしたガイドラインはありません．ただし，犬で大型かつ孤立性の肝臓腫瘤がみられた場合には，肝細胞または胆管細胞などの腫瘍（良性，悪性ともに）の可能性が高く，FNAでは診断できないことがほとんどです．細胞診の意義がまったくないわけではありませんが，外科手術と予後に関する研究結果を考慮すると（p.164 コラム「肝細胞癌の手術と予後」），外科手術による摘出を第一に考えます．飼い主には，細胞診や生検を行う前に手術することになるけれども，摘出と同時に病理組織検査を行うと説明することが多いです．

かった．腹部超音波検査では，腹部の中央部に肝臓に連続する直径約7 cmの腫瘤状病変を認め（**図1a**），正常な肝組織が圧迫されているように見受けられた．腫瘤は単一とみられ，⑤カラーフローマッピングでは腫瘤内の血管血流があまり豊富ではなかった．腫瘤の由来の肝葉ははっきりと識別できなかった．その部分以外に肝実質，胆嚢，胆管には明らかな異常は認められず（**図1b**），副腎をはじめとするほかの腹腔内臓器にも異常はみられなかった．

問題点と追加検査・治療方針

症状は顕著ではなかったが，ALPとGGTが上昇しているのは肝臓内の大型の腫瘤が原因であると判断した．腫瘤は大型かつ孤立性とみられたため，手術による摘出・切除を第一と考え，⑥FNAは実施せずにCT検査を行い，手術実施の可否を検討することとした．

■ 腹部CT検査

肝臓には，肝門部に近い外側左葉から発生した腫瘤状病変（最大直径約9 cm）が認められた（**図2a**）．腫瘤はやはり

4. エコーで肝内腫瘤

わが国で遭遇する機会が多い犬の肝臓腫瘍

われわれは，日本国内の犬および猫の肝生検材料で診断される疾患は何が多いのかを調査し，2014年に報告しました[A]．犬の肝臓の増殖性疾患（n＝1,379）のなかでは，肝細胞腺腫（n＝37, 26.6％）および肝細胞癌（n＝34, 24.5％）の2つが群を抜いて多く認められることがわかりました．次いで多いのは，腫瘍ではありませんが，肝結節性過形成（n＝26, 18.7％）でした．そのほかに，神経内分泌腫瘍（カルチノイド），リンパ腫，血管肉腫なども診断されていましたが，上位の3疾患に比較すると，頻度はかなり低くなります．

この情報と，肝細胞腺腫と肝細胞癌はFNAでの区別が困難であることを考えると，犬で肝臓腫瘍を認めた場合には，可能であれば造影超音波検査などを用いて肝結節性過形成を除外したうえで，摘出を前提とした生検を行うべきであると考えられます．

[A] Hirose, N., et. al. (2014)：J. Vet. Med. Sci., 76 (7)：1015-1020.

図2 肝臓の3相造影CT像
単純CT像で肝門部に近い外側左葉から発生した腫瘤状病変（▶）が観察されたため，3相造影を行った．
R：右側，L：左側，V：腹側，D：背側

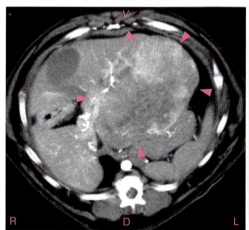 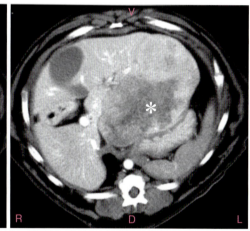

a 動脈相．腫瘤辺縁の血管以外は，血管分布があまり明瞭に造影されていない．

b 門脈相．低吸収の壊死巣（＊）が認められた．

孤立性でほかの肝葉にはまたがっておらず，肝内転移およびリンパ節腫大は認められなかった．

3相造影を行ったところ，動脈相では血管分布は明瞭ではなく，腫瘤辺縁に細く蛇行した血管を認める程度であり（**図2a**），門脈相では一部壊死巣とみられる低吸収の領域が認められた（**図2b**）．門脈や後大静脈は腫瘤とは離れて

肝臓腫瘍の３相造影CT検査

　われわれは，３相造影CT検査を利用した犬の肝細胞性腫瘍の鑑別について研究し，2012年に報告しました[B]．３相造影CTとは，造影剤（イオヘキソールなど）を用いて動脈相，門脈相，平衡相でCT撮影を行う方法で，それぞれの造影パターンにある程度の特徴が現れます．詳細はここでは割愛しますが，肝細胞癌は，動脈相では血管分布がまばらで，中央あるいは辺縁に蛇行した動脈血流がみられ，門脈相および平衡相では腫瘍内部は壊死

巣とみられる低吸収像になることが多いです．犬の大型の肝細胞腫瘍は，手術による摘出を第一に考えるべきであるため（p.164 コラム「肝細胞癌の手術と予後」），CT検査，とくに３相造影CT検査を実施し，ある程度の鑑別を行ったうえで手術に臨むことが望ましいと考えています．

B　Fukushima, K., *et al.* (2012)：*Vet. Radiol. Ultrasound*, 53 (3)：252-257.

表2　凝固・線溶系検査の結果

項目（単位）	検査結果	基準値
PT（秒）	7.4	6〜9
APTT（秒）	25.5	11〜18
フィブリノーゲン（mg/dL）	404	140〜420
FDP（μg/mL）	<5	<5

---

⑦術前の凝固系検査と輸血の準備

肝臓腫瘍の切除の際に最も問題になるのは，やはり出血です．術前にできるだけ凝固系検査を行うことが推奨されます．最低でも全血球計算のPltと採血部位における止血異常の有無を確認するべきで，可能であれば出血時間を測定します．PTやAPTTも測定するのが望ましいと考えられますが，PT，APTTの数値と出血のリスクは必ずしも関連しないともいわれています．一方で，フィブリノーゲンが基準値の50％以下に重度に低下している場合には，出血のリスクが高いといわれています．また，術中あるいは術後に輸血が必要になる場合があるため，クロスマッチテストなどを行い，輸血の準備をしておくことも推奨されます．

ここがポイント！

おり，CT検査では摘除可能と判断された．以上を飼い主に説明したところ，手術を希望したので，第21病日に開腹手術を行った．

外科手術（第21病日）

　手術前日の⑦凝固・線溶系検査（**表2**）では，APTTが軽度に延長していたが，PT，フィブリノーゲン，FDPは基準範囲内であった．手術中に輸血が必要になることを考慮して，⑦血液型（DEA 1.1（−））およびクロスマッチテスト（交差適合試験）を事前に行った．

　正中切開および傍正中切開により，外側左葉の腫瘍を分離した（**図3**）．腫瘍は外側左葉の尾側に大きく突出しており，やや白色化していた．腹腔内に出血はみられず，付近

4. エコーで肝内腫瘤

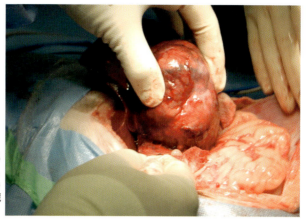

図3 開腹時の肉眼所見
腫瘤は外側左葉から尾側に突出するように認められ，白色化していたが，腹腔内に出血などは認められなかった．肉眼的には，ほかの肝葉や他臓器への転移病変は確認できなかった．

図4 肝臓の病理組織像（HE染色）

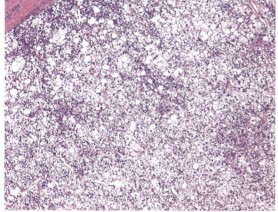

a　弱拡大．腫瘤部分．肝細胞様の細胞が不規則な索状配列をとりながら充実性に増殖している．これらの細胞は空胞化し，核の大小不同，多型性が認められた．

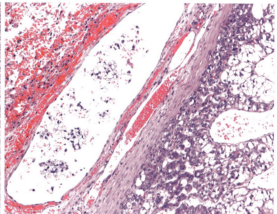

b　腫瘤の辺縁では脈管内への浸潤が認められる部分もあった．

のリンパ節の腫大も認められなかった．門脈枝および静脈枝をヘモクリップで結紮・切断し，外側左葉を摘除したが，マージンはほとんど確保できなかった．摘除後，アクティブドレーンを留置して閉腹した．

■ 肝臓の病理組織検査

腫瘤部では，肝細胞様の細胞が不規則な索状配列を形成しながら充実性に増殖していた（**図4a**）．これらの細胞は細胞質が空胞化し，核は淡明で大小不同を呈しており，核分裂像も散見された（**図4b**）．また，結合組織および脈管内へと浸潤していた．病理組織学的診断は**肝細胞癌**であった．

経過

術後3日間は疼痛が認められ，立位のまま横臥できない状況であったため，フェンタニルおよびブプレノルフィンを併用して疼痛管理を行った．術後4日目からは食欲も通常に戻ったが，嘔吐が複数回認められたため，マロピタント(1 mg/kg, SC, SID)およびメトクロプラミド(2 mg/kg/day, 持続点滴)の投与を行った．

手術の1週間後に腹腔ドレーンを抜去し，退院とした．抜糸後定期的に経過を観察したが，全身状態は問題なく，術後6週間の時点での血液検査では，ALPは199 U/L，ALTは61 U/Lといずれも基準範囲内であった．その後，術後1年4カ月が経過した時点においても明らかな再発は認められていない．

肝細胞癌の手術と予後

肝細胞癌の長期的な予後に関する報告は少ないですが，過去に犬の孤立性肝細胞癌の手術実施の有無と予後に関する報告が1報あります[C]．それによると，肝葉切除術によって腫瘍を切除した被検群では，ほとんどの症例が数年以上生存しており，手術を実施しなかった群(生存期間の中央値270日)に比較して有意に生存期間が長かったとされています．また，左側に形成された腫瘍よりも右側に形成された腫瘍のほうが有意に生存期間が短いことも述べられています．

その後，WSAVA(世界小動物獣医師会)によっ

て肝細胞腫瘍の診断基準がある程度明確になったことを受けて，当院外科で孤立性の肝細胞癌と肝細胞腺腫の術後予後について後ろ向き研究を行いました．その結果，両群の生存期間に明らかな差はなく，また左右差も認められませんでした[D]．まだ今後の研究が必要ですが，現段階では肝細胞の腫瘍は良性・悪性にかかわらず，できるかぎり切除することが望ましいと考えています．

C Liptak, J.M., *et al.*, (2004): *J. Am. Vet. Med. Assoc.*, 225 (8): 1225-1230.
D 川畑 健 ほか(2009): 第79回獣医麻酔外科学会.

4. エコーで肝内腫瘤

診断と治療のエッセンス

犬の肝細胞癌

本症例のような犬の孤立性の肝臓腫瘍を認める機会は，決して少なくありません．筆者が考える診療のポイントは，大きく次の3つです．

①腫瘍を見逃さない

②仮診断をつける

③大型の腫瘍でも簡単にあきらめずに，できるだけ腫瘍を切除する

診断　肝臓の腫瘍状病変，とくに大型の腫瘍を見逃すことは決して多くないと思いますが，注意すべき点はいくつかあると思います．第一に，X線検査では腫瘍を見逃す危険性が高いので，必ず腹部超音波検査を行います．また，肝臓は大きな臓器であるため，必ず実質を外側右葉から外側左葉までくまなく評価することも大事です．右葉側，とくに肋間からでないとみえない位置にある腫瘍は，容易に見逃してしまいます．初診の症例であればきちんと腹部超音波検査を行うと思いますが，長期間経過を追っている症例では，症状がわかりにくい（あるいはまったくない）ため，つい数カ月間，超音波検査の実施を怠ってしまうことがあります．文中にも書きましたが，GGTをはじめとする複数の肝酵素値が以前よりも上昇しているのであれば，必ず肝臓を超音波検査で評価すべきです．

超音波検査で肝臓内に腫瘍をみつけた場合，すぐに手術に踏み切るべきかどうか悩むことがあります．手術の必要がないのは，高齢犬に多くみられる肝結節性過形成ですが，この場合には，一般的に肝実質内に小型の結節が複数認められます．造影超音波検査では結節性過形成を高確率で（仮）診断することが可能なため（平衡相で造影欠

損が認められず結節のコントラストが不明瞭になる），当院では積極的に行っています（造影超音波検査は **第1章 3. 画像検査** のp.33や，p.166の**ケース13を参照**）．転移性腫瘍の場合には，FNAでも診断を下せることがあります．まれに，組織学的に結節性過形成であっても，大型の腫瘍を形成することがあります．この場合にはもはや造影超音波検査では腺腫との鑑別が困難であり，3相造影CT検査を行って外科手術の可否を検討すべきだと思います．犬の肝細胞癌が肝内転移し，複数の腫瘍を形成することはかなりまれだと思いますが，いずれにせよ複数の肝葉に腫瘍状病変が認められる場合には，手術はほぼ不可能です．ただし，その場合でも予後判定のため肝結節性過形成だけは除外しておくべきでしょう．

治療　手術に関して，筆者は詳細を述べることができませんが，一般的には部分肝葉切除術が行われると思います．超音波吸引装置などの応用によって，以前よりも安全に血管から分離して切除することが可能になっているようです．より積極的な区域肝葉切除術を行う外科医もいます．本症例ではマージンはまったくとれず，組織学的にも脈管内浸潤が認められましたが，再発せずに長期生存しています．肝細胞癌だから，あるいはきれいに切除できないからとあきらめずに，できるだけ肝葉切除に臨むことが重要と考えられます．良性・悪性の区別よりも切除できるかどうかが鍵であり，仮に切除できた場合には，本症例のように長期生存も見込める癌であることを忘れないようにすべきです．

ケース13
結節性過形成が疑われた犬

金本英之

ここがポイント！

①肝臓腫瘤の精査を望む症例は多くが無症状

肝臓の結節性病変や腫瘤状病変の精査のために紹介されてくる症例の多くは,無症状です. しかし, 最も多くみられる肝臓の悪性腫瘍は, 転移性腫瘍であるため, 原発部位を見逃さないよう注意深く全身の身体検査を行うことが重要です.

②本症例の肝酵素値・肝機能マーカーから読み取れること

本症例では, ALTの上昇が認められず, ALP, TG, T-Cholの上昇, BUNの低下が認められました. ALPの上昇からは, 高脂血症に関連した空胞性肝障害が考えられます. また, 肝臓の腫瘤状病変が悪性腫瘍である場合, 通常はALT優位の肝酵素値上昇が認められます. ALP優位の肝酵素値上昇は結節性過形成と関連するといわれていますが, この理由に関しては, 診断と治療のエッセンスで後述します(p.170).

③結節性病変や腫瘤は位置・大きさ・他臓器をチェック

超音波検査では結節性病変の鑑別は行えませんが, 重要なことは, 検査所見から疾患名を判断することではなく, 病変の大きさ, 数, 位置などを把握することです. あわせて, 肝臓に明らかな病変がみつかった場合にも, それにとらわれずに腹部臓器全体をスクリーニングすることが重要です. とくに肝臓の結節性病変の場合は, 腫瘤そのものが症状を引き起こしていることは非常にまれです. また, 高齢犬で肝臓に小型の結節性病変が認められても, これはあまり重要な所見ではない場合も多いです.

プロフィール

ミニチュア・シュナウザー, 避妊雌, 9歳3カ月齢, 体重7.5 kg. 既往歴として, 尿路結石(シュウ酸カルシウム結石を食事療法で治療中), 高脂血症.

主訴

肝臓の腫瘤状病変の精査.

これまでの経緯

2週間前に, 超音波検査で肝臓に約5 mm×10 mmの結節性病変を認めた. 全身状態は良好であり, ①症状は認められない.

当院初診時の検査結果

■ 身体検査

体重は7.5 kgで変化なし, BCSは3/5. 体温38.6 ℃, 脈拍数96 /分, 意識清明で, 可視粘膜と毛細血管再充満時間(CRT)は問題なし. 左前肢の肘部皮下に直径約1 cmの脂肪腫を認めた.

■ 血液検査

②ALP, TG, T-Cholの上昇と, BUNの低下が認められた(**表1**).

■ 画像検査

腹部超音波検査では, 肝臓は軽度に腫大し, 辺縁は軽度に不整であった. ③内側左葉の横隔膜寄りに, 直径約8

4. エコーで肝内腫瘤

表1 血液検査の結果

項目（単位）	測定値
Ht（%）	44
WBC（/μL）	10,200
Plt（×10⁴/μL）	36.2
TP（g/dL）	7.3
Alb（g/dL）	3.0
ALP（U/L）	1,366
ALT（U/L）	36
BUN（mg/dL）	5.2
Cre（mg/dL）	0.6
Glu（mg/dL）	105
T-Chol（mg/dL）	411
TG（mg/dL）	409
Na（mEq/L）	146
K（mEq/L）	4.1
Cl（mEq/L）	106
PT（秒）	7.1
APTT（秒）	24.1

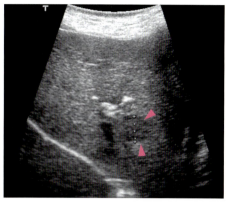

図1　肝臓の超音波像
肝臓の内側左葉に，小型の低エコー源性の結節性病変（▶）を認める．

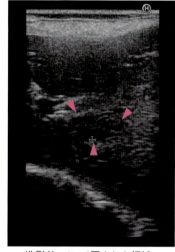 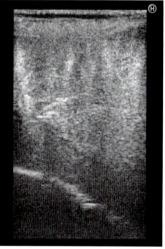

図2　肝臓の造影超音波像
a 造影前．▶で囲まれた領域が結節性病変．
b 造影後7分が経過した肝実質相（造影剤はソナゾイド®）．結節性病変は周囲の肝臓と同様に造影され，確認困難である．

mmの低エコー源性の領域が1カ所認められた．この結節性病変は，周囲の肝臓との境界は不明瞭であった（**図1**）．そのほかに，主要臓器に著しい変化は認められなかった．

肝臓の造影超音波検査を行ったところ，結節性病変のエコー源性はいずれの時相においても周囲の肝臓と同等で，④悪性を示唆する造影欠損像は認められなかった（**図2**）．

④造影超音波検査の意義

造影超音波検査は，悪性腫瘍と良性腫瘍を鑑別できるとされていますが，臨床的には「肝細胞に由来しない悪性腫瘍の除外」を主な目的として行っています．悪性腫瘍では造影欠損像がみられるため，この症例のように，状況から過形成性病変が疑われるものの生検に踏み切れないような場合には，造影超音波検査は重宝します．

結節性過形成の病変形成パターン

　肝臓の結節性過形成は，症例によって病変の形成パターンが異なります．本症例のように小型かつ単一の病変(**図1**，**2**)が形成される以外に，複数の病変が形成されたり，肝臓全域のびまん性病変(**図3**)，直径3〜5 cm以上の大型の病変(**図4**)が形成されるなど，さまざまです．

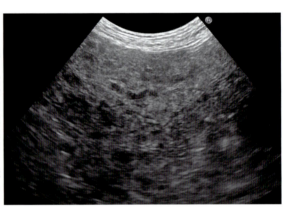

図3 多発性結節性過形成の超音波像（別の症例から）
シェットランド・シープドッグ，13歳．高脂血症と副腎皮質機能亢進症の既往歴があった．超音波検査で肝臓に低エコー源性の結節性病変が多発性・びまん性に確認され，FNAでは空胞化した肝細胞が採取された．造影超音波検査では結節はすべて造影され，結節性過形成と診断された．診断後4カ月が経過した時点では，肝機能異常を示唆する症状や検査所見は認められなかった．

図4 大型の結節性過形成の超音波像と造影CT像（別の症例から）
イタリアン・グレーハウンド，7歳．超音波検査で肝臓に不均一な高エコー源性の大型の腫瘤状病変が観察された．造影CT検査では，動脈相で病変が顕著に造影された．FNAでは異型性の乏しい肝細胞が採取され，肝細胞腺腫が疑われたが，FNAに伴う出血が持続したため，開腹手術を行った．生検を行ったところ，病理組織検査の結果は結節性過形成であった．

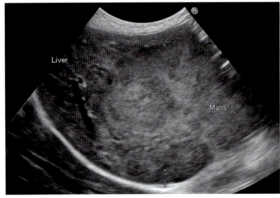

a 超音波像．
Liver：肝臓，Mass：腫瘤状病変

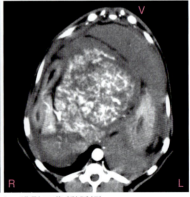

b 造影CT像（動脈相）．
V：腹側，R：右側，L：左側

4. エコーで肝内腫瘤

■ 肝臓実質のFNA

⑤採取された細胞は肝細胞が主体で，ほかに有意な細胞成分は認められなかった．肝細胞には異型性は認められず，軽度の空胞変性，中等度のビリルビン顆粒の沈着を認めた．

問題点と治療方針

問題点として，肝臓の腫瘤状病変，高脂血症関連性の空胞性肝障害があげられた．肝臓の腫瘤状病変は，小型で，造影超音波検査で悪性所見が認められなかったことから，**結節性過形成**の可能性が高いと判断し，紹介元の動物病院で定期的な超音波検査および経過観察を行ってもらうことにした．高脂血症については，まずは低脂肪食による栄養療法を開始することにしたが，シュウ酸カルシウム尿石症の既往歴があったため，尿検査も定期的に行うことにした．

経過

紹介元の動物病院での経過観察において，腫瘤状病変の増大は確認されなかった．第600病日に別件で当院外科を受診したが，腫瘤の増大は確認されなかった．

> **ここがポイント！**
>
> **⑤肝臓の腫瘤状病変におけるFNAの意義**
>
> FNAは，基本的に診断が下せる検査ではありませんが，肝細胞性の腫瘍や，過形成とそれ以外の腫瘍（リンパ腫や肥満細胞腫などの造血器系腫瘍，胆管癌，神経内分泌腫瘍（カルチノイド）など）を鑑別するのに役立ちます．しかし，病変が深部に存在し，安全に穿刺するのが難しい場合などは実施が困難なこともあります．本症例でも腫瘍自体へのアプローチがやや困難でした．ここでは，周囲の肝実質の病変について検索するためにFNAを行いました．

大型の結節性病変におけるFNAのリスク

大型の結節性過形成は血流に富んでおり，FNAの合併症として予想以上に出血する場合もあるということを念頭におく必要があります．また，大型の病変は過形成であっても破裂や出血の危険性があります．そのため，画像診断で孤立性の腫瘤状病変が疑われた場合には，基本的には外科的摘出を第一選択にします．肝細胞由来の病変ではない場合は，単一かつ大型の結節を形成することはまれです．FNAは，病変が肝細胞性であるということの確認はできますが，採取された肝細胞に悪性所見が認められない場合にも，肝細胞癌は必ずしも否定できません．また，良性の場合でも破裂の危険性があります．そのため，最近は超音波検査やCT検査で肝細胞性の腫瘤状病変が疑われた場合には，飼い主に，破裂の危険性があるためFNAを行わずに摘出することを勧めるケースも多いです．

肝臓の結節性過形成

診断と治療のエッセンス

◎好発年齢・好発犬種

結節性過形成は，中〜高齢の犬では非常に多くみられる病変です．剖検が行われた高齢犬のほぼ全例で，肝臓に結節性過形成が認められたという報告もあります．

臨床では，健康診断で軽度の肝酵素値上昇などが認められ，腹部の超音波検査で結節性病変が発見されて，紹介来院することが多い印象です．基本的に，それ自体が症状を引き起こすことはまれです．良性病変であり，転移や周囲組織への浸潤は認められません（多発性のものは，転移ではなく同時に発生したものと考えられます）．

好発犬種や性差に関する報告はなく，前述のように高齢であればどのような犬種にも認められます．ただし，高脂血症が認められることが多いシェットランド・シープドッグやミニチュア・シュナウザー，副腎過形成が認められることが多いシー・ズーやポメラニアンなどで，多発性の結節性病変が多く認められる印象があります．

◎検査所見

臨床病理学的には，ALP優位の肝酵素値上昇が多く認められます．これは，腫瘤自体がALPを産生しているという説もあるようですが，どちらかというと背景に空胞性肝障害があり，これに関連して過形成が生じるのではないかと筆者は考えています．それ以外に肝機能異常を示唆する所見（低アルブミン血症，高アンモニア血症，高ビリルビン血症など）が認められることはまれです．

腹部の超音波検査では，結節性病変のエコー源性は高低さまざまですが，大型のものは等〜高エコー源性であることが多いようです．周囲の肝組織は正常または腫大していることが多く，高脂血症や副腎皮質機能亢進症などの併発疾患により高エコー源性になることがあります．

FNAでは，腫瘤自体および周囲の肝組織の両方で肝細胞が採取され，さまざまな程度の空胞変性やビリルビン顆粒の沈着（肝内胆汁うっ滞）を示唆する所見が得られることが多いようです．

◎腫瘍との鑑別

結節性病変が小型で単一もしくは多発性の場合には，ただちに破裂する危険性はありませんが，類似病変との鑑別が重要になります．孤立性・大型の腫瘤の場合と異なり，肝細胞性の病変である結節性過形成のほか，転移性腫瘍，リンパ腫，肥満細胞腫，胆管癌，神経内分泌腫瘍など，さまざまな腫瘍が鑑別リストにあげられます．また，多くの場合，小型であればFNAの合併症である出血も問題になりません．

以上から，小型の結節性病変が認められた場合には，肝細胞由来の病変であることを確認することが重要になります．全身の詳細な身体検査と超音波検査などにより原発腫瘍の有無を確認することと，穿刺可能な部位・大きさのものであればFNAを行うことが必要です．穿刺が困難な部位に病変がある場合や，病変が多発性である場合には，造影超音波検査が有用です．造影超音波検査では多発性の結節が肝臓に認められ，状況から過形成が疑われるものの悪性腫瘍の可能性を否定できないときには，本検査がとくに有用であると考えています（p.33【肝臓の結節性病変の造影超音波検査】を参照）．

上記の検査で悪性の証拠が得られない場合には，定期的（初期は月1回程度）に血液検査および超音波検査を行い，経過を注意深く観察します．

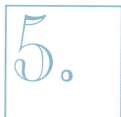

エコーで胆嚢内に異常

ケース14
細菌性胆嚢炎・胆管炎の犬

金本英之

プロフィール

ポメラニアン，避妊雌，10歳7カ月齢，体重 2.5 kg．既往歴として食物アレルギー．

主訴

嘔吐，食欲不振，CRPおよび肝酵素値の上昇．

これまでの経緯

4カ月前から嘔吐および食欲不振を間欠的に認めていたが，症状が強くなってきたとのことで，3カ月前に動物病院を受診した．血液検査で，ALT 528 U/L，ALP 1,262 U/L，GGT 32 U/L，CRP 5.5 mg/dLと，肝酵素値およびCRPの上昇を認めた．犬膵特異的リパーゼ(Spec cPL™)は基準範囲内であった．入院加療による静脈内輸液，ウルソデオキシコール酸，フロプロピオン，メトロニダゾール，エンロフロキサシンなどの投与を行った．症状は改善したものの食欲は不定で，肝酵素値とCRP値が上昇・低下を繰り返しているため(**表1**)，当院を受診した．

表1 紹介元の動物病院における血液検査結果の推移

項目（単位）	病日							
	1	3	16	44	61	80	99	110
Ht (%)	50.8	44.0	47.5			50.6	51.7	49.8
WBC (/μL)	13,600	14,700	14,400			9,100	10,300	15,300
Plt (×10⁴/μL)	65.5	61.6	75.3			58.6	63.1	43.0
TP (g/dL)	8.4	7.0	7.4			6.8	7.0	7.0
ALT (U/L)	979	444	73	31	528	604	203	367
ALP (U/L)	3,458	2,497	668	243	1,267	1,730	572	1,309
BUN (mg/dL)	41							
Cre (mg/dL)	0.3							
Glu (mg/dL)	111							
T-Bil (mg/dL)	0.1	0.2	0.3	0.1	0.3	0.2		
TG (mg/dL)	18							154
T-Chol (mg/dL)								264
Na (mEq/L)	149							
K (mEq/L)	4.6							
Cl (mEq/L)	118							
CRP (mg/dL)	5.5	2.8	2.0	1.1	3.1	1.8	1.4	>7.0

空欄は測定していないもの.

表2 血液検査の結果

項目（単位）	測定値
Ht (%)	46
WBC (/μL)	13,970
Plt (×10⁴/μL)	46.3
TP (g/dL)	8.0
Alb (g/dL)	3.3
ALT (U/L)	421
ALP (U/L)	567
BUN (mg/dL)	34
Cre (mg/dL)	0.5
CRP (mg/dL)	1.2
Glu (mg/dL)	98
T-Chol (mg/dL)	186
TG (mg/dL)	97
Na (mEq/L)	155
K (mEq/L)	4.0
Cl (mEq/L)	114
T-Bil (mg/dL)	0.3
NH₃ (μg/dL)	50
v-LIP (U/L)	56

当院初診時の検査結果

■ 身体検査

体温38.9℃，脈拍数132 /分，意識清明，可視粘膜の色調と毛細血管再充満時間（CRT）は問題なし．BCSは2/5と軽度に削痩していた．

■ 血液検査

ALTとALPの高値，CRP値の上昇が認められた．二次パネル（肝機能マーカー）には異常は認められなかった（表2）．

5. エコーで胆嚢内に異常

血液検査データは推移を表・グラフにするとわかりやすくなる

経時的な血液検査のデータがある場合には，表やグラフなどにして値の変化を注意深く追う必要があります．データを整理し，みやすくした状態で改めて考えると，それまで気づかなかった部分に気づくことは多々あります．本症例の血液検査結果（**表1**）からは，4つのことが読み取れます．

- ・やや胆道系（ALP）優位で，肝細胞性（ALT）との混合型の肝酵素値上昇である．
- ・測定されている項目のなかで二次パネル（肝機能マーカーであるBUN，Glu，TG，T-Chol）の異常は認められない．
- ・ALT，ALP，CRPは上昇低下を繰り返しているが，それらの値の変化には関連性が認められる．
- ・一貫して黄疸はみられず，T-Cholも正常範囲内にある．

さらにこの4点から，次のようなことが考えられます．

- ・支持療法，抗菌薬，利胆薬などの投与しか行われていないなかで，肝酵素値が上昇・低下し，正常値に戻ることもある．このことから，腫瘍，免疫介在性疾患，内分泌性疾患により二次的に肝酵素値が上昇している可能性はあまり高くない．また，肝酵素値がこのような動きをする肝実質の疾患はあまりない．

- ・肝酵素値の動きと並行してCRPの上昇が認められ，高いときは測定限界の7.0 mg/dLを超えている．肝実質の疾患の場合，CRPが非常に高値になることは少ないことから（CRPは肝臓で産生されるため），肝実質を原発とする疾患の可能性は若干低くなる．
- ・以上の2点より，肝胆道系かつ肝実質外を主体とする疾患が疑える．症状をみると慢性持続性の膵炎の可能性が高いと考えるが，Spec cPL™が基準範囲内であったとのことから，膵炎は否定的である．
- ・一貫してT-Bilが正常範囲内であり，T-Cholの上昇も認められないことから，胆管の閉塞はない．

以上から，胆嚢疾患・胆管疾患を強く疑います．胆嚢疾患としては，好発犬種でもあることから胆嚢粘液嚢腫の可能性を考えますが，症状が現れている時点でT-Bilが上昇していないこと，また，胆嚢粘液嚢腫で症状が現れている場合に肝酵素値（とくにALP）がここまで低下する例は少ないことから，胆嚢粘液嚢腫以外の疾患も視野に入れておきます．ALT値の上昇は胆嚢疾患から肝実質内に炎症が波及したと考えます．

この推論にはやや強引な部分もあると思いますし，そのような部分についてはしっかりと除外診断をしなければなりません．しかし，毎回の血液検査を一時点でみているだけではこのような思考が生まれてこないのも事実だと思います．

173

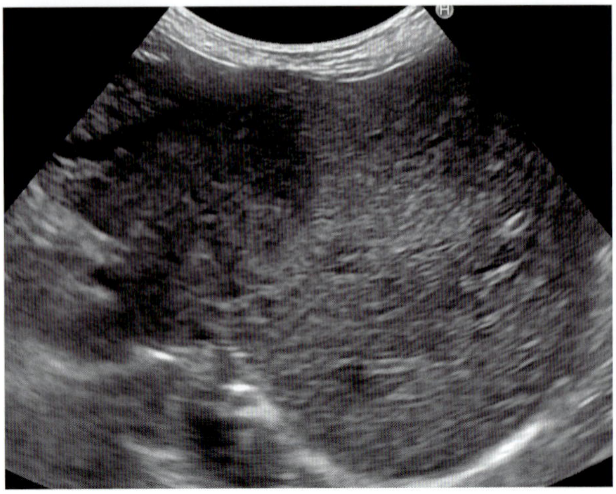

図1 肝臓の超音波像
外側左葉(画像右)と内側左葉(画像左)の
エコー源性が異なる.

ここがポイント！

①リニア型プローブを活用しよう

超音波検査器にリニア型プローブが付属しているのであれば，肝胆膵の超音波検査に積極的に用いるべきだと思います．胆嚢内(**図2b**)や，腹壁に近い肝実質の鮮明な画像を得ることができ，また，膵臓の描出および評価の精度もかなり改善される印象です．

②胆嚢炎は超音波検査では診断できないこともある

胆嚢炎では，胆嚢壁の肥厚や虚脱が認められるとされています．しかし，これらの所見が確認できる症例は全体の約3割と報告されています．超音波検査で明らかな異常を認めなかった場合も，胆嚢炎は除外できません．

■ **画像検査**

①腹部超音波検査では，肝実質は内側左葉のエコー源性がほかの肝葉と比べてやや低かった(**図1**)．肝臓はびまん性に軽度に腫大し，肝血管系に著変は認められなかった．②胆嚢壁は不整に肥厚し，一部で壁に沿って小型結石様の所見(**図2**)がみられた．そのほかに，腹腔内臓器に著変は認められなかった．

> **問題点と追加検査**

臨床症状(間欠的な食欲不振と嘔吐)，肝酵素値とCRPの変化(上昇と低下を繰り返す)，超音波像(胆嚢壁の不整な肥厚性病変，胆石様所見)から，胆嚢炎および胆石症を疑った．肝実質のエコー源性の変化(肝葉によってエコー源性が異なる，軽度の腫大)からは胆嚢炎の上行性感染を疑ったが，腫瘍および非感染性炎症性疾患の可能性も残った．胆嚢炎の診断および肝実質の異常についてさらなる情報を得るため，追加検査として超音波ガイド下での経皮経肝胆嚢穿刺による胆汁採取および肝臓のFNBを実施することにした．

■ **胆汁検査**

胆汁は濃緑色で沈渣は少量であった．沈渣の塗抹検査では，集塊状の双球～連鎖状のグラム陽性球菌が観察された

5. エコーで胆嚢内に異常

図2 胆嚢の超音波像
胆嚢壁が不整に肥厚し，壁に沿って小型結石様の像がみられる．リニア型プローブの画像は(**b**)，マイクロコンベックス型プローブ(**a**)に比べて鮮明で，胆嚢壁の評価を含め詳細な観察が可能である．

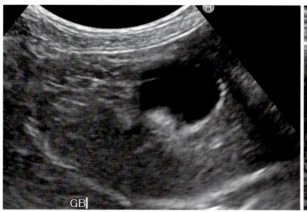
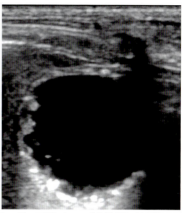

a マイクロコンベックス型プローブを使用した画像．　　**b** リニア型プローブを使用した画像．

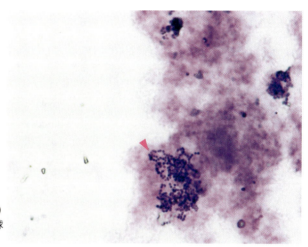

図3 胆汁の顕微鏡像（グラム染色）
集塊状の双球〜連鎖状のグラム陽性球菌が確認される（▶）．

（**図3**）．結晶や細胞成分は認められなかった．

■ 肝臓のFNB

著変は認められなかった．

診断・治療方針

臨床症状および経過とここまでの検査結果に加え，胆汁検査で細菌が認められたため，**細菌性胆嚢炎**と診断した．肝酵素値の上昇に関しては胆嚢炎から波及した胆管炎が疑

胆嚢穿刺による胆汁採取

　胆嚢穿刺による胆汁採取は，腹腔内への漏出による胆汁漏出性腹膜炎を引き起こしうることからやや危険性を伴う検査であるため，飼い主との十分なインフォームドコンセントが必要です．しかし，適応になる状況はそれほど多くないでしょう．胆泥が存在するというだけでは適応にはならず，また胆嚢粘液嚢腫を疑う所見がある場合にも検査を実施するメリットは乏しいと考えられます（というより胆嚢内容物の粘稠性が高くて吸引できない）．本症例のように感染を疑う状況であれば，実施する価値があると思います．

　穿刺のポイントとしては，次の3点があげられます．

① 肝臓を経由して胆嚢を穿刺する
② 穿刺できた場合はできるだけ胆汁を抜ききる
③ 22 Gより太い針を用いる

①と②は胆汁が漏出した場合の影響をできるだけ小さくするため，③は胆汁に粘稠性がある場合に細すぎる針ではうまく吸引できないためです．

　この症例はおとなしい犬であったため無麻酔下で行うことができましたが，そうではない犬や猫の場合には，鎮静を検討する必要があります．

われたが，確定はできなかった．

　胆汁の塗抹染色結果からはグラム陽性球菌が起因菌と考えられ，腸球菌の感染が疑われた．さらに，これまでメトロニダゾールとエンロフロキサシンの投与も行われていたが，反応が認められなかったことから，腸球菌の感受性が高いとされ抗菌スペクトラムも広いクラブラン酸アモキシシリンを投与し，反応をみることにした．

■ 細菌培養検査・薬剤感受性試験

　被検菌名は*Enterococcus* spp.であった．薬剤感受性試験では，ペニシリン系抗菌薬に感受性，セフェム系，トリメトプリム・サルファ合剤，アミノグリコシド系抗菌薬に耐性，ニューキノロン系抗菌薬は感受性〜中間であった．

経過

　クラブラン酸アモキシシリンに対して感受性を示し，また嘔吐や食欲不振の改善も認められていたため，同じ薬物の投与を継続することにした．

5. エコーで胆嚢内に異常

気腫性胆嚢炎

気腫性胆嚢炎は，胆嚢内にガス産生菌が感染して増殖し，胆嚢内にガスの貯留を認めるものです．胆嚢破裂のリスクが高いため，発見時に破裂する可能性が高いと判断された場合や，初期治療に対する反応が悪い場合には，早期の胆嚢摘出を検討すべきです．気腫性胆嚢炎の診断は，胆嚢炎の診断方法（下の診断と治療のエッセンスを参照）に加え，画像検査で胆嚢内のガス貯留を確認することによります．X線検査のほか，超音波検査によってもガス貯留を確認することができます（図4）．

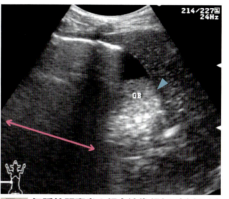

図4 気腫性胆嚢炎の超音波像（別の症例から）
胆嚢（GB）内に"dirty（汚い）"音響陰影が観察される（↔）．また，胆泥（▶）もみられる．この症例は，試験開腹により気腫性胆嚢炎と確認された．

診断と治療のエッセンス

細菌性胆嚢炎・胆管炎

犬の胆嚢炎は比較的まれな疾患で，総胆管を介した腸管からの上行性感染による細菌性胆嚢炎が多いとされています．胆嚢の炎症および感染のほか，さらに胆管を介して肝実質に病変が波及し，肝内で胆管炎を起こすこともあります．また，合併症あるいは併発症として胆石症，肝外胆管閉塞などがあげられます．症状としては，発熱，活動性の低下，食欲不振，嘔吐，腹痛など，感染あるいは前腹部の炎症を示唆する非特異的なものが多く，本症例のように慢性化して症状を繰り返すことも多いです．

診断

◎検査所見
血液検査所見は非特異的で，関連する肝内胆管炎や胆汁うっ滞を示唆する所見（ALP，GGTなどの胆管系優位の肝酵素値上昇，まれに黄疸）が得られることがあります．炎症反応を示唆する所見（WBCやCRPの上昇）もよく認められます．腹部超音波検査では，本症例のように胆嚢壁の肥厚や胆石などが認められることがありますが，必ず認められるというわけではないようです．腹部X線検査では，胆石が認められることがあります．また，まれに起こ

る気腫性胆嚢炎（p.177のコラム「気腫性胆嚢炎」を参照）の場合には，前腹部の胃とは異なる部位にガス陰影を認めることがあります．胆汁の細菌培養検査結果が陽性であれば，臨床症状やほかの検査結果とあわせることで，診断を下すことができます．

◎**診断のポイント**

　診断におけるポイントとしては，第一に前腹部の強い炎症反応を示唆する臨床症状および検査所見（発熱，腹痛，嘔吐，CRPの高値），胆嚢の超音波像（胆嚢壁の肥厚，胆石の存在）などでしょう．鑑別診断で最も気をつけなければならない疾患としては，膵炎があげられます．たとえば胆石は偶発所見であることも多く，また上記の臨床症状は膵炎においても典型的なものであり，膵炎でも肝臓に炎症が波及して肝酵素値が上昇していることが多いです．さらに，胆汁うっ滞も胆嚢炎と膵炎の両者で起こりえます．罹患率そのものはおそらく膵炎のほうが高いということを考えると，胆嚢炎の診断のステップとして，膵特異的リパーゼの測定は必須であるといえます．

　第二のポイントは，胆汁検査であると考えられます．胆嚢穿刺は合併症に注意しなければならない手技です（p.176のコラム「胆嚢穿刺による胆汁採取」を参照）．しかし，基本的な方法は膀胱穿刺などと同様であり，超音波ガイド下での穿刺に習熟していれば，手技自体はそれほど難しくありません．合併症の胆汁漏出性腹膜炎を予防するためには，肝臓を経由して胆嚢にアプローチすることと，穿刺後はできるだけ胆汁を抜ききることが重要とされています．また，非可動性の胆泥が重度に貯留している場合や，胆嚢粘液嚢腫を示唆する所見がみられる場合には，合併症のリスクが高いだけでなく，胆汁の粘稠性が高く穿刺しても胆汁を抜去することができないおそれがあるため，胆嚢穿刺の適応になりません．

治療　治療は，まずは細菌培養検査と薬剤感受性試験の結果に基づいて抗菌薬を投与します．投薬の期間に確かな基準はありません．3〜4週間という記述もありますが，耐性菌の発生を予防するという観点からも，約1週間の短期間の使用が望ましいかもしれません．胆嚢穿刺が困難である場合には経験的な投薬が行われます．胆汁から分離される細菌は腸管由来のもので，*Escherichia coli* をはじめとするグラム陰性桿菌が最も多いものの，本症例で分離された *Enterococcus* spp. などのグラム陽性球菌，嫌気性菌など，さまざまです．これらをカバーするため，抗菌スペクトラムが広い抗菌薬を選択すべきです．たとえばクラブラン酸アモキシシリンなどが選択肢になります．

　また，胆嚢炎は外科的治療（胆嚢摘出）が選択肢になることもあります．適応は，抗菌薬の投与を中止すると再発を繰り返す症例や，気腫性胆嚢炎の症例などがあげられます．胆嚢摘出を実施する場合には，肝生検も同時に行い，両者の病理組織検査とあわせて細菌培養検査も実施すべきであると考えられます．

5. エコーで胆嚢内に異常

ケース15
胆嚢粘液嚢腫の犬

福島建次郎

プロフィール

①ミニチュア・シュナウザー，13歳，避妊雌，体重5.9 kg.

主訴

急性の嘔吐，活動性および食欲の低下，黄疸.

これまでの経緯

3日前より急性の②嘔吐，活動性の低下，食欲廃絶を認め，動物病院を受診した．血液検査では③WBC 50,500 / μL，ALT 1,430 U/L，ALP＞14,000 U/L（測定限界超過），T-Bil 9.4 mg/dLと，肝酵素値の上昇および黄疸が認められた．腹部超音波検査では，**胆嚢壁の肥厚および胆嚢内貯留物**が認められた．ウルソデオキシコール酸，抗菌薬の投与，輸液などによる対症療法を行ったところ，T-Bilは5.2 mg/dLまで低下した．しかし，臨床症状の改善が認められず血液検査値の異常も続いたため，原因の精査および治療の目的で当院を紹介受診した．

当院初診時の検査結果

■ 身体検査

体温39.1℃，脈拍数90 /分，呼吸数54 /分．症例の活動性は著しく低下しており，食欲は廃絶，自力での飲水はみられないとのことであった．嘔吐は発症日には頻回にわたり認められたが，来院時は回数がやや減っていた．

ここがポイント！

①胆嚢粘液嚢腫の好発犬種・好発年齢

過去の報告によると，胆嚢粘液嚢腫はコッカー・スパニエルに多いとされ，そのほかにミニチュア・シュナウザーやシェットランド・シープドッグなどもあげられています．われわれが実施した後ろ向き研究では，わが国における好発犬種は，ポメラニアン，アメリカン・コッカー・スパニエル，シェットランド・シープドッグ，ミニチュア・シュナウザー，チワワなどでした．また，比較的高齢の症例が多く，診断時の平均年齢は9〜10歳という報告が多いとされています．このような特徴を知っておくことが，本疾患を疑うきっかけの一つになります．

②症状は非特異的

胆嚢粘液嚢腫の臨床症状としては，嘔吐や食欲不振，活動性の低下が認められることが多いとされています．また，触診で腹部痛が認められることもあります．

③血液検査では肝胆道系に関連した数値・炎症マーカー・凝固系に注意

血液化学検査では，肝酵素(ALP, ALT, AST, GGT)とT-Bilの高値が認められることが多く，さらに軽度の低アルブミン血症を呈することもあります．全血球計算ではWBCの増加が認められることが多いとされています．また，この症例のように凝固系検査で異常値(**表1**)が認められることもしばしば経験します．これは，脂溶性ビタミンであるビタミンKの吸収不良に伴い，肝臓で合成されるビタミンK依存性凝固因子(第Ⅱ，Ⅶ，Ⅸ，Ⅹ因子)が枯渇しているためという場合もあります．そのため，非経口的なビタミンK補充を検討してもよいかもしれません．播種性血管内凝固(DIC)に関連した凝固系異常の場合には，その後の治療方針に細心の注意が必要です．

表1 血液検査の結果

項目（単位）	測定値
Ht（%）	35
WBC（/μL）	61,900
RBC（×10⁴/μL）	498
Plt（×10⁴/μL）	31.6
PT（秒）	8.3
APTT（秒）	23.3
FDP（μg/mL）	5.0
BUN（mg/dL）	6.6
Cre（mg/dL）	0.4
ALT（U/L）	1,374
ALP（U/L）	16,724
T-Bil（mg/dL）	4.1
T-Chol（mg/dL）	557
TG（mg/dL）	1,756
CRP（mg/dL）	20
Spec cPL™（μg/L）	＞1,000

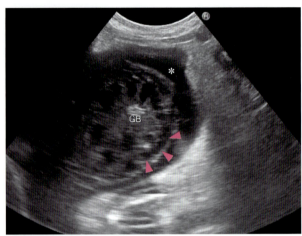

図1 胆嚢の超音波像
胆嚢（GB）内に，壁に沿って低エコー源性の蓄積物が認められ（▶），中心部には高エコー源性の胆泥が貯留している．胆嚢周囲に限局性の腹水の貯留が認められる（*）．

ここがポイント！

④高脂血症は胆嚢粘液嚢腫と関連する因子の一つ

病態の詳細なメカニズムは明らかにされていませんが，われわれの過去の研究では，高脂血症と胆嚢粘液嚢腫には有意な関連性が認められています．高脂血症は胆嚢粘液嚢腫の症例の約半数で認められます．ヒトでは，高トリグリセリド血症により胆嚢の運動性が低下することが知られています．犬でも同様の機構が胆嚢粘液嚢腫の病態発生に関与している可能性があるのではないかと考えています．そのほかに胆嚢粘液嚢腫との関連がみられる疾患としては，副腎皮質機能亢進症と甲状腺機能低下症が報告されています．また，近年，シェットランド・シープドッグにおいて，*ABCB4*遺伝子の挿入変異が胆嚢粘液嚢腫の発症と関連性があるのではないかと注目されていました．しかしながら，その後の研究では有意な関連性は認められなかったと報告されており，遺伝的な背景はまだ明らかにされていません．

■ 血液検査

血液検査ではWBCの増加，肝酵素値の上昇，T-Bilの高値，③CRPの上昇，APTTの延長，FDPの上昇，④高脂血症を認めた（**表1**）．また，外注検査で測定した膵特異的リパーゼ（Spec cPL™）の値は＞1,000 μg/L（測定限界超過）であり，著しい高値を示した．

■ 腹部超音波検査・腹水検査

胆嚢内において，壁に沿って低エコー源性の貯留物を認め，中心部に高エコー源性の胆泥貯留が認められた．この所見より，胆嚢粘液嚢腫が強く疑われた．また，胆嚢周囲に無エコー源性の液体貯留が認められた（**図1**）．

胆嚢破裂の可能性を疑い，腹腔穿刺により腹水を採取した．院内の生化学検査機器で腹水上清のT-Bil値を測定したところ，3.9 mg/dLと血漿中濃度と比較して低く，明らかな胆汁漏出を疑わせる所見は得られなかった．

5. エコーで胆嚢内に異常

胆嚢粘液嚢腫の典型的な超音波像は星型やキウイフルーツ型

胆嚢粘液嚢腫の超音波像のポイントは，次の2点です．

・辺縁に低エコー源性の粘液が貯留
・中心部に高エコー源性の胆泥が貯留

この2点については粘液貯留の程度により，さまざまなエコーパターンを呈することがあります（**図2**）．

胆嚢粘液嚢腫の犬43例に関するある報告では，術中所見として胆嚢壁の壊死が全体の18.6%で認められており，そのほとんどで胆嚢壁の破綻もしくは腹腔内への胆汁漏出が認められたとされています．また，腹腔内や胆嚢周囲への胆汁漏出の痕跡は，全体の37.2%で認められたとしています．そのため，腹部超音波検査で胆嚢粘液嚢腫が疑われた際には，胆嚢破裂の所見がないかどうかも注意深く評価する必要があります．

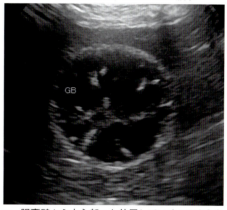

図2 胆嚢粘液嚢腫の超音波像（別の症例から）
GB：胆嚢，LIVER：肝臓，ASCITES：腹水

a 胆嚢壁から中心部へと伸展していくかのような低エコー源性の蓄積物が認められる．胆泥はいわゆる星状パターン（stellate pattern）を呈している．

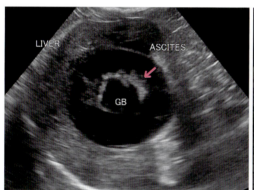

b 胆嚢壁に沿うように低エコー源性の蓄積物が認められ，胆泥は中央（→）に集積している．典型的な星状パターンではないが，このように中央部の胆泥が円形にみえるパターンにもしばしば遭遇する．

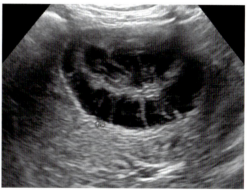

c 胆嚢壁に沿って，放射線状の筋がみられる低エコー源性の蓄積物が認められる．このような像は典型的なキウイフルーツ状パターンとよばれている．高エコー源性の胆泥は中央部に残存している．

⑤肝胆道系疾患の外科手術について

肝胆道系疾患の周術期死亡率は数%とも約40%ともいわれているため，飼い主とのインフォームドコンセントは非常に重要であるといえます．また，近年は胆嚢粘液嚢腫の外科手術における予後因子についての報告がなされており，術後の低血圧，乳酸値の高値，Htの低値が予後不良因子であるとされています．とくに，術後の低血圧は死亡リスクが20倍になるとされており，注意すべきポイントだと思います．術後の低血圧は，手術時間の長さ，不適切な輸液，全身性炎症反応症候群（SIRS）などの結果ではないかと考察されており，術中に血圧を注意深くモニタリングし，積極的に対処することが重要であると考えられます．そのほかに，胆嚢粘液嚢腫にかぎらず肝胆道系手術に関連する危険因子としては，年齢，麻酔前の心拍数，BUN，Cre，T-Bil，PT，Albなどの血液検査値の異常があげられています．

ここがポイント！

膵臓の腫大やエコー源性の変化は認められなかった．そのほか，副腎を含めて腹腔内臓器に明らかな異常は認められなかった．

診断・治療方針

血液検査の結果（黄疸，肝酵素値の上昇，CRPの高値）および腹部超音波検査の結果（胆嚢内の特徴的な超音波像）から，症状は胆嚢粘液嚢腫に関連したものである可能性が高いと判断した．Spec cPL™は高値であったが，腹部超音波検査では急性膵炎を疑わせる所見は認められなかった．また，胆嚢破裂の可能性も完全には否定できなかったため，当院外科で胆嚢摘出術を行うことを念頭に試験開腹を実施することにした．

外科手術

腹部正中切開により開腹し，右側傍肋骨切開を加えた．胆嚢と肝右葉の間に黄色混濁液の貯留が認められたが（無菌的に採取し細菌培養検査を実施），胆嚢の肉眼的な破裂は確認できなかった．胆嚢管周囲は軽度の癒着を起こしていたが，モスキート鉗子および綿棒を用いてこれを慎重に剥離し，胆嚢管遮断後に胆嚢摘出術を実施した．腹腔内を温めた生理食塩液で洗浄したのち，腹腔ドレーンおよび経胃空腸瘻チューブを留置し，常法に従い閉腹した．なお，膵臓に肉眼的な異常は認められなかった．

⑤術後の経過は良好であり，術後4日目から少しずつ食欲が回復し，術後7日目に退院となった．

■ 胆嚢の病理組織検査

摘出した胆嚢の病理組織検査の結果は，**胆嚢粘液性過形成（いわゆる胆嚢粘液嚢腫）**であった．なお，胆嚢窩貯留液の細菌培養検査の結果は陰性であった．

5. エコーで胆嚢内に異常

診断と治療のエッセンス

胆嚢粘液嚢腫

診断　胆嚢粘液嚢腫は，胆嚢内の濃縮された胆汁およびムチンの過剰な蓄積を特徴とする疾患であり，高齢の小〜中型犬で多く認められます．本症は，高脂血症，副腎皮質機能亢進症，甲状腺機能低下症などとの関連性が示唆されています．また，近年はノミ・ダニ駆除薬に含まれるイミダクロプリドという成分との関連性も示唆されているため，投薬歴に注意を払う必要があります．胆嚢粘液嚢腫の診断のポイントは，とにかく腹部超音波検査だと考えられます．p.181のコラムに示した特徴的なパターンが観察され，それをもとに疑う例がほとんどです．

治療　一方，治療に関して，胆嚢粘液嚢腫はすべて外科的に摘出すべきかどうかは非常に難しい問題だと思います．明らかに胆嚢粘液嚢腫に起因しているとみられる症状（嘔吐，食欲不振，黄疸など）がある場合や，胆嚢粘液嚢腫による胆嚢破裂が疑われる場合などは，手術の実施を迷うことはないでしょう．しかしながら，肝酵素値の軽度の上昇しか認められない場合や，まったくの無症候で偶発的に胆嚢粘液嚢腫がみつかった場合などは，外科手術に踏み切るべきか判断に迷うこともしばしばあります．

甲状腺機能低下症を併発した胆嚢粘液嚢腫の犬2例において，レボチロキシンやウルソデオキシコール酸などを用いた内科的治療により，胆嚢内の粘液が消失したとのケースレポートもあります．軽症例では，しばらく内科的治療を試してみるのも選択肢の一つかもしれません．1例だけではありますが，筆者もウルソデオキシコール酸と低脂肪食を用いた治療により，超音波検査で粘液が確認されなくなった症例を経験しています．

2013年の日本獣医内科学アカデミー（JCVIM）学術大会において，獣医肝胆膵 Study Group 主催のシンポジウムが開催され，胆泥症と胆嚢粘液嚢腫に関して，専門家どうしの意見交換が行われました．多くの意見としては，胆嚢粘液嚢腫では粘液貯留の進行に伴い胆嚢壁の壊死が進行し，いずれは破裂を招くため，積極的に摘出すべきであろうという考え方が一般的でした．現状では，治療の第一選択は外科的な胆嚢摘出術であると考えてよいのではないでしょうか．しかし，前述のように代謝・内分泌系の基礎疾患を伴っていないかどうか注意深く評価する必要があり，緊急を要する状況でなければ併発疾患のコントロールを優先するのも選択肢の一つかもしれません．また，外科手術に伴うリスクを十分に検討し，飼い主と話し合うことも重要です．

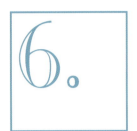

肝性脳症

ケース16
先天性門脈体循環シャントの犬

福島建次郎

ここがポイント！

①cPSSで生じるさまざまな症状

cPSSの臨床症状としては，沈うつ，流涎，ふらつきなどの肝性脳症様の症状が多くみられると思われます．しかしながら一部の症例では，血尿や排尿困難などの泌尿器系の症状，嘔吐などの消化器症状など，無関係に思える臨床症状で来院することや，無症状の場合もあるため，注意が必要です．少なくとも上記のような症状を呈する若齢動物では，血液検査項目に積極的にNH_3を加えるべきかもしれません．

②cPSSの血液検査所見

門脈体循環シャント（PSS）の診断において，カットオフ値を85 μg/dLとしたときの空腹時の血漿NH_3の感度は96.1％，特異度は92.4％であると報告されており，空腹時の血清TBAよりも有用であるとされています．しかしながら，われわれが行った研究では，cPSSの犬172症例のうち空腹時の血漿NH_3が85 μg/dL以上であった症例は全体の約65％でした．逆にいえば，cPSSであっても血漿NH_3が低い症例が約35％あったことになります．このような相違は，わが国におけるcPSSの解剖学的分類の相違によるものかもしれません（p.190のコラム「わが国で多くみられる犬のcPSSのタイプと臨床的な特徴」を参照）．一方，われわれの研究では食後の血清TBAが30 μmol/L

（次ページへつづく）

プロフィール

パピヨン，雄，3歳，体重2.6 kg．

主訴

流涎，ふらつき，先天性門脈体循環シャント（cPSS）の疑い．

これまでの経緯

3カ月齢より①流涎とふらつきが間欠的に認められており，動物病院を受診した．血液検査で②血漿NH_3が262 μg/dLと高値であり，血清TBAが食前で63.5 μmol/L，食後で98.2 μmol/Lと高値を示したため，cPSSが疑われた．この時点では，飼い主は外科手術による治療を希望せず，肝疾患用療法食，ラクツロース，ウルソデオキシコール酸の投与で経過をみることになった．

その後も肝性脳症の症状や尿酸アンモニウム結石による①尿路閉塞などを繰り返していたが，臨床症状の発現頻度が増してきたとのことで，3歳9カ月齢の時点で当院を紹介受診した．

当院初診時の検査結果

問診中に肝性脳症の発作を起こしたため，静脈ラインを

6. 肝性脳症

肝性脳症で選択すべき輸液製剤と投与時の注意点

　高アンモニア血症を伴う肝性脳症の輸液治療では，どのような輸液製剤を用いるべきでしょうか．筆者はこのとき酢酸リンゲル液を選択しましたが，のちにこれは適切ではなかったと気づき，反省しました．

　イオン化されていないアンモニア分子（NH_3）は細胞膜を容易に透過しますが，アンモニウムイオン（NH_4^+）は透過できません．細胞外液と細胞内液の間では，これらが平衡を保っています（$NH_3 + H^+ \Leftrightarrow NH_4^+$）．この平衡は，アルカローシスでは$NH_3$側に傾き，中性のpHやアシドーシスでは$NH_4^+$側に傾きます．そのため，アルカローシスの状態ではアンモニアは容易にニューロン内に入ることができます．血漿アンモニア濃度が同じであっても，アルカローシスを起こしている場合のほうがより重篤な肝性脳症を引き起こすおそれがあるのです（図1）．輸液製剤に含まれる乳酸や酢酸は，肝臓や骨格筋で重炭酸に変換されることにより，血中pHをアルカリ化します．既述のように高アンモニア血症の症例ではアルカローシスの状態は回避すべきであるため，筆者は乳酸，酢酸，重炭酸を含まない輸液製剤を選択するようにしています．

　また，低カリウム血症もアルカローシスおよび肝性脳症発作を悪化させることがあります．血中カリウム濃度が低くなると，細胞内のカリウムイオンと細胞外のナトリウムイオンおよび水素イオンとの交換輸送が起こり，細胞外アルカローシスおよび細胞内アシドーシスが生じます．アンモニアはNH_3として細胞内に入り，細胞内ではアンモニウムイオン（NH_4^+）化されるため，細胞外へ出ることができなくなり，ニューロン（神経細胞）はさらにアンモニアを蓄積することになります．

　肝性脳症を引き起こしうる病態（cPSS，肝不全など）では，低血糖の状態に陥ることも多いため，筆者は次の3点に注意して輸液を実施しています．

・**アルカローシスにしない！**
　乳酸，酢酸，重炭酸を含まない輸液製剤を選択する．
・**低カリウム血症に注意する！**
　電解質を測定し，カリウムを輸液製剤に添加して補正する．
・**低血糖に注意する！**
　糖を含む輸液製剤を選択するか，あるいは糖を添加する．

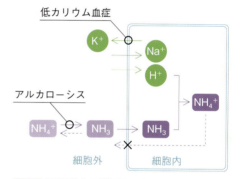

図1　肝性脳症の増悪因子とアンモニアの動き
○ 促進，× 阻害．

> **ここがポイント！**
> を超えていた症例は全体の99.3％であり，やはり食後の血清TBAは非常に高感度の指標であるといえます．ただし，以前から指摘されているとおり特異度が低いことは明らかであるため，cPSSの診断では画像検査を含めた総合的な判断が求められます．

185

表1 血液検査の結果

項目（単位）	測定値
Ht (%)	41
WBC (/μL)	25,900
RBC ($\times 10^4/\mu$L)	688
Plt ($\times 10^4/\mu$L)	16.3
ALT (U/L)	67
ALP (U/L)	603
BUN (mg/dL)	17.0
Cre (mg/dL)	0.4
Glu (mg/dL)	58
NH$_3$ (μg/dL)	748
Ca (mg/dL)	10.1
Na (mEq/L)	169
K (mEq/L)	3.9
Cl (mEq/L)	128

確保し，糖加酢酸リンゲル液の輸液を開始した．同時に採血を実施し，血液検査を行った．輸液速度は10 mL/kg/時で，2～3時間急速輸液し，その後徐々に速度を落とした．

■ 身体検査

体温39.0℃，脈拍数48/分，呼吸数30/分．

■ 血液検査

血液化学検査で著しい高アンモニア血症，低血糖，高ナトリウム血症，高クロール血症を認めた（**表1**）．

緊急処置と検査方針

■ 緊急処置

高アンモニア血症を伴う肝性脳症の発作が起こっていたため，急速輸液およびラクツロース浣腸処置（ラクツロース：微温湯＝3：7）で症状のコントロールを試みた．症状が安定した段階で，X線検査，腹部超音波検査，全身麻酔下での門脈造影CT検査を実施し，確定診断を下すことにした．

処置開始から1時間後にはNH$_3$が347 μg/dLに低下した．Glu（血糖値）は84 mg/dLに上昇し，意識レベルも回復してきた．処置開始から8時間後にNH$_3$が156 μg/dLに低下し，電解質もNaは154 mEq/L，Kは4.5 mEq/L，Clは123 mEq/Lと改善が認められた．まずは腹部超音波検査を実施し，輸液を一晩継続したうえで翌日に門脈造影CT検査を実施することにした．

■ 腹部超音波検査

右側肋間からの短軸断面像において，門脈(PV)径が大動脈(Ao)径と比較して明らかに小さかった（PV/Ao＝0.57）．しかしながら，右側前腹部の長軸断面像，左側前腹部の長軸断面像ではシャントを疑わせるような血管走行は認められなかった．

6. 肝性脳症

腹部超音波検査でのcPSSの描出

cPSSが疑われた際には，腹部超音波検査が有用です．基本的な描出方法をマスターしておけば，6～7割は診断可能だと思います．筆者は，次の3つの断面で評価するようにしています．

①右側肋間からの短軸断面像

肝門部を描出して，門脈径(PV)と大動脈径(Ao)を測定し，PV/Aoを算出します．PV/Ao<0.65であれば，肝外性cPSSである可能性が高いとされています（**図2**）．

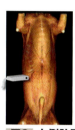
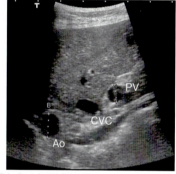

図2　右側肋間からの短軸断面像
動物を仰臥位あるいは左側臥位に保定し，第11～13肋間から横断面を描出する．このとき，リファレンスマークは腹側に向ける．
Ao：大動脈，CVC：後大静脈，PV：門脈

②右側前腹部からの長軸断面像

長軸断面で門脈，後大静脈，大動脈を描出し，カラーフローマッピングで血流をみながらシャント血管の起始～流入部を探します（**図3**）．

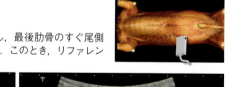

図3　右側前腹部からの長軸断面像
動物を右側臥位あるいは仰臥位に保定し，最後肋骨のすぐ尾側で，腹直筋の脇から長軸方向で描出する．このとき，リファレンスマークは尾側に向ける．

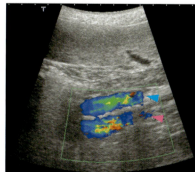
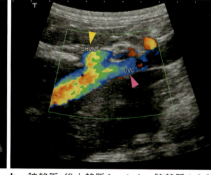

a この断面では大動脈，後大静脈（▶），門脈（▶）が同一画面上に並走して描出されるため，シャント血管の流入地点を探すのに適している．

b 脾静脈-後大静脈シャント．脾静脈から起始したシャント血管が後大静脈（▶CVC）に流入しているのが確認できる（▶SHUNT）．

③**左側前腹部からの長軸断面像**

　長軸断面で後大静脈を描出し，カラーフローマッピングを利用しながらシャント血管の流入部を探します（**図4**）．または，蛇行したシャント血管が描出されることもあります．

図4　左側前腹部からの長軸断面像
動物を左側臥位に保定し，最後肋骨のすぐ尾側で，腹直筋の脇から，長軸方向で描出する．このときリファレンスマークは尾側に向ける．超音波像は右胃静脈−後大静脈シャントのもの．右胃静脈から起始したシャント血管（SHUNT）がプローブに接近，反転し，後大静脈（CVC）に流入する様子が観察できる．

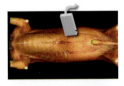

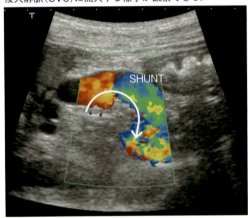 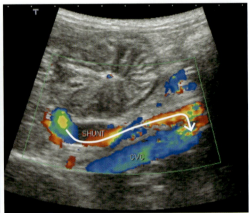

■ **門脈造影CT検査**

　脾静脈から発生し，左胃静脈および横隔静脈に流入したのち後大静脈へと流入するシャント血管が認められたため（**図5**），cPSS（脾静脈−横隔静脈シャント）と確定診断した．また，肝内門脈枝の発達はきわめて低かった．そのほかに，左右の腎結石と膀胱結石が確認された．

外科手術・経過

　飼い主と相談したうえで，第10病日に当院外科でシャント血管結紮術を実施した．門脈圧は，シャント血管の仮

6. 肝性脳症

図5 門脈造影CT像
CVC：後大静脈，Ao：大動脈

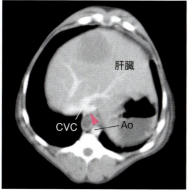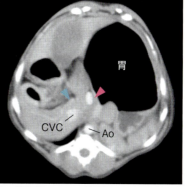

a 前腹部の横断面．シャント血管（▶）が横隔静脈を介して後大静脈に流入しているのが確認できる．

b 肝門部レベルの横断面．肝内門脈（▶）の発達はきわめて悪い．胃の内側にシャント血管（▶）が確認できる．

遮断の前後で4 mmHgから34 mmHgに上昇したため，完全結紮は不可能であると考え，シャント血管周囲にセロファンをゆるやかに巻きつけて閉腹した．

第24病日に，抜糸および再検査を行った．発作は起こっておらず，全身状態も良好であった．血液検査ではGluが66 mg/dLとやや低めであったが，NH$_3$は75 µg/dLであり摂食から5時間後の測定値であるものの基準範囲内であった．腹部超音波検査を実施したところ，微量の腹水が認められ，門脈圧の亢進が疑われたため，利尿薬としてトラセミド（0.1 mg/kg，SID）を処方した．手術時に採取した肝臓組織の病理組織検査の診断結果は，原発性門脈低形成（肝内微小血管異形成）であった．

第78病日に，③TBA測定などの再検査を行った．発作は1回も起こっておらず，全身状態はきわめて良好であった．血液検査ではGlu 82 mg/dL，NH$_3$ 20 µg/dL，TBAは食前で12.1 µmol/L，食後で13.0 µmol/Lであり，いずれも基準範囲内であった．腹部超音波検査では腹水は認められず，利尿薬の投与を終了した．

> **ここがポイント！**
>
> **③cPSSの術後評価について**
>
> 当院では，シャント血管の結紮に際してセロファンバンディング法を選択することが多く，その場合には術後約3カ月でTBAを再度評価するようにしています．シャント血管がおおむね閉鎖していれば，TBAは低下していることが多いという印象です．しかしながら，cPSSの症例のなかには原発性門脈低形成（微小血管異形成）を併発しているものが多く，その場合はTBAが完全には正常化しないこともよくあります．手術後，数カ月が経ってもNH$_3$の高値やTBAの著しい高値が持続するようであれば，再度門脈造影CT検査を実施することにしています．

わが国で多くみられる犬のcPSSのタイプと臨床的な特徴

世界小動物獣医師会（WSAVA）は，犬のcPSSを次の4つに分類しており，これ以外はきわめてまれであるとしています．

- 脾静脈-後大静脈シャント
- 脾静脈-奇静脈シャント
- 右胃静脈-後大静脈シャント
- 右胃静脈-奇静脈シャント

しかしながら，筆者はわが国では上の4つとは異なるタイプのシャントが多い印象をもっています．そこで，当院に来院しCT検査でcPSSと診断された症例を対象に，シャントタイプの分類と臨床的な特徴について調査しました．対象の条件に合致した172症例を解析したところ，最も多かったのは脾静脈-横隔静脈シャント（37.2%）であり，脾静脈-奇静脈シャント（22.1%），右胃静脈-後大静脈シャント（16.9%），脾静脈-後大静脈シャント（12.2%）がそれに続く結果になりました（図6，7）．

さらに，この4つの症例について臨床的な特徴を比較したところ，脾静脈-横隔静脈シャントと脾静脈-奇静脈シャントは，ほかの2つのタイプよりも診断時の年齢が有意に高いことが明らかになりました．また，脾静脈-横隔静脈シャントは，ほかのタイプと比較してPV/Aoが有意に大きいことが明らかになりました．脾静脈-横隔静脈シャントで

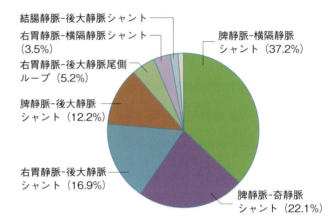

図6 当院における肝外性cPSSのタイプ分類

は，シャント血管が横隔膜と肝臓により圧迫されるため，シャント血流が減少すると考えられています．そのため，比較的高齢になるまで無症候性であったり，肝内門脈枝がよく発達していることがしばしばあります．このタイプのシャントは，PV/Aoが比較的正常に近い症例が多いです．また，血管走行の性質上，腹部超音波検査での診断が難しい場合が多いため，当院では門脈造影CT検査でようやく確定診断に至ることもしばしばです．わが国ではこのタイプのシャントが多いと推測されるため，注意して診断を進める必要があります．当院では，引き続きシャントのタイプによる臨床的な特徴の差異について解析していくつもりです．

6. 肝性脳症

図7 CT検査でみるわが国に多いcPSSのタイプ
● 動脈系，●● 静脈系，● 門脈系，● シャント血管．

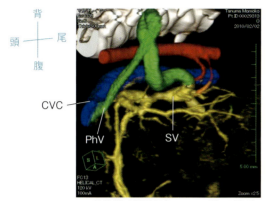

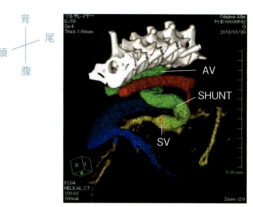

a 脾静脈-横隔静脈シャント（左頭側観）．脾静脈（SV）から起始したシャント血管は，頭側に向かって走行し，肝臓の頭側で横隔静脈（PhV）を介して後大静脈（CVC）に流入している．横隔静脈が平坦化していることに注目．ほかのタイプと比べて肝内門脈枝が発達している．

b 脾静脈-奇静脈シャント（左頭側観）．脾静脈（SV）から起始したシャント血管（SHUNT）は，著しく蛇行しながら背側へ向かって走行し，奇静脈（AV）に流入している．

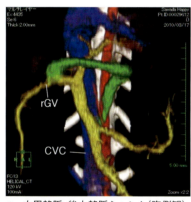

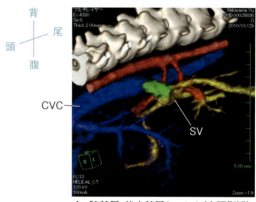

c 右胃静脈-後大静脈シャント（腹側観）．右胃静脈（rGV）から起始したシャント血管は，左側方向へと走行し，やや尾側に戻りながら後大静脈（CVC）に流入している．

d 脾静脈-後大静脈シャント（左頭側観）．脾静脈（SV）から起始したシャント血管は，短いループをつくり，後大静脈（CVC）に流入する．

診断と治療のエッセンス

先天性門脈体循環シャント（cPSS）

診断

cPSSの診断において，門脈造影CT検査はきわめて有効です．CT検査では100％に近い精度でcPSSの診断が可能です．特定のタイプのcPSSは，超音波検査での診断は困難であるため（p.190のコラム「わが国で多くみられる犬のcPSSのタイプと臨床的な特徴」を参照），CT検査の適応であると考えています．

3D再構成などの画像処理も大きなメリットがあります．その画像を利用することにより，飼い主とのインフォームドコンセントが容易になり，またシャント血管の立体構造を把握することは手術時間の短縮にもつながります．さらに，主観的なことではありますが，肝内門脈枝の発達の程度も一応チェックするようにしています．当院では，cPSSを疑う症例はすべて術前に門脈造影CT検査を実施しています．

治療

cPSSの治療方法としては，内科的治療による血中アンモニア濃度のコントロールと，外科的なシャント血管結紮術があります．cPSSの犬126例に関する前向き研究では，内科的治療（n＝27）と外科手術（n＝99）を比較したところ，外科手術のほうが有意に生存に関する予後が良好であったと報告されています．この研究は被検群の割付に多少の偏りがみられる可能性があることは否定できませんが，やはり根本的な治療方法は外科的なシャント血管結紮術であるといえるでしょう．しかしながら，この論文のなかでも内科的な保存的治療も否定されているわけではありません．とくに脾静脈-横隔静脈シャントでは，臨床症状がみられず高齢で偶発的に発見されるケースがしばしばあり，その場合は積極的には手術を勧めないこともあります．筆者は，肝性脳症などの臨床症状の有無，血中NH_3の値，肝内門脈枝の発達の程度，尿酸アンモニウム結石の有無や飼い主の意向などをもとに，総合的に判断して治療方針を立てるようにしています．

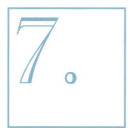

嘔吐・食欲不振

ケース17
特発性慢性肝炎の犬

金本英之

プロフィール

キャバリア・キング・チャールズ・スパニエル，避妊雌，4歳1カ月齢，体重5.7 kg．

主訴

嘔吐，食欲不振，肝酵素値の上昇．

これまでの経緯

約3カ月前より①食欲不振，間欠的な嘔吐を認め，動物病院を受診したところ，②血中肝酵素値の上昇（ALT 874 U/L，ALP 1,388 U/L，GGT 46 U/L）を認めた．抗菌薬（エンロフロキサシン），肝庇護薬（グリチルリチン酸），低脂肪食（ロイヤルカナンの消化器サポート（低脂肪））による治療を開始したが，症状，検査所見ともに改善がみられなかった．当院を受診する前日には，ALT 3,560 U/L，ALP 1,434 U/L，GGT 31 U/Lと肝酵素値の重度の上昇およびCRP値の上昇（2.95 mg/dL）が認められ（**表1**），精査のため当院に紹介された．

当院初診時の検査結果

■ 問診

来院時の活動性は以前の2割程度，食欲はやや低下して

> **ここがポイント！**
>
> ① **慢性肝炎では臨床症状が認められることは少ない**
>
> この症例は食欲不振や間欠的な嘔吐といった非特異的な症状が現れていますが，慢性肝炎では症状が認められず，肝酵素値の上昇のみが認められる症例も非常に多いです．持続的かつ有意な肝酵素値の上昇（基準範囲上限の約2倍の値が3カ月間以上続くことが目安）が認められた場合には，検査を進めていく必要があると考えられます．
>
> ② **「肝酵素値が高い＝肝炎」ではない**
>
> 犬において肝酵素値の上昇が認められた場合に，実際に慢性肝炎である症例はそれほど多くありません．肝酵素値はさまざまな疾患で上昇しうるため，プロフィールと病歴に加え，各種検査所見を検討し，一つひとつ除外診断をしていく必要があります．

表1 紹介元の動物病院での血液検査の結果

項目（単位）	紹介74日前	1日前
ALT（U/L）	874	3,560
ALP（U/L）	1,388	1,434
GGT（U/L）	46	31
CRP（mg/dL）	−	2.95

表2 血液検査の結果

項目（単位）	測定値	項目（単位）	測定値
Ht（%）	44.3	NH$_3$（μg/dL）	25
WBC（/μL）	19,200	T-Bil（mg/dL）	0.8
Band（/μL）	0	TBA（μmol/L）	食前 21.4 食後 60.7
Seg（/μL）	13,824		
Lym（/μL）	3,264	v-LIP（U/L）	42
Mon（/μL）	1,920	T-Chol（mg/dL）	286
Eos（/μL）	192	TG（mg/dL）	58
Plt（×10^4/μL）	1.3*	Na（mEq/L）	149
TP（g/dL）	7.2	K（mEq/L）	3.5
Alb（g/dL）	3.3	Cl（mEq/L）	112
ALT（U/L）	3,787	CRP（mg/dL）	1.7
ALP（U/L）	1,839	PT（秒）	10.3
GGT（U/L）	31	APTT（秒）	16.2
BUN（mg/dL）	11.6	フィブリノーゲン （mg/dL）	89
Cre（mg/dL）	0.3		
Glu（mg/dL）	102	FDP（μg/mL）	＜5.0

*キャバリア・キング・チャールズ・スパニエルであるため低値とみられる.

> **ここがポイント！**
>
> **③肝生検の前に凝固系をチェック**
>
> 肝生検の術前検査として，凝固系検査は非常に重要です．とくにフィブリノーゲンは最も重要であるといわれています．検査で異常が認められた場合には，輸血を実施する，あるいは慢性肝炎の試験的治療を行ってから生検を行うなどの方法をとります．また，短期間(1〜2週間)の低用量(0.5 mg/kg，PO，SID)のプレドニゾロン投与により，血液凝固異常の改善が期待できるとされています．
>
> **④慢性肝炎の超音波像はさまざま**
>
> 慢性肝炎における肝臓実質の超音波像はさまざまです．本症例のように活動的な炎症が起こっている場合には腫大しますが，線維化が進行している症例では萎縮していることがあります．また，辺縁の不整が認められたり，実質のエコー源性が不均一ということもあります．びまん性の変化であるという以外に，特徴は乏しいのですが，何らかの異常が認められることは多いため，注意深く所見をとることが重要です．

おり不定，飲水・排尿は問題ないが，便は軟便であった．嘔吐はこの1週間で2エピソードあったとのこと．

■ 身体検査

　体温38.3 ℃，脈拍数90 /分，呼吸数30 /分．意識清明で可視粘膜および毛細血管再充満時間(CRT)は問題なく，BCSは2.5/5と軽度に削痩していた．

■ 血液検査

　ALT 3,787 U/L，ALP 1,839 U/L，T-Bil 0.8 mg/dL，CRP 1.7 mg/dLと上昇を認めた．また，③フィブリノーゲンの低下を認めた（**表2**）．

■ 腹部超音波検査

　④肝臓はやや腫大し，辺縁は軽度に不整で，実質のエコー源性はびまん性に粗であり，一部は結節性であった（**図1**）．胆嚢には胆泥が貯留し，脾静脈は軽度に拡張していた．そ

7. 嘔吐・食欲不振

図1 肝臓の超音波像

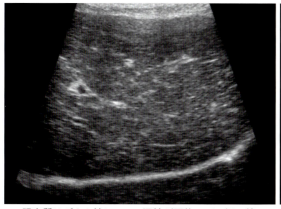 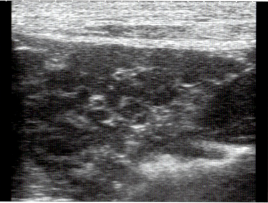

a 肝実質はびまん性にエコー源性が不均一で，短い線状もしくは点状の高エコー源性と，低エコー源性の実質が混在している．

b 肝臓の辺縁は不整で，実質に多発性結節性病変が認められる．

の他の実質臓器には著変を認めなかった．

問題点と追加検査

　本症例では，症状の問題点は食欲低下および嘔吐であり，検査上の問題点はALT優位の肝酵素値の重度の上昇，T-Bilの軽度の上昇，CRPの上昇である．食欲不振や嘔吐はさまざまな原因で起こるが，本症例では病歴，血液検査，画像検査の結果から，肝実質障害が症状を引き起こしていると考えられた．すべての肝実質障害の症例で肝生検を実施するわけではないが，本症例では肝外に原因を認めない肝酵素値の上昇が持続的であることと，試験的治療に反応しないことから，肝生検を行うことを決断した．最初に超音波ガイド下で⑤FNBを行い，腫瘍が否定されたら⑥組織生検を行うことにした．

> ここがポイント！
>
> #### ⑤FNA・FNBの目的はびまん性に浸潤する腫瘍の除外
>
> 肝疾患におけるFNAあるいはFNBの診断精度は低いです．びまん性肝疾患を疑う場合は，この検査の目的はびまん性に浸潤する腫瘍，とくに血液腫瘍の除外が第一です．さらに，詳細に所見をとることで，本症例のように病態を裏づける所見が得られることがあります．
>
> #### ⑥肝生検では複数の肝葉から採材する
>
> 肝生検では，複数箇所の採材を行うことと，銅蓄積の検査を行うことが必須です．得られる材料の大きさや数が制限される場合には，病理組織検査用のサンプルでHE染色と銅染色を両方行ってもらえるように依頼します．

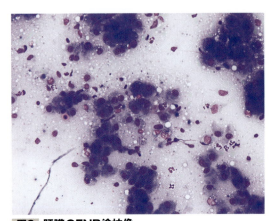

図2　肝臓のFNB塗抹像
多数の肝細胞，好中球，リンパ球，形質細胞が採取された．肝細胞は軽度の大小不同がみられ，核の大小不同も認められるが，異型性は認められない．2核の肝細胞も散見される．

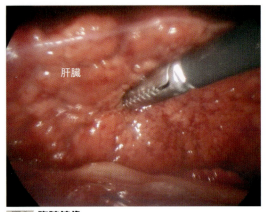

図3　腹腔鏡像
肝臓は表面が不整で凹凸が多く，色調も褪色している．

■ 肝臓のFNB

採取された細胞は肝細胞が主体であり，成熟リンパ球，好中球，形質細胞などが散見された(**図2**)．肝細胞は軽度の大小不同がみられ，2核の細胞が多く，分裂像も散見された．細胞質にはビリルビン顆粒の沈着が中等度に認められたが，変性は明らかではなかった．

ここまでの検査結果から肝炎などのびまん性肝疾患が疑われ，確定診断のため肝臓の組織生検を行うことにした．

■ 腹腔鏡下肝組織生検

50 mLの全血輸血を行い，全身麻酔下で腹腔鏡検査を行った．肉眼では肝臓表面はびまん性に不整であり，色調も不均一で，褪色していた(**図3**)．実質は非常に脆弱であった．また，腹腔内の門脈系血管が拡張しており，重度の脾腫が認められた．そのほかの臓器に明らかな異常は認めなかった．生検材料の押捺（スタンプ）標本の細胞診を行ったところ，FNBと同様の所見が得られた．

7. 嘔吐・食欲不振

図4 肝臓の病理組織像

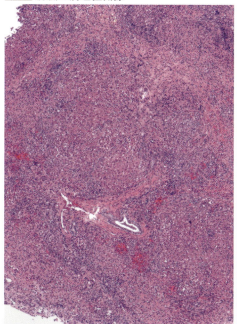

a 弱拡大.

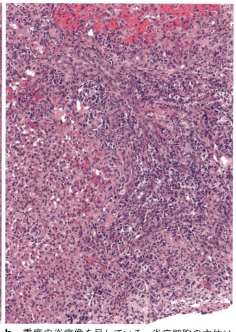

b 重度の炎症像を呈している．炎症細胞の主体はリンパ球で，好中球も多数認める．また，肝細胞壊死，出血，胆管増生を認める．

追加検査の結果・治療

　生検の結果が出るまでは，慢性肝炎と仮診断し，プレドニゾロン（0.4 mg/kg）および肝疾患用療法食による治療を開始した．そのほかに，メトロニダゾール，エンロフロキサシン，セファレキシン，ファモチジン，メトクロプラミドも処方した．

■ 肝臓の病理組織検査・銅含有量・細菌培養検査

　病理組織検査の結果は，**慢性肝炎**（好中球およびリンパ球の重度浸潤，重度の線維化，**図4**）であった．また，⑦肝臓組織の銅含有量は1,125.9 μg/乾燥gと高値であったが，銅関連性肝炎を疑うほどではないと考え，キレート薬の投与は行わなかった．細菌培養検査は陰性であった．

> ⑦銅関連性肝炎であれば
> 　銅含有量は通常1,500を超える
>
> 本症例の肝臓の銅含有量は1,000 μg/乾燥gを超えており，高値です．しかし，銅関連性肝炎ではさらに高値（>1,500 μg/乾燥g）である場合が多いことと，食事療法と抗炎症治療でも肝臓の銅濃度の低下が期待できることから，キレート剤の投与は行いませんでした．なお，組織の銅含有量の測定を受け付けている検査会社は，現在はないようです（2017年1月現在）．

⑧慢性肝炎における治療に対する反応性の評価

本症例のように著明なALTの上昇を認めている場合には，ALTが治療に対する反応性の指標になります．しかし，そうでない場合には，治療に対する反応性が悪くて肝酵素値が低下しないのか，ステロイド誘発性肝症により肝酵素値が上昇しているのか，判断が困難なことがあります．理想としては，治療開始後約3カ月で再度肝生検を行うべきであるとされています．それが不可能な場合は（飼い主の了承を得られないなど），肝酵素値だけでなく肝機能もみながら（Alb，NH_3，TBA，腹水の有無など），反応性を評価します．

ここがポイント！

経過

肝生検の2週間後の再診では，活動性はやや上昇し，嘔吐が生検後に1回認められたとのことであった．血液検査では，ALT 322 U/L，ALP 994 U/Lであり，著明な低下を認めた．CRPおよびT-Bilも低下していた．

病理組織検査の結果は仮診断と同じく慢性肝炎であり，⑧初期治療に対する反応も良好であったため，プレドニゾロンの投与は継続としたが，その他の治療薬は再検討した．メトロニダゾールとファモチジンのみを継続とし，嘔吐はマロピタントの頓服で対処することにした．

その後も経過は良好であったため，プレドニゾロンを漸減・休薬した．しかし，休薬後の定期検診で再びALT値の上昇が認められたため，プレドニゾロンの投与を再開した．初診日から2年8カ月が経過した時点では，全身状態は良好であり，低用量のプレドニゾロン投与のみで寛解を維持していた．

犬種と肝炎

慢性肝炎は，以前から犬種と関連して記述されていることが多い疾患です．ベドリントン・テリアの銅蓄積性慢性肝炎は，病因になる遺伝子変異が明らかにされており，病態の解明が最も進んでいます．そのほかに，ドーベルマン，ウエスト・ハイランド・ホワイト・テリア，アメリカン・コッカー・スパニエル，イングリッシュ・コッカー・スパニエル，イングリッシュ・スプリンガー・スパニエル，ラブラドール・レトリーバー，ダルメシアン，グレート・デーンが肝炎の好発犬種として報告されています．これらの犬種は，多くが銅関連性肝炎および特発性肝炎の素因をもつとされていますが，必ずしも銅が関与しているわけではありません．また，

それぞれの犬種における臨床的特徴および病理学的特徴は一定の傾向が認められるようですが，詳細はわかっていません．肝疾患の診療を行うにあたって重要なことは，以下の3点を理解しておくことです．

- 好発犬種であれば，持続的かつ有意な肝酵素値の上昇が認められた場合に，慢性肝炎を鑑別診断リストの上位にもっていく
- 同時に，好発犬種であっても，慢性肝炎以外の肝酵素値上昇の原因を除外する
- 好発犬種以外にも，さまざまな犬種で慢性肝炎は発生しうる

7. 嘔吐・食欲不振

診断と治療のエッセンス

慢性肝炎

診断

症状がない，あるいは非特異的であいまいな症状がみられ，かつALTを主体とする肝酵素値の上昇が認められた場合，慢性肝炎は鑑別診断リストの上位にあがってくる疾患です．しかし，考えなければならない疾患は，肝外疾患に起因する二次的な肝障害，胆道系疾患，先天性門脈体循環シャント（cPSS），中毒性・薬剤性肝障害，肝臓腫瘍，空胞性肝障害，原発性門脈低形成（微小血管異形成）など，数多くあります．慢性肝炎と診断するには，組織生検をしなければなりませんが，本当に生検の適応であるかどうかの見極めが診断のプロセスにおいて最も重要であるといえます．また，慢性肝炎は末期（＝肝硬変）になると非常に予後が悪い疾患です．たとえ症状がみられなくても，慢性肝炎の疑いが強い場合は早期に診断し，治療を開始する必要があります．症例のプロフィール（とくに犬種），症状，詳細な身体検査，肝酵素値の動き，ほかの血液検査項目，超音波検査の結果などをもとに，総合的に判断することが重要です．

治療

慢性肝炎の治療は，抗炎症量のプレドニゾロン投与，合併症の治療，肝庇護，そして銅関連性肝炎であれば銅に対する治療の4つからなります．とくに銅に対する治療（食事療法，キレート薬）が必要か否かを判断することは重要で，そのためにも肝炎が疑われたら生検時に銅の評価を必ず行わなければなりません．肝臓への銅の沈着が認められなかっ

た場合は，多くの症例で特発性慢性肝炎と診断されます．この場合，抗炎症量の副腎皮質ステロイド薬の投与は良好な反応が期待できますが，治療抵抗性を示す症例もまれに存在します．その他の選択肢として，歴史的にはアザチオプリンに関する記述があり，またラブラドール・レトリーバーにおいて慢性肝炎に一定の効果があるというデータも報告されています．特発性慢性肝炎が自己免疫疾患であるという証拠はありませんが，筆者はステロイド抵抗性の慢性肝炎において免疫抑制薬であるシクロスポリンが著効した症例を経験しています．また，（学会発表レベルですが）同様の治療は有望であるという報告があり，ステロイド抵抗性の症例ではシクロスポリンが第二の選択肢になる可能性があります．

銅関連性肝炎の場合には，特発性慢性肝炎の治療に加えて，銅制限食と銅キレート薬により治療します（p.125のケース6の診断と治療のエッセンスも参照）．銅キレート薬としては，古くから用いられていてエビデンスがあるD-ペニシラミンが第一選択になります．投与により有害事象（とくに嘔吐や下痢などの消化器毒性）が認められた場合には，トリエンチンを用いることができます．

原因がどのようなものであれ，予後は病期によって大きく異なります．肝硬変に至っている，あるいは重度の肝機能異常がみられる（腹水，黄疸など）症例は，予後が悪いです．そのため，早期に診断し，治療を開始する必要があります．

ケース18
急性膵炎の犬

福島建次郎

プロフィール

チワワ，雄，2歳，体重1.8 kg.

主訴

活動性および**食欲の低下**，嘔吐.

これまでの経緯

2週間前より食欲の低下を認め，近くの動物病院を受診した．整腸剤などの処方を受け，経過を観察していたが，次第に嘔吐も認められるようになり，食欲廃絶となったため，別の動物病院に転院した．血液検査を実施したところ，白血球増多（19,400 /μL）およびCRPの高値（3.35 mg/dL）が認められた．通院により皮下輸液，制吐薬（メトクロプラミド），抗菌薬（アンピシリン，エンロフロキサシン）投与などの対症療法を実施したが改善はみられず，嘔吐の頻度はさらに増加した．その後，腹部X線検査および超音波検査を実施したところ，胃と十二指腸の重度の拡張が認められたため，消化管造影X線検査を実施した．長時間が経過しても造影剤が胃から排出されなかったため，消化管閉塞を疑い，試験開腹を実施したが，幽門部から十二指腸，空腸，回腸まで，通過障害などの異常は認められなかった（右のコラムも参照）．

その後も対症療法を続けたが症状の改善が認められないため，当院を紹介受診した．

7. 嘔吐・食欲不振

膵炎に伴う麻痺性イレウスに注意

急性膵炎に伴って消化管の麻痺性イレウスが起こることはしばしばあります（**図1**）．そのため，急性嘔吐の症例に遭遇し，X線検査を含め画像検査で消化管の拡張所見が認められたとしても，超音波検査などで明らかな物理的閉塞の所見が認められる場合を除いては，あわてて外科手術に進むのではなく，急性膵炎の関与を想起する必要があります．近年は，膵リパーゼ免疫活性（PLI）や膵臓特異性が高いリパーゼ活性の測定も可能になってきたため（p.202のここがポイント！①を参照），それらの検査結果を判断材料の一つにしたほうがよいかもしれません．

図1 急性膵炎に伴う機能性イレウスのX線像

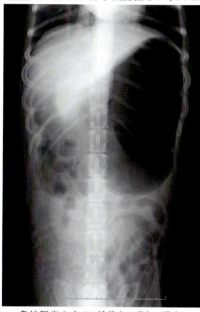 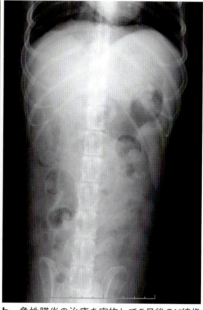

a 急性膵炎の犬のX線像（VD像）．重度の胃拡張が認められる．

b 急性膵炎の治療を実施して5日後のX線像（VD像，aと同じ症例）．胃内のガス貯留は著しく改善している．

表1 血液検査の結果

項目（単位）	測定値
Ht（%）	38
WBC（/μL）	46,100
RBC（×10^4/μL）	586
Plt（×10^4/μL）	88.3
Alb（g/dL）	3.1
ALT（U/L）	58
ALP（U/L）	439
T-Bil（mg/dL）	0.7
BUN（mg/dL）	31.4
Cre（mg/dL）	0.4
Glu（mg/dL）	61
Na（mEq/L）	141
K（mEq/L）	3.3
Cl（mEq/L）	89

ここがポイント！

①膵リパーゼに関する検査項目が充実

現状で，犬の急性膵炎の診断において感度と特異度が最も高い検査はPLI（Spec cPL™，アイデックス ラボラトリーズ）の測定であるとされています．報告では，Spec cPL™の犬の急性膵炎における感度は82％，特異度は96％です．また，最近は日本国内でも犬のPLIの簡易定性検査キット（スナップ・cPL™，アイデックス ラボラトリーズ）が利用可能になり，ベッドサイドで迅速に（10〜15分で）正常値か高値かの判定が可能になりました．さらに近年，ドライケミストリー法を用いた膵リパーゼ活性の測定が可能になりました（v-LIP，富士フイルムメディカル）．従来のPLIとの相関が非常に高いことが示されており，院内で迅速に測定できることから汎用性はきわめて高く，当院でも頻繁に使用しています．

当院初診時の検査結果

■ 身体検査

体温37.9 ℃，脈拍数114 /分，呼吸数20 /分，体重1.8 kg（2週間前と比較して約25％減少）．活動性は著しく低下しており，食欲も廃絶状態であった．1日3 〜 4エピソードの嘔吐が持続している（内容は胃液や胆汁）．

■ 血液検査

全血球計算では白血球増多が認められた（**表1**）．血液化学検査では，軽度の高窒素血症，ALPの高値，低血糖，低クロール血症，CRPの高値を認めた．この時点で，①急性膵炎の鑑別のため，膵リパーゼ免疫活性（Spec cPL™）の測定を外注した．

■ 腹部超音波検査

膵臓は明瞭に描出することはできなかったが，胃と小腸のびまん性の拡張と運動性の低下が認められた．また，

7. 嘔吐・食欲不振

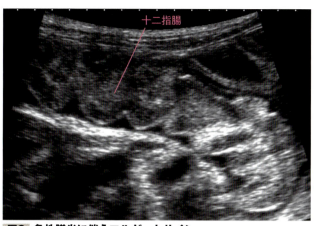

図2 急性膵炎に伴うコルゲートサイン
急性膵炎では，腹部超音波検査で十二指腸および空腸の一部においてコルゲートサインが認められる．コルゲートサインとは，腸壁が層構造を保ったまま波打つサインである．(p.151のケース11のここがポイント！①も参照)

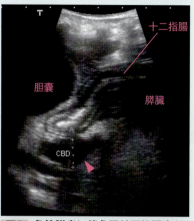

図3 急性膵炎に伴う肝外胆管閉塞（別の症例から）
急性膵炎に伴い黄疸が認められた犬の腹部超音波像．十二指腸の背側に無エコー源性の管状構造物が認められ，これは拡張した総胆管(CBD)であると判断された(▶)．なお，本症例は急性膵炎の治癒後に黄疸も消失した．

②十二指腸および空腸の一部にコルゲートサインが認められた(**図2**)．その他，肝臓，腎臓，脾臓，副腎などの実質臓器に異常は認められなかった．

問題点と治療方針

ここまでの時点で，急性の嘔吐，食欲廃絶の原因として急性膵炎や消化管の疾患が疑われた．Spec cPL™の結果が出るまで入院とし，当面は③急性膵炎を疑って静脈輸液，制吐薬，鎮痛薬の投与，栄養療法を開始することにした．

輸液製剤は酢酸リンゲル液を選択し，消化管運動の改善を目的としてメトクロプラミドを添加した．制吐薬としてマロピタント(1 mg/kg, SC, SID)，鎮痛薬としてブプレノルフィン(10 μg/kg, SC, BID)を用いた．また，安静時エネルギー要求量(RER)を算出し，RERの約1/4の量から段階的に給餌量を増やしていく方針で給餌計画を立てた．その他の治療としては，プレドニゾロン(0.5 mg/kg, SC, SID)，エンロフロキサシン(5 mg/kg, SC, SID)を投与した．

ここがポイント！

②膵炎を思い起こすべき超音波検査所見

膵炎に伴って生じうる注意すべき超音波検査所見としては，腹水の貯留，消化管のコルゲートサイン，消化管拡張(機能性イレウス)，肝外胆管閉塞(**図3**)などがあげられます．消化管にコルゲートサインが認められた犬や猫24症例のうち，50%で基礎疾患として膵炎が認められたとの報告もあります．また，膵臓疾患は肝外胆管閉塞の原因疾患としても一般的であり，これらの所見が認められた際には，膵炎の可能性があることを思い起こす必要があります．

③急性膵炎が疑われたら即刻治療介入を

急性膵炎が疑われた際には，症例の状態によってはPLIの結果を待たずに積極的な治療介入を試みる必要があります．とくに初期の十分な輸液は重要であると考えられており，本症例は食欲も廃絶していたため，迷わず入院としました．治療は，静脈輸液，制吐薬，鎮痛薬の投与，栄養療法を中心に行います(p.206の診断と治療のエッセンスを参照)．

急性膵炎と超音波検査

急性膵炎の診断における超音波検査の感度は，犬で68％，猫で11〜67％程度であると報告されていますが，実際には検査者の技術に大きく依存します（本症例では恥ずかしながら筆者も病変を検出できませんでした）．そのため，普段から超音波検査での膵臓の描出法を練習しておく必要があります．

犬では膵右葉が描出しやすく，十二指腸の背側あるいは内側に血管を伴った構造物として認められるとされています（**表2**，**図4犬**）．一方，猫では膵左葉が描出しやすく，胃の尾側，脾臓の背側，門脈の腹側に膵管を伴う構造物として認められるとされています（**表2**，**図4猫**）．大切なことは，膵臓の基本的な描出方法を理解しておき，膵炎が疑われる症例においては「膵臓があるはずの領域」を注意深く走査してみることです．

急性膵炎では膵臓は腫大し，辺縁は不整で低エコー源性になることが多いとされています．膵臓の周囲組織（腸間膜や脂肪）は脂肪織炎や脂肪壊死に伴い高エコー源性を呈することがあり，その場合，膵実質とのコントラストが明瞭化します（**図5**，**6**）．

表2 膵臓の超音波検査　犬と猫の違い

	犬	猫
描出しやすい部位	膵右葉	膵左葉 膵体部
目印	十二指腸 膵十二指腸動静脈	胃の尾側 脾静脈（膵左葉） 門脈（膵体部） 膵管
厚さ	10 mm	5〜9 mm（膵体部，膵左葉） 3〜6 mm（膵右葉）
膵管	描出困難	0.5〜2.5 mm
膵臓の血管	描出可能	通常は描出不可能

その後の経過

第3病日にSpec cPL™の測定結果が出た．643 µg/Lと高値であり，これらの所見から本症例を急性膵炎と診断した．3日間の治療により全身状態は改善傾向にあったため，同様の治療を継続することにした．第4病日には少量ではあるが，自力での摂食も認められるようになった．第5病日には強制給餌も含め，給餌量はRERに到達した．貧血が緩徐に進行したため，入院中に一度輸血を実施したが，第8

7. 嘔吐・食欲不振

図4 犬と猫の膵臓の描出法 (p.40「膵臓の超音波検査」も参照)

犬 犬の膵右葉を描出するときは十二指腸を目印とする．十二指腸を横断面で描出すると，その背〜内側に膵右葉が認められる．正常な膵実質の境界は不明瞭であり，やや低エコー源性で三角形に観察され，中心部に膵十二指腸動静脈が確認できる．

猫 猫の膵左葉を描出するときは，胃，門脈，脾臓を目印とする．胃を矢状断面で描出すると，その背〜尾側にやや低エコー源性の膵左葉が描出される．中心部には，無エコー源性の膵管が確認できる．

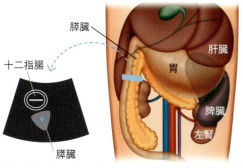
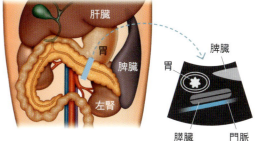

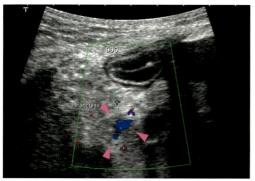

犬の正常像．十二指腸（DUO）を横断面で描出すると，その近くに中心部に血流を伴うやや低エコー源性の構造物として膵右葉（Pancreas）が認められる（▶）．血流はカラーフローマッピングで確認する．

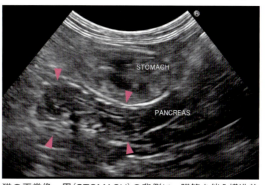

猫の正常像．胃（STOMACH）の背側に，膵管を伴う構造物として膵左葉（PANCREAS）が描出されている（▶）．このように，猫では胃を矢状断面で描出するだけで膵臓が確認できることもしばしばある．

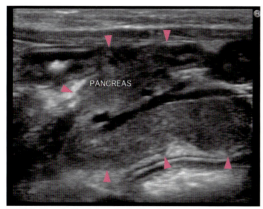

図5 犬の急性膵炎の超音波画像（別の症例から）
十二指腸の背側に，腫大した低エコー源性の膵右葉（PANCREAS▶）が明瞭に描出されている．

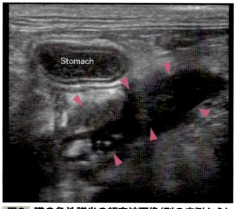

図6 猫の急性膵炎の超音波画像（別の症例から）
矢状断面で描出した胃（Stomach）の背〜尾側に，低エコー源性の膵臓（▶）が明瞭に認められる．

病日には自力摂食で十分な栄養摂取が可能になったため退院とした．その後は通院治療に切り替えたが，経過は良好であった．

その他の薬剤の推奨度と，筆者の投与方法

抗菌薬の予防的投与については，ヒトの『急性膵炎診療ガイドライン2010』によると，軽症例では推奨されず，重症例では推奨度B「行うよう勧められる」とされています．筆者は，重症とみられる症例に関しては抗菌薬を使用するようにしています．膵臓への移行性のよい抗菌薬としては，ニューキノロン系やペネム系の抗菌薬があげられます．

タンパク分解酵素阻害薬は，ヒトのガイドラインでは推奨度C1「科学的根拠は少ないが，行うことを考慮しても良い」とされています．しかしながら，効果が認められるとされる投与量は保険適用量を超える大量静脈内投与であり，適切な投与量や有効性の再検討が必要であるとされています．筆者は，重症の膵炎の症例でウリナスタチンを用いることがあります．しかし，投与量は定まっておらず，効果も含め今後の検討が求められます．

プレドニゾロンの投与については，ヒトのガイドラインのなかではまったく記述がありません．筆者は抗炎症量で使用することがしばしばあります．膵炎の症例に副腎皮質ステロイド薬の投与が禁忌であるというエビデンスはありません．

診断と治療のエッセンス

膵炎

近年，PLIの測定が一般的になり，われわれ臨床獣医師が膵炎を診断する機会は非常に増えてきたように思います．しかしながら，必ずしも「PLIの高値＝古典的な膵炎」ではないということを頭の片隅においておく必要があると筆者は考えています．

たとえば，PLIが持続的に高値を示す症例で膵臓の超音波検査を実施すると，膵臓に腫瘍や，嚢胞，膿瘍が認められる症例があります．また，PLIは高値を示しているものの，まったく臨床症状が伴わない症例に遭遇することも多いのではないでしょうか．このような症例において，無症候性の組織学的な膵炎が起こっているのか，併発疾患により二次的にPLIが高値を示しているのかは，実際のところわかりません．当院で実施した検討では，Spec cPL™が高値を示した犬86症例にお

7. 嘔吐・食欲不振

いて，何らかの併発疾患が認められた症例は74頭（86%）にのぼると報告しています．このことから，「PLIが高いから診断は膵炎だ！」と短絡的に考えてしまうと，重要な併発疾患を見逃すおそれがあることがわかります．

そのため，PLIが高値を示した場合には，あくまでも「PLIが高値である」という検査所見の一つとしてとらえることが重要だと思われます．もちろんPLIが膵炎の診断の主軸になる検査であることは間違いないのですが，臨床症状やほかの臨床病理検査，超音波検査の結果などとあわせて総合的に「膵炎」という診断を下し，さらに併発疾患の有無を慎重に評価することが重要であると考えられます．

治療 現状では，獣医学領域において膵炎の治療に関するコンセンサスやガイドラインは存在しません．筆者はヒトの『急性膵炎診療ガイドライン2010』（以下，ヒトのガイドライン）を参考にしつつ，以下の4点を中心に治療を組み立てることにしています．

◎積極的な輸液

急性膵炎の治療における輸液は，ヒトのガイドラインでも推奨度A「行うよう強く勧められる」とされており，動物の膵炎治療においても主軸を担う治療だと考えています．輸液の目的としては，次の2点があげられます．

①膵臓の血液灌流を維持し，膵壊死への進行を予防する

②ほかの臓器への循環を維持し，多臓器不全を予防する

輸液剤は，一般的に細胞外液補充液が適しているとされています．急性膵炎時はアシドーシス傾向になることが多いため，筆者は乳酸リンゲル液や酢酸リンゲル液を選択することが多いです．

◎疼痛管理

疼痛管理もまた，ヒトのガイドラインで推奨度Aとされています．犬や猫では疼痛の有無がなかなかわかりにくいことも多いですが，疼痛はおそらくあると筆者は考えています．筆者は，ブプレノルフィンやブトルファノールなどの鎮痛薬を用いることが多いです．

◎制吐薬

ヒトのガイドラインには，制吐薬の投与に関する記述はありませんが，対症療法として一般的に用いられているようです．急性膵炎の犬の90%，猫では35%で嘔吐が認められたと報告されており，嘔吐のコントロールは膵炎の治療の重要なポイントの一つです．筆者はマロピタントを好んで使用しています．

◎栄養療法

ヒトのガイドラインによれば，重症例における早期からの経腸栄養は感染性合併症の発生率を低下させ，入院期間の短縮や医療費の軽減にも役立つとされており，推奨度B「行うよう勧められる」となっています．

経腸栄養の方法としては，十二指腸をバイパスした空腸チューブが必須かというと必ずしもそうではありません．胃瘻チューブからの栄養供給でも，十分に安全かつ効果的であるとされています．また，急性膵炎の犬に関する前向き研究では，食道瘻チューブと経静脈栄養を比較したところ，治療効果はほぼ変わらず，嘔吐の頻度などは経静脈栄養群のほうが有意に高かったと報告されています．

これらのことから筆者は，自力摂食が不可能な症例にはできるだけ早期に経鼻カテーテルや食道瘻チューブを留置し，制吐薬を用いて嘔吐のコントロールを図りつつ，栄養療法を開始するようにしています．

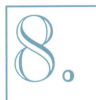 食欲亢進・著しい体重減少

ケース19
膵外分泌不全の犬

金本英之

ここがポイント！

①体重減少と多食が同時にみられる疾患は少ない

体重減少および多食を示す疾患はある程度かぎられます。消化管疾患，膵外分泌不全(EPI)，糖尿病，腫瘍などがあげられます。

②Alb・T-Cholの低値は栄養状態を反映している

この症例のように，重度の体重減少を伴う症例では，低アルブミン血症やT-CholおよびTGの低値が認められることがあります。これは栄養状態の悪化に伴うもので，EPIで特異的に認められる所見ではありません。ただし，そのような場合でも2.0 g/dLを下回るような重度の低アルブミン血症はほとんどみられません。

③便は正常なこともある

この症例では，便の性状は問題ないとのことでしたが，消化管の疾患やEPIでも便は正常であることがあります。下痢をしていないというだけでこれらの疾患を除外しないように注意する必要があります。

プロフィール

ミニチュア・ダックスフンド，去勢雄，9歳9カ月齢，体重3.05 kg．既往歴として無菌性結節性脂肪織炎．

主訴

体重減少，低アルブミン血症，肝酵素値の上昇．

これまでの経緯

3年前から①食欲はあるが体重が減少するという主訴で，動物病院を受診した．血液検査では異常値が認められず，経過を観察していた．当院に来院する2週間前に，狂犬病ワクチン接種のため動物病院に来院し，重度の削痩を認めた．血液検査ではWBCの高値，②AlbとT-Cholの低値，肝酵素値の上昇が認められ，精査のため当院を受診した．

当院初診時の検査結果

■ 問診

活動性はやや低下，食欲は旺盛で③便の状態は良好であるが，食糞を頻繁にするとのことであった．

■ 身体検査

体温39.7 ℃，脈拍数78 /分，意識清明で，可視粘膜およ

8. 食欲亢進・著しい体重減少

表1 血液検査の結果

項目（単位）	測定値
Ht（%）	36
WBC（/μL）	11,300
Plt（×10⁴/μL）	26
TP（g/dL）	5.4
Alb（g/dL）	2.6
ALT（U/L）	251
ALP（U/L）	506
BUN（mg/dL）	10.5
Cre（mg/dL）	0.3
Glu（mg/dL）	89
T-Chol（mg/dL）	65
TG（mg/dL）	18
Na（mEq/L）	149
K（mEq/L）	4.6
Cl（mEq/L）	118
NH₃（μg/dL）	56
v-LIP（U/L）	40
CRP（mg/dL）	1.7

表2 尿検査の結果

項目	検査結果
pH	6.0
比重	1.018
タンパク質	±
ビリルビン	++
沈渣	ごく少量の顆粒円柱

び毛細血管再充満時間（CRT）は問題なかった．BCSは1/5と重度に削痩していた．

■ 血液検査

ALTとALPの上昇，Albの軽度の低下，T-Cholの重度の低下，TGの低下，CRPの軽度の上昇が認められた（**表1**）．

■ 糞便検査

直接法，浮遊法，塗抹検査，ズダン染色およびルゴール染色を行ったが，異常を認めなかった．

■ 尿検査

尿タンパクの有意な出現は認められなかったが，ビリルビン（++）が検出された（**表2**，ビリルビン尿についてはケース9のp.144のコラム「肝疾患でみられる尿の異常」も参照）．

■ 腹部超音波検査

④小腸におけるびまん性の軽度の内腔拡張および弛緩，

ここがポイント！

④腸管の異常超音波像の多くは 疾患特異的なものではない

腹部超音波検査で腸管に異常所見が認められましたが，腸管の異常超音波像に疾患特異的なものは少ないです．本症例の場合，腸管に認められた異常に関連する病態としては，低栄養に伴う消化管運動性の低下のほか，腸管自体の病変，小腸内細菌の異常増殖などが考えられます．

209

EPIの糞便検査所見

EPIにおける糞便検査所見としては，酸臭がしたり，白色便であったり（図1），ズダン染色やヨード染色で陽性になる（脂肪滴やデンプンを認める）などがあげられます．しかし，いずれも感度，特異度ともに低いものです．検査自体は簡便ですし，ほかの疾患を除外するという意味で，糞便検査はルーチンでやるべきです．しかし，結果がEPIでみられるものと一致しなかったからといって，必ずしもEPIを除外してよいわけではありません．

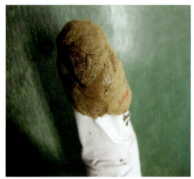

図1　EPIの犬の糞便（別の症例から）
未消化の脂肪を多く含むため，泥状で白みがかっており，酸臭がする．

微量腹水，脾腫，胆囊壁の肥厚と胆泥貯留を認めた．膵臓を含め，その他の臓器には異常を認めなかった．

問題点と追加検査

多食を伴う重度の体重減少という症状が主要な問題点であった．検査では，肝酵素値の上昇，軽度の低アルブミン血症，重度の低コレステロール血症，低トリグリセリド血症，軽度のCRP上昇，小腸病変，胆囊壁の肥厚なども問題点としてあげられた．多食を伴う体重減少の原因としては膵外分泌不全（EPI）が疑わしく，それ以外に鑑別すべき疾患として小腸からの吸収不良があげられた．検査上の問題点の多くは，栄養不良に関連したものと推測されたが，CRPおよび肝酵素値の上昇に関しては別の問題であると考えられた．

■ 追加の血液検査・試験的治療

追加検査として，犬トリプシン様免疫活性（c-TLI），犬膵特異的リパーゼ（Spec cPL™），食前および食後のTBA

8. 食欲亢進・著しい体重減少

表3 外注検査の結果

項目（単位）	測定値	基準値
c-TLI（ng/mL）	6.0	8.0〜43.6
Spec cPL™（μg/L）	39	<200
TBA（μmol/L）	食前 5.7 食後 3.1	<9.0 <14.9

表4 血液検査結果の推移

項目（単位）	第1病日	第14病日	第36病日
ALT（U/L）	251	544	829
ALP（U/L）	506	419	681
Alb（g/dL）	2.6	2.3	2.4
CRP（mg/dL）	1.7	0.7	5.2

の測定を外注した（**表3**）．また，試験的治療として膵酵素製剤（ベリチーム®，1 g/head，BID）を処方した．

診断・治療方針

c-TLIの数値はグレーゾーンであったが，臨床症状とあわせてEPIと診断した．また，TBAは低値であり，肝酵素およびCRPの上昇に関しては経過観察することとした．

経過

第14病日には，体重は3.55 kgと0.5 kg増加していた．活動性は初診時と変わらずやや低下した状態が続いているとのことであった．血液検査では，ALT 544 U/L（初診時251 U/L），ALP 419 U/L（初診時506 U/L）と肝酵素値が依然として高値であった（**表4**）．Albは2.3 g/dL（初診時2.6 g/dL）と低く，CRPは0.7 mg/dLに低下していた．腹部超音波検査では大きな変化は認められなかった．ウルソデオキシコール酸（15 mg/kg，BID），メトロニダゾール（10

消化酵素製剤

　現在，EPIの治療薬としてわが国で用いられている消化酵素製剤には，パンクレアチン，ベリチーム®，エクセラーゼ®，コンクチーム®などがあります（**表5**）．近年，犬のEPIにおいて，腸溶性の消化酵素製剤はそうでないものと比べて治療効果が高いという報告がなされました．この報告はRCT（無作為化比較試験）によるものであり，エビデンスレベルの高い論文であるといえます．上記の消化酵素製剤のうち，腸溶性顆粒を含むものはベリチーム®とエクセラーゼ®です．ほかにも腸溶性顆粒を含む製剤はいくつかあり，これらの製剤が犬のEPI治療における消化酵素製剤の第一選択になりえます．

　また，海外で用いられていた高力価の膵酵素製剤パンクレリパーゼ（リパクレオン®）がわが国でも入手可能になりました．腸溶剤であり，従来の酵素製剤に比べて活性が非常に高く（測定法によるが5倍以上），これまでの製剤よりも少量で効果があると考えられます．また，においが少ないため投与も容易になると考えられ，当院でも導入しました．投与量は，海外の資料を参考にすると0.1g/kgくらいでも十分な効果が期待できると推測されます．

表5 EPI治療薬としてわが国で用いられている消化酵素製剤

製剤	腸溶性成分	由来	重量あたり酵素活性	特徴
パンクレアチン	×	動物	低	最も古くからある動物膵臓由来酵素
コンクチーム®	×	細菌	低	納豆菌の生菌製剤で，保証されている活性以外にも消化力がある
ベリチーム®	○	動物・細菌	中	パンクレアチンに細菌由来酵素を配合したもの
エクセラーゼ®	○	動物・細菌	中	パンクレアチンに細菌由来酵素を配合したもの
リパクレオン®	○	動物	高	成分名はパンクレリパーゼ．濃縮したブタ膵臓由来酵素

mg/kg，SID）を追加処方した．

　第36病日は，体重は3.55 kgと前回の診察時と変化がなく，依然として重度の削痩が認められた（BCS 1/5）．血液検査では，ALT 829 U/L，ALP 681 U/L，CRP 5.2 mg/dLの3つが上昇し，Albは2.4 g/dLと低値が持続していた．このことから，EPIのほかに消化管および肝実質にも併発疾患があることが疑われ，追加検査として全身麻酔下にお

8. 食欲亢進・著しい体重減少

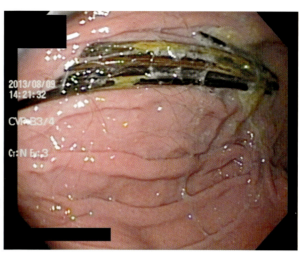

図2 胃の内視鏡検査で発見された竹串様の胃内異物
無症状であったが，病理組織検査を目的にした消化管内視鏡検査によって発見された．

ける消化管内視鏡検査，ツルーカット針による肝組織生検を行うことにした．

■ 消化管内視鏡検査

⑤胃内には竹串様の異物が認められ（**図2**），胃粘膜には軽度の点状出血が認められた．また，胆汁の軽度の逆流が認められた．小腸粘膜には軽度の浮腫および点状出血がみられた．

■ 病理組織検査

胃および十二指腸では軽度のリンパ球浸潤および浮腫が認められた．また，肝臓では胆管周囲を主体とした好中球・リンパ球の浸潤が中等度に認められ，肝細胞の空胞変性も認められた．

診断・治療方針の再検討

EPIに加え，慢性肝炎および慢性胃炎，慢性腸炎と診断した．これまでの治療に加えて，プレドニゾロン（0.7 mg/

> ここがポイント！
>
> ⑤食欲亢進中は異物摂取の危険あり
> EPIの症例では，食欲の亢進による異物摂取の危険があります．本症例の問診や症状などからは異物の誤食を疑うことができませんでしたが，多食がみられた時点で，このような危険性について飼い主に十分に説明する必要がありました．

kg, SID), モサプリド (1.4 mg/kg, BID), ファモチジン (1.4 mg/kg, BID), スクラルファート (5 mL/head, BID) を処方した.

経過

胃腸炎および肝炎の治療を開始したところ, 治療開始後1～2カ月で肝酵素値とCRPの低下およびAlbの上昇が認められた. しかし, 体重の増加は不十分であり, BCSは1/5と変化がなかった. EPIの治療が不十分と考え, 消化酵素製剤の増量および追加 (コンクチーム®を追加), 抗菌薬の追加 (タイロシン, その後ミノサイクリン), 食事の変更 (ロイヤルカナンの低分子プロテイン) などを行ったところ, 第200病日あたりからさらなる体重の増加が認められるようになった. 第231病日時点 (ベリチーム®, コンクチーム®, ミノサイクリンの投与, ロイヤルカナンの低分子プロテイン) で, 体重は約4 kg, BCSは3/5で維持でき, 食糞がみられ糞便検査で消化不良の所見は認められるものの, 経過は良好であった. しかし, 第559病日に死亡したとの連絡があった (死因不明).

犬のEPIの病理発生機序

犬のEPIの病理発生に関しては, 不明な点が多いです. 以前は膵臓腺房細胞萎縮によるものが多いとされていました (これはジャーマン・シェパード・ドッグでは妥当) が, 近年は慢性膵炎の結果としてEPIが起こる症例も多いのではないかといわれています. 急性膵炎の発症後から経過を追ってみると, 無症状の症例も含めてc-TLIが低値になるという報告もあります. 筆者もこのような症例を経験しています.

本症例では膵臓の病理組織学的な検索を行いま

せんでしたが, 膵臓の近隣臓器に炎症性疾患があったこと, 既往歴として無菌性結節性脂肪織炎があったことなどから, 慢性膵炎が生じていた可能性は十分に考えられます. 重篤な膵炎を起こした症例や, 慢性的に膵炎を繰り返すような症例では, EPI発生に注意する必要があります. さらに, このような場合は同時に膵臓の内分泌系に異常が起こることがあるため, 糖尿病にも注意すべきです.

8. 食欲亢進・著しい体重減少

診断と治療のエッセンス

膵外分泌不全（EPI）

　本症例は，多食を伴う体重減少を主症状とし，初期の時点でEPIと診断されましたが，その治療には苦慮した症例でした．

診断　EPIは，膵臓の外分泌機能の異常により消化不良が起こる疾患で，体重減少や多食が主症状としてみられます．症状はこれらに加えて糞便の性状の変化（未消化物を含む，酸臭がある，脂肪便など），慢性脂漏性の皮膚症状などが認められることがあります．診断において最も重要なことは，本疾患を疑うこと（鑑別診断リストに含めること）です．特徴的な臨床症状からEPIを疑い，TLIを測定すれば，診断は比較的容易であるとされています．多食と体重減少を呈する疾患の鑑別診断リスト（EPI，糖尿病，タンパク喪失性胃腸疾患，糸球体疾患（タンパク喪失性腎症），腫瘍）を頭に入れ，それらを鑑別するための検査（糞便検査，尿検査，血糖値（Glu）を含む血液検査）を行い，最終的にはTLIと臨床徴候をもとに診断します．

治療　本症例では，まずEPIと診断して治療を開始し，初期には体重の増加が認められたものの，治療に対する反応は不十分でした．通常，このような場合には治療方針の再検討を行うべきですが，本症例では併発疾患を疑う所見があったため，その精査を先に行い，のちに治療方針を見直しました．EPIにおいて治療に対する反応が悪い場合には，消化酵素製剤の増量や変更，抗菌薬の投与，胃酸分泌抑制薬（制酸薬）の投与により改善が認められることがあります．

　しかし，個々の症例の治療に対する反応性はさまざまであり，当初の投薬に反応しない場合には消化酵素製剤の変更や追加を検討する価値があります．また，これらの製剤は犬（および猫）における正確な投与量が定まっていません．経験的に0.1～0.2 g/kgで投与を開始することが多いものの，反応が認められない場合や不十分であった場合には増量を検討すべきです．また，治療をさまざまに変更しても奏効しなかったり，EPIでは説明のつかない所見が認められたりした場合には，併発疾患について検討すべきです．

　さらに，EPIでは抗菌薬や制酸薬の投与を行うことがあります．抗菌薬の投与は，EPIによる二次的な小腸内細菌異常増殖の治療として行うものです．本症例のように治療への反応が不十分な場合は，投与を検討してもよいでしょう．成書ではタイロシン，オキシテトラサイクリンなどの記述があります．制酸薬は，胃における消化酵素製剤の不活化を防ぐという意味で投与することがあります．しかし，これらの投薬治療について有用性を評価した報告はなく，また制酸薬により胃での食物の消化が抑制されるなどのネガティブな側面もあるため，治療に対する反応をみながら投与する必要があります．

　海外の文献では，EPIは安楽死を含めて予後が悪い症例も一定の割合で存在するとされていますが，良好にコントロールできた場合には，治療に対する反応が目にみえてわかり，飼い主が得る満足感も大きいでしょう．診断で見落としをせず，治療上の注意点を理解することも重要です．

第3章

肝胆膵疾患で使用する
代表的な薬物

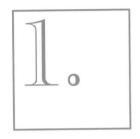

薬剤一覧

本書で使用された主な薬物の用法・用量などを一覧表にして掲載する．薬物に関する記述は成書や過去の報告などから引用したものであり，必ずしもすべての症例に適切であるとはかぎらない．記載してある投与経路は製剤によっては使用できない場合があり，また，動物用医薬品として未承認の薬物も掲載した．実際の使用にあたっては，本書以外に添付文書なども熟読し，診療を担当する獣医師の責任において判断を下すこと．

動：動物用，錠：錠剤，顆粒：顆粒剤，細粒：細粒剤，散：散剤，末：粉末剤，注：注射剤，静注：静脈内投与剤，筋注：筋肉内投与剤，/A：1アンプルあたり，/V：1バイアルあたり
犬：犬の用法・用量，猫：猫の用法・用量，ヒト：ヒトの用法・用量，PO：経口投与，SC：皮下投与，IM：筋肉内投与，IV：静脈内投与，/kg：体重1kgあたり，/head：1頭あたり，/h：1時間あたり，/min：1分間あたり，EOD：隔日，SID：1日1回，BID：1日2回，TID：1日3回，QID：1日4回

薬物名	商品名の例・剤型・規格単位	用法・用量	注意点（禁忌・副作用・相互作用）
肝庇護薬			
ウルソデオキシコール酸	ウルソ® 錠：50・100 mg 顆粒：5 %	犬猫 10〜15 mg/kg，PO，SID または 5〜7.5 mg/kg，PO，BID	・禁忌：完全胆道閉塞 ・犬猫での副作用は明らかにされていない
グリチルリチン酸	強力ネオミノファーゲンシー® 注：5・20 mL/A （1 mL中グリチルリチン酸2 mg他）	犬猫での用量はとくに確立されていないため，ヒトでの用量を参考に用いる ヒト 慢性肝疾患では40〜60 mLをIVまたは点滴静注，SID	・犬猫での副作用は明らかにされていない
	ネオファーゲン®C グリチロン® 配合錠：グリチルリチン酸として25 mg他	犬猫での用量はとくに確立されていないため，ヒトでの用量を参考に用いる ヒト 成人1回2〜3錠，小児1錠を，食後にPO，TID	・経口投与では吸収率が低いことが知られている ・犬猫での副作用は明らかにされていない

218

1. 薬剤一覧

薬物名	商品名の例・剤型・規格単位	用法・用量	注意点（禁忌・副作用・相互作用）
銅キレート薬			
ペニシラミン（D-ペニシラミン）	メタルカプターゼ® カプセル： 50・100・200 mg	**犬** • 10〜15 mg/kg，PO，BID，空腹時投与 • 7 mg/kg，PO，BID 程度の低用量でも効果的という報告もある	• 犬では食事とともに投与すると，絶食時に比べバイオアベイラビリティ（生物学的利用能）が約70％低下するため，空腹時（最低でも食事の30分前）に投与する • ペニシラミンは食事性のミネラル（亜鉛，鉄，銅，カルシウム）の腸管からの吸収を低下させるため，長期使用時は注意が必要 • 副作用：悪心，嘔吐，沈うつ • 相互作用：免疫抑制薬（シクロホスファミド，アザチオプリン）との併用により，血液，腎臓の副作用が増強することがある
トリエンチン	メタライト® カプセル： 250 mg	**犬** • 10〜15 mg/kg，PO，BID，食事の約1〜2時間前の投与が推奨される • 著しい銅蓄積がある犬は，急性腎障害を避けるために初期用量を5〜7 mg/kg，PO，BID で開始することを推奨する報告もある	• 空腹時投与（食前約1時間） • ペニシラミンよりも副作用が少ないが，高用量で急性腎不全を起こすことがある • トリエンチンが皮膚に付着すると皮膚炎を起こすことがあるため，付着した場合はすぐに水で洗い流すこと • 食事にふりかけて投与しないこと（カプセルに詰めて出す）
胆道系疾患治療薬			
トレピブトン	スパカール® 錠：40 mg 細粒：10％	犬猫での用量はとくに確立されていないため，ヒトでの用量を参考に用いる **ヒト**（成人）1回40 mg，食後ただちに PO，TID	• 犬猫での副作用は明らかにされていない
フロプロピオン	コスパノン® 錠：40・80 mg カプセル： 40 mg	犬猫での用量はとくに確立されていないため，ヒトでの用量を参考に用いる **ヒト**（成人）1回40〜80 mg，毎食後 PO，TID	• 犬猫での副作用は明らかにされていない
ブチルスコポラミン	ブスコパン® 錠：10 mg 注： 20 mg/1 mL/A	**犬** 胆道系疾患での用量は定かではないが，小動物臨床では0.3〜1.5 mg/kg，PO・IM・IV，TID〜QID で使用されている **猫** 使用を避ける	• 禁忌：腸閉塞 • 副作用：口渇，視覚障害，排尿障害，便秘

219

薬物名	商品名の例・剤型・規格単位	用法・用量	注意点（禁忌・副作用・相互作用）

肝性脳症治療薬

薬物名	商品名の例・剤型・規格単位	用法・用量	注意点（禁忌・副作用・相互作用）
ラクツロース	モニラック® シロップ： 650 mg/mL 末：1,000 mg/g	犬猫 • 0.25 ～0.5 mL/kg, PO, TID～QID, 便が緩くなるまで • ラクツロースと温水を3：7で混ぜたものを1～10 mL/kg, 20～30分停留浣腸	• 使用注意：糖尿病患者（インスリンの必要量を変化させるおそれがある） • 副作用：鼓脹，胃の膨満，腹痛などが治療初期にみられることがあるが，多くは時間とともに良化する．過剰投与により下痢，脱水 • 猫がシロップの味を嫌がる場合は，散剤をフードに混ぜるという方法も検討する
プロポフォール	動 動物用プロポフォール注1%「マイラン」 動 プロポフロ® 注：1%	犬猫 1～3.5 mg/kg, IV, その後 0.1～0.25 mg/kg/min, 持続点滴	• 副作用：無呼吸，呼吸抑制，低血圧，低酸素症，徐脈，不整脈 • 猫への反復投与は避けること（ハインツ小体の増加，Ht値の低下）
フェノバルビタール	フェノバール® 錠：30 mg 散：10% エリキシル： 4 mg/mL 注： 100 mg/1 mL/A	犬猫 2.2～8 mg/kg, IV・IM・PO, BID	• IVの場合は緩徐に投与すること．急速に投与すると呼吸抑制を引き起こすことがある

血液凝固異常治療薬

薬物名	商品名の例・剤型・規格単位	用法・用量	注意点（禁忌・副作用・相互作用）
ビタミンK₁（フィトナジオン）	ケーワン® 錠：5 mg カプセル： 10・20 mg ビタミンK1 錠：5 mg 注：10 mg/1 mL/A, 30 mg/3 mL/A, 50 mg/5 mL/A	犬猫 1～5 mg/kg, SC・PO, SID （参考）ヒト 通常，成人には1日5～15 mg, SC・IM・IV	• 小動物医療領域では，IVはアナフィラキシーの発症リスクが上昇するため推奨されていない • 経口薬は脂肪を多く含む食事とともに投与する
ビタミンK₂（メナテトレノン）	ケイツー® カプセル：5 mg N静注： 10 mg/2 mL/A シロップ： 2 mg/mL	犬猫での用量はとくに確立されていないため，ヒトでの用量を参考に用いる ヒト 通常，成人にはSID, 10～20 mg, IV	• 犬猫での副作用は明らかにされていない
ダルテパリン（低分子量ヘパリン）	フラグミン® 注：5,000 単位/5 mL/V	犬猫での用量はとくに確立されていないため，ヒトでの用量を参考に用いる ヒト 播種性血管内凝固において，通常，成人には1日量75国際単位/kgを，24時間かけて静脈内に持続投与	• 副作用：出血のおそれがある • 相互作用：経口の抗凝固薬（ワルファリン），血小板凝集阻害薬（アスピリン，クロピドグレル），血栓溶解薬との併用は，出血のリスクを高めるおそれがある
デスモプレシン	デスモプレシン 注：4 μg/1 mL/A 点鼻液：0.01% (250μg/2.5mL/瓶)	犬 1～4 μg/kg, SC, 手術の30分前に投与（効果が約2時間持続） 猫 1～4 μg/kg, SC, 手術の30分前に投与	• 反復投与により24時間以内にタキフィラキシー（速成耐性）を生じるおそれがある • 経鼻用製剤のSCも検討されている

1. 薬剤一覧

薬物名	商品名の例・剤型・規格単位	用法・用量	注意点（禁忌・副作用・相互作用）

抗炎症薬

薬物名	商品名の例・剤型・規格単位	用法・用量	注意点（禁忌・副作用・相互作用）
プレドニゾロン	プレドニゾロン プレドニン® 錠：1・2.5・5 mg 散：1 % 注：10 mg/mL	犬（抗炎症量）0.5～1 mg/kg, IV・IM・PO, SID～BID 猫（抗炎症量）1 mg/kg, IV・IM・PO, SID～BID	• 犬での副作用：多飲, 多尿, 多食, 被毛の乾燥, 体重増加, パンティング, 嘔吐, 下痢, 肝酵素値の上昇, 消化管潰瘍など • 猫での副作用：高血糖, ときおり多飲, 多尿, 多食, 体重増加, 下痢など

免疫抑制薬

薬物名	商品名の例・剤型・規格単位	用法・用量	注意点（禁忌・副作用・相互作用）
シクロスポリン	動 アトピカ® カプセル：10・25・50・100 mg 内用液：100 mg/mL	犬 3～6 mg/kg, PO, BID または 5～7.5 mg/kg, PO, SID 猫 3～4 mg/kg, PO, BID または 5～7 mg/kg, PO, SID	• 副作用：食欲不振, 嘔吐, 下痢などの胃腸障害, 歯肉肥厚, 耳介, 肉球, 皮膚の疣贅状病変, 被毛状態の変化 • 多くの薬剤との相互作用が報告されているため, 他剤と併用する場合は注意すること • 効果が現れるまでに時間を要する
クロラムブシル	（製剤は日本未発売） Leukeran® 錠：2 mg	犬 • 0.1～0.2 mg/kg（約2～6 mg/m²に該当）, SID で開始し, 寛解したら EOD • 病気をコントロールできる最低用量で使用する • 一般的に分割せずに 2 mg 錠のまま投与し, 投与間隔で量を調整 猫 • 0.1～0.2 mg/kg（約1.5～4 mg/m²に該当）, SID で開始する • 2 mg の錠剤をそのまま使用する場合は, 体重 4 kg 以上の猫は EOD, 4 kg 未満の猫は 3 日に 1 回 • 寛解したら用量を減らすか投与間隔をあける（多くは 3～4 日おき）	• 通常はプレドニゾロンと併用される • 食事とともに投与すること • 副作用：骨髄抑制, 消化器毒性 • クロラムブシルが投与された動物の尿, 糞, 血液, 吐物は, 使い捨て手袋を着用して取り扱うこと

鎮痛薬

薬物名	商品名の例・剤型・規格単位	用法・用量	注意点（禁忌・副作用・相互作用）
ブトルファノール	動 ベトルファール® 注：2・5 mg/mL	犬 • 0.1～0.3 mg/kg, IM • 0.1～0.4 mg/kg/h, 持続点滴 猫 0.1～0.4 mg/kg, IM	• 副作用：呼吸数や心拍数の減少, 徐脈, 犬でときに流涎 • 鎮静作用は2～4時間持続するが, 鎮痛作用は1時間未満
ブプレノルフィン	レペタン® 注： 0.2 mg/1 mL/A, 0.3 mg/1.5 mL/A	犬 5～30 µg/kg, IV・IM・SC, BID～QID 猫 10～30 µg/kg, IM・IV, TID～QID	• 副作用：呼吸抑制, 犬で流涎, 低体温, 興奮, 脱水, 縮瞳, 猫で散瞳, 行動異常が報告されている
フェンタニル	フェンタニル 注： 0.1 mg/2 mL/A, 0.25 mg/5 mL/A, 0.5 mg/10 mL/A	犬 5 µg/kg, IV, その後 3～10 µg/kg/h, 持続点滴 猫 2～3 µg/kg, IV, その後 2～3 µg/kg/h, 持続点滴	• 副作用：呼吸抑制, 中枢神経系の抑制, 徐脈

221

薬物名	商品名の例・剤型・規格単位	用法・用量	注意点（禁忌・副作用・相互作用）

制吐薬・消化管運動改善薬

薬物名	商品名の例・剤型・規格単位	用法・用量	注意点（禁忌・副作用・相互作用）
マロピタント	動 セレニア® 錠：16・24・60・160 mg 注：200 mg/20 mL/V	犬 • 2 mg/kg, PO, SID, 最大5日間まで • 1 mg/kg, SC, SID, 最大5日間まで 猫 • 1 mg/kg, PO, SID, 最大5日間まで • 1 mg/kg, SC, SID, 最大5日間まで	• 消化管の通過障害あるいは有害物質の摂取による嘔吐には使用しないこと • 注射部位に一過性の疼痛が認められることがある • 16 週齢未満の犬猫には使用しないこと • 犬の乗り物酔い予防の用量は左記とは異なる
メトクロプラミド	プリンペラン® 錠：5mg 細粒：2％ シロップ：1 mg/mL 注：10 mg/2 mL/A ―――――― 動 ボミットバスター® 錠：5 mg	犬猫 • 0.2〜0.5 mg/kg, TID〜QID, PO・SC・IM • 0.01〜0.09 mg/kg/h, 持続点滴	• 禁忌：消化管に出血，閉塞，穿孔がある患者 • 副作用：犬で行動の変化，猫で興奮，犬猫ともに便秘 • 腎臓病患者に CRI で使用するときは量を減らす（25〜50％程度） • 消化管運動改善薬としても使用される
オンダンセトロン	ゾフラン® 錠：2・4 mg シロップ：0.5 mg/mL 注：2 mg/1 mL/A，4 mg/2 mL/A	犬 0.1〜1 mg/kg, PO・IV, （2〜15 分かけて緩徐に），BID 猫 • 0.1〜1 mg/kg, IV（緩徐に）・SC・IM・PO, BID〜QID • PO の場合は用量の上限で，かつ頻回に使用する必要があることが示唆されている	• 禁忌：腸閉塞
プロクロルペラジン	ノバミン® 錠：5 mg （マレイン酸塩） 注：5 mg/1mL/A （メシル酸塩）	犬猫 • 0.1〜0.5 mg/kg, IV・IM・SC, TID〜QID • 0.5〜1 mg/kg, PO, BID〜TID	• 副作用：鎮静，低血圧
クロルプロマジン	コントミン® 糖衣錠：12.5・25・50・100 mg 筋注：10 mg/2 mL/A，25 mg/5 mL/A，50 mg/5 mL/A	犬 • 0.2〜0.5 mg/kg, IM・SC, TID〜QID • 0.05〜0.5 mg/kg, IV, TID〜QID • 1.1〜4.4 mg/kg, PO, BID〜TID 猫 • 0.2〜0.5 mg/kg, IM・SC, TID〜QID • 0.025〜0.5 mg/kg, IV, TID〜QID • 2〜4 mg/kg, PO, SID	• 副作用：低血圧，猫は高用量で錐体外路症状（振戦，ふるえ，硬直，立ち直り反射の消失） • IV の場合は血圧をモニタリングしつつ低用量から開始し，必要に応じて用量を増やす
モサプリド	動 プロナミド® 錠：5 mg ―――――― ガスモチン® 錠：2.5・5 mg 散：1％	犬 0.25〜1 mg/kg, PO, BID 猫は認可が下りていないが，5 mg/head, PO, BID で使用された報告がある	• 副作用：TG 値の上昇を認めることがある

1. 薬剤一覧

薬物名	商品名の例・剤型・規格単位	用法・用量	注意点（禁忌・副作用・相互作用）
コバラミン補給			
ビタミンB₁₂（シアノコバラミン）	シアノコバラミンビタミンB₁₂ 注：1,000μg(1mg)/1 mL/A	犬 25 μg/kg，または250～1,200 μg/head（犬の体格をもとに決める），SC，週1回，4～6週間，その後14日ごとに4～6週間，それ以降は月1回で正常血清中濃度を保つように投与 猫 250 μg/head，SC，週1回，6週間，その後1～2カ月ごとに投与	・治療に対する反応をみるのに3～4週間かかる
抗菌薬			
アンピシリン	動 動物用アミペニックス® 注：1g(力価)/V	犬猫 20～40 mg/kg，IM・SC・PO，TID～QID	・副作用：過敏症反応（発疹，発熱など），POで食欲不振，嘔吐，下痢
	ビクシリン® カプセル：250 mg ドライシロップ：10% 注：250・500 mg・1・2g/V		
アモキシシリン・クラブラン酸	オーグメンチン® 配合錠250 RS：アモキシシリン水和物250 mg，クラブラン酸カリウム125 mg 配合錠125 SS：アモキシシリン水和物125 mg，クラブラン酸カリウム62.5 mg	犬猫 12.5～25 mg/kg，PO，BID～TID（アモキシシリンとクラブラン酸をあわせた量として）	・副作用：過敏症反応（発疹，発熱など），POで消化器症状（食欲不振，嘔吐，下痢），超高用量または長期の使用により神経毒性（犬で運動失調）
	クラバモックス® 小児用配合ドライシロップ：1.01g中に，アモキシシリン水和物600 mg，クラブラン酸カリウム42.9 mg		
セファレキシン	動 セファクリア® 動 リレキシペット® 錠：75・300・600 mg	犬猫 10～25 mg/kg，PO，BID～TID	・副作用：過敏症反応（発疹，発熱など），消化器症状（食欲不振，嘔吐，下痢など）
オルビフロキサシン	動 ビクタス® 錠：10・20・40・80 mg 注：5%	犬猫 2.5～5.0 mg/kg，PO・SC，SID	・副作用：消化器症状（食欲不振，嘔吐，下痢），関連は不明であるが猫で失明の報告あり（高用量で使用する場合は注意），注射部位にまれに腫脹・硬結 ・相互作用：まれに非ステロイド性消炎鎮痛薬との併用により痙攣 ・幼若動物で関節障害の報告あり

223

薬物名	商品名の例・剤型・規格単位	用法・用量	注意点（禁忌・副作用・相互作用）
エンロフロキサシン	動 バイトリル® 動 エンロクリア® 動 レネバル® 錠：15・50・150 mg 注：2.5 %	**犬** • 5〜10 mg/kg, PO, SID • 5 mg/kg, SC, SID **猫** • 5 mg/kg, PO・SC, SID	• 副作用：嘔吐，食欲不振，流涎，猫において失明などの視覚障害，注射部位にときに硬結・脱毛・瘢痕など • 相互作用：まれに非ステロイド性消炎鎮痛薬との併用により痙攣 • 幼若犬で関節障害が認められたため，12 カ月齢未満の成長期にある犬には使用しないこと
メトロニダゾール	フラジール® 錠：250 mg	**犬猫** 胆道系の感染症および肝性脳症：7.5〜12 mg/kg, PO, SID〜BID	• 犬での副作用：神経障害，嗜眠，衰弱，好中球減少，肝毒性，血尿，食欲不振，悪心，嘔吐，下痢．高用量投与，中〜高用量での長期使用により神経毒性がみられるおそれがある • 猫での副作用：嘔吐，食欲不振，肝毒性，まれに中枢神経系毒性．また，7 日間のメトロニダゾール投与により DNA 損傷が認められたが，投薬中止により改善した．これの臨床的意義は現在のところ不明 • 原虫駆除の用量は左記とは異なるので注意

タンパク分解酵素阻害薬

薬物名	商品名の例・剤型・規格単位	用法・用量	注意点（禁忌・副作用・相互作用）
ナファモスタット	フサン® 注：10・50 mg/V	犬猫での用量はとくに確立されていないため，ヒトでの用量を参考に用いる **ヒト** • 急性膵炎では，1 回 10 mg を約 2 時間かけて静脈内に点滴注入，SID〜BID • 播種性血管内擬固では，0.06〜0.20mg/kg/h を 24 時間かけて静脈内に持続注入	• 必ず 5 % ブドウ糖注射液または注射用水をバイアルに加え，完全に溶解したあとに使用すること．生理食塩液または無機塩類を含有する溶液は，白濁あるいは結晶が析出する場合があるため，バイアルに直接加えないこと
ガベキサート	注射用エフオーワイ® 注： 100・500 mg/V	犬猫での用量はとくに確立されていないため，ヒトでの用量を参考に用いる **ヒト** • 膵炎では 1 回 100 mg を点滴静注する • 播種性血管内擬固では 20〜39 mg/kg の範囲内で，24 時間かけて，静脈内に持続投与	• 5 % ブドウ糖注射液またはリンゲル液を用いて溶解し使用する．もしくは，あらかじめ注射用水 5 mL を用いて溶解し，この溶液を 5 % ブドウ糖注射液またはリンゲル液に混和して，点滴静注する

1. 薬剤一覧

薬物名	商品名の例・剤型・規格単位	用法・用量	注意点（禁忌・副作用・相互作用）
ウリナスタチン	ミラクリッド 注射用：2.5万・5万・10万単位/V 注射液：2.5万単位/0.5 mL/A，5万単位/1 mL/A，10万単位/2 mL/A	• 犬猫での用量はとくに確立されていない． • 実験的に膵炎を惹起させた犬で，ウリナスタチン15,000単位/kg投与群における生存率はコントロール群に比し有意に高かった． ヒト 急性膵炎では，通常，成人には初期投与量として1回25,000～50,000単位，SID～TID，点滴静注	• 犬猫での副作用は明らかにされていない

利尿薬（門脈圧降下薬）

薬物名	商品名の例・剤型・規格単位	用法・用量	注意点（禁忌・副作用・相互作用）
トラセミド	ルプラック® 錠：4・8 mg	犬猫 0.2～0.3 mg/kg，PO，SID～TID	• 副作用：犬猫での副作用は明らかにされていないが，可能性として腎前性高窒素血症，電解質異常など
スピロノラクトン	アルダクトン®A 錠：25・50 mg 細粒：10 %	犬猫 1～4 mg/kg，PO，SID～BID（低用量から開始）	• 禁忌：無尿または急性腎不全，高カリウム血症，副腎皮質機能低下症（アジソン病）の患者 • 副作用：食欲不振，電解質異常（高カリウム血症，低ナトリウム血症），脱水

消化酵素製剤

薬物名	商品名の例・剤型・規格単位	用法・用量	注意点（禁忌・副作用・相互作用）
パンクレリパーゼ	リパクレオン® 顆粒：300 mg/包 （質量：約0.5 g） ※1包中 リパーゼ：20,000～32,000 FIP単位， アミラーゼ：17,000～30,000 FIP単位， プロテアーゼ1,120～1,980 FIP単位	海外で使用されているパンクレリパーゼとは酵素活性が異なるため，本剤の犬猫における投与量は明らかでない．ヒトでの用量を参考に用いる． ヒト 1回600 mg，TID	• 禁忌：本剤の成分に対し過敏症の既往歴がある患者，ブタのタンパク質に対し過敏症の既往歴がある患者 • 副作用：高用量で消化器症状（下痢，腹痛，悪心），口腔内や食道の潰瘍，口腔内出血 • 一般的にパンクレリパーゼは食事に混ぜて食べさせる
パンクレアチン	パンクレアチン末	犬猫での用量はとくに確立されていないため，ヒトでの用量を参考に用いる ヒト （成人）1回1 g，TID	• 禁忌：本剤に対し過敏症の既往歴がある患者，ウシまたはブタのタンパク質に対し過敏症の既往歴がある患者 • 犬猫での副作用は明らかにされていない

225

薬物名	商品名の例・ 剤型・規格単位	用法・用量	注意点 （禁忌・副作用・相互作用）
（総合消化酵素剤）	ベリチーム® 配合顆粒 ※1 g 中 腸溶性部分： 濃厚膵臓性消化 酵素 312.5 mg, 胃溶性部分： アスペルギルス 産生消化酵素 75 mg, 細菌性脂 肪分解酵素 62.5 mg, 繊維素分 解酵素 37.5 mg	犬猫での用量はとくに確立され ていないため，ヒトでの用量を 参考に用いる ヒト（成人）1 回 0.4～1 g, TID	・禁忌：本剤に対し過敏症の既往 歴がある患者，ウシまたはブタの タンパク質に対し過敏症の既往歴 がある患者 ・犬猫での副作用は明らかにされて いない
（総合消化酵素剤）	エクセラーゼ® 配合顆粒 ※1 g 中 胃溶性顆粒： サナクターゼ M 125 mg, メイセ ラーゼ 125 mg, プロクターゼ 250 mg, オリパーゼ 2S 50mg, 腸溶性顆粒： 膵臓性消化酵素 TA 250 mg	犬猫での用量はとくに確立され ていないため，ヒトでの用量を 参考に用いる ヒト（成人, 配合顆粒）1回 0.4 g, TID	・禁忌：本剤の成分に対し過敏症 の既往歴がある患者，ウシまたは ブタのタンパク質に対し過敏症の 既往歴がある患者 ・犬猫での副作用は明らかにされて いない ・錠剤，カプセルは通常は使用しな い

付録	肝胆膵の血液検査の基準値

基準値は測定機器や測定系によって異なります．院内で測定する項目については，メーカーから機器ごとに基準値を入手するか，自身で設定する必要があります（この表に「院内」と示したものは当院の測定機器の基準値です）．外注検査については，その検査会社が提示する基準値を参照する必要があります．

■全血球計算（院内）

項目（単位）	犬	猫
Ht (%)	37 ～ 55	24 ～ 45
RBC (×10^4/μL)	550 ～ 850	500 ～ 1,000
WBC (/μL)	6,000 ～ 17,000	5,500 ～ 19,500
Band (/μL)	0 ～ 300	0 ～ 300
Seg (/μL)	3,000 ～ 11,500	2,500 ～ 12,500
Lym (/μL)	1,000 ～ 4,800	1,500 ～ 7,500
Mon (/μL)	150 ～ 1,350	0 ～ 850
Eos (/μL)	100 ～ 1,250	0 ～ 1,500
Plt (×10^4/μL)	20 ～ 50	30 ～ 80

■血液化学検査（院内）

項目（単位）	犬	猫
TP (g/dL)	5.0 ～ 7.2	5.7 ～ 7.8
Alb (g/dL)	2.6 ～ 4.0	2.3 ～ 3.5
ALT (U/L)	17 ～ 78	22 ～ 84
ASТ (U/L)	17 ～ 44	18 ～ 51
ALP (U/L) 1歳以上	47 ～ 254	38 ～ 165
1歳未満	69 ～ 333	77 ～ 358
GGT (U/L)	5 ～ 14	1 ～ 10
NH$_3$ (μg/dL)	16 ～ 75	23 ～ 78
BUN (mg/dL)	9.2 ～ 29.2	17.6 ～ 32.8
Cre (mg/dL)	0.4 ～ 1.4	0.8 ～ 1.8
Glu (mg/dL)	75 ～ 128	71 ～ 148
T-Bil (mg/dL)	0.1 ～ 0.5	0.1 ～ 0.4
T-Chol (mg/dL)	111 ～ 312	89 ～ 176
TG (mg/dL)	30 ～ 133	17 ～ 104
Na (mEq/L)	141 ～ 152	147 ～ 156
K (mEq/L)	3.8 ～ 5.0	3.4 ～ 4.6
Cl (mEq/L)	102 ～ 117	107 ～ 120
P (mg/dL)	1.9 ～ 5.0	2.6 ～ 6.0
CRP (mg/dL)	＜0.7	―
v-LIP (U/L)	10 ～ 160	＜30（当院での設定値）
v-TBA (μmol/L)	食前≦ 7.9　食後≦ 24.5	―
PT (秒)	6 ～ 9	8 ～ 11
APTT (秒)	11 ～ 18	21 ～ 45
フィブリノーゲン(mg/dL)	140 ～ 420	86 ～ 247

■血液化学検査（外注）

項目（単位）	検査会社	犬	猫
TBA (μmol/L)	アイデックス ラボラトリーズ	食前≦ 9.0　食後≦ 14.9	食前≦ 8.2　食後≦ 14.9
	LSI メディエンス	（食後2時間がよい）≦ 14.2	（食後2時間がよい）1.3～11.6
	富士フイルムモノリス	食前≦ 5.0　食後 20 前後	食前≦ 5.0　食後 20 前後
Spec cPL™ (μg/L)	アイデックス ラボラトリーズ	≦ 200	―
Spec fPL™ (μg/L)	アイデックス ラボラトリーズ	―	≦ 3.5
TLI (犬 ng/mL，猫 μg/L)	アイデックス ラボラトリーズ	8.0～43.6	12.0～82.0
	LSI メディエンス	9.2～46.3	―
	富士フイルムモノリス	5.2～35.0	―

さくいん

欧文索引

A

ACEI（アンジオテンシン変換酵素阻害薬）‥‥‥‥ 145

ACTH 刺激試験 ‥‥‥‥‥‥‥‥‥‥‥‥82, 90, 91

Alb（アルブミン）‥‥‥‥‥‥‥‥‥‥‥ 8, **21**, 182

　低下（低アルブミン血症も参照）‥‥‥‥**11**, **21**, 140

ALP（アルカリホスファターゼ）‥‥‥‥‥ 6, **14**, 15, 17

　アイソザイム ‥‥‥‥‥‥‥‥‥‥‥‥‥ 14, 89

　上昇 ‥‥‥‥‥‥‥ 8, **14,** 84, **86**, 91, 159, 166

ALT（アラニンアミノトランスフェラーゼ）‥‥‥ 6, **14**, 15, 17

　上昇 ‥‥‥‥‥‥ **14**, 91, 120, 132, 159, 199

aPSS（後天性門脈体循環シャント）‥‥‥‥ 8, 37, 49,
103, 142, 145

APTT（活性化部分トロンボプラスチン時間）‥‥‥ **23,**
122, 147, 162

AST（アスパラギン酸アミノトランスフェラーゼ）‥6, **14**, 15, 17

　上昇 ‥‥‥‥‥‥‥‥‥‥‥‥‥‥‥‥‥ **14**

αフェトプロテイン　☞ AFP

B

BCAA/AAA ‥‥‥‥‥‥‥‥‥‥‥‥‥‥‥ 24

BUN（血液尿素窒素）‥‥‥‥‥‥‥‥‥8, **20**, 182

　上昇 ‥‥‥‥‥‥‥‥‥‥‥‥‥‥‥‥‥ 97

　低下 ‥‥‥‥‥‥‥‥‥‥‥‥‥ 20, 140, 145

β遮断薬 ‥‥‥‥‥‥‥‥‥‥‥‥‥‥‥‥ 145

C

CALP（副腎皮質ステロイド誘導性 ALP）‥‥‥‥ 89

cPSS（先天性門脈体循環シャント）‥‥‥‥ 20, 35, 46,
103, 144, **184**, **192**

Cre（クレアチニン）‥‥‥‥‥‥‥‥‥‥ 156, 182

CRP（C 反応性タンパク質）

　上昇 ‥‥‥‥‥‥‥‥‥ 154, 173, 177, 180

CT 検査 ‥‥‥‥‥‥‥‥‥ 9, **46**, 110, 145

　肝臓 ‥‥‥‥‥‥‥‥‥‥‥ **50**, 148, 162

　膵臓 ‥‥‥‥‥‥‥‥‥‥‥‥‥‥‥‥‥ 50

　門脈系・門脈体循環シャント（PSS）‥‥‥‥ **46**, 103,
188, 192

C 反応性タンパク質　☞ CRP

D

DIC（播種性血管内凝固）‥‥‥‥‥‥‥ 23, 73, 179

D-ペニシラミン ‥‥‥‥‥‥‥‥ **68**, 124, 199, **219**

E

EPI　☞ 膵外分泌不全

F

FDP（フィブリン分解産物）‥‥‥‥‥‥‥‥‥ 23

FIP（猫伝染性腹膜炎）‥‥‥‥‥‥63, 64, 94, 95

FNA（細針吸引）

　肝臓 ‥‥‥‥‥‥‥‥‥‥10, 34, **52**, 83, 114,
117, 121, 160, 169, 170

　膵臓 ‥‥‥‥‥‥‥‥‥‥‥‥‥‥‥ 45, **65**

FNB（細針生検）

　肝臓 ‥‥‥‥‥‥‥‥‥‥‥ **52**, 128, 195

　膵臓 ‥‥‥‥‥‥‥‥‥‥‥‥‥‥‥‥‥ **65**

　脾臓 ‥‥‥‥‥‥‥‥‥‥‥‥‥‥‥‥‥ 128

fT$_4$（T$_4$）‥‥‥‥‥‥‥‥‥‥‥‥‥‥ 82, 95

G

GGT（ガンマグルタミルトランスフェラーゼ）‥‥‥ 6, **14**, 15

　上昇 ‥‥‥‥‥‥‥‥‥‥‥‥‥ 15, 86, 159

Glu（グルコース）‥‥‥‥‥‥‥‥ **21**, 63, 118, 215

　上昇（高血糖も参照）‥‥‥‥‥‥‥‥‥‥‥ 87

　低下（低血糖も参照）‥‥‥‥‥‥‥‥‥‥ 189

GOT　☞ AST

GPT　☞ ALT

H

Ht（ヘマトクリット値）‥‥‥‥‥‥‥‥‥ 147, 182

L

LALP（肝臓由来 ALP）‥‥‥‥‥‥‥‥‥ 89, 91

v-LIP ‥‥‥‥‥‥‥‥‥‥‥‥‥ **22**, 136, 202

M

MER（維持エネルギー要求量）‥‥‥‥‥‥‥ **71**

MVD　☞ 微小血管異形成

N

NH$_3$（アンモニア）‥‥‥‥‥ 8, **19**, 69, 103, 116

　上昇（高アンモニア血症も参照）‥‥‥ 19, 93, **184**

NSAIDs（非ステロイド性消炎鎮痛薬）‥‥‥‥‥ 72

P

PARR 検査 ‥‥‥‥‥‥‥‥‥‥‥‥‥‥ 130

PHPV　☞ 原発性門脈低形成

PLI（膵リパーゼ免疫活性）‥‥‥‥‥‥‥ 9, **21**, 111,
136, 202, 206

PSS（門脈体循環シャント）‥‥‥ 9, 19, 103, 110, **184**

PT（プロトロンビン時間）‥‥‥‥‥‥ **23**, 122, 147,
156, 162, 182

PV/Ao ‥‥‥‥‥‥‥‥‥‥‥‥‥‥‥ 35, 187

R

RER（安静時エネルギー要求量）‥‥‥ **71**, 115, 203

S

s-アデノシルメチオニン ‥‥‥‥‥‥‥‥‥‥ **67**

T

T$_4$（fT$_4$）‥‥‥‥‥‥‥‥‥‥‥‥‥‥ 82, 95

TBA（総胆汁酸）‥‥‥‥‥ 8, **18**, 20, 106, 110, 189

　上昇 ‥‥‥‥‥‥‥‥‥‥‥ 100, 106, 184

　低下 ‥‥‥‥‥‥‥‥‥‥‥‥‥‥ 100, 211

T-Bil（総ビリルビン）‥‥‥‥ 8, **20**, 63, 117, 133, 182

　上昇（高ビリルビン血症も参照）‥‥ 20, 92, 111, 179

T-Chol（総コレステロール）‥‥‥‥‥‥‥ 8, **21**, 84

　上昇 ‥‥‥‥‥‥‥‥‥‥‥‥‥‥‥‥‥ 79

　低下（低コレステロール血症も参照）‥‥‥‥‥ 208

TG（トリグリセリド）‥‥‥‥‥‥‥‥‥8, 84, 117

上昇 （高脂血症も参照） 78, 166
低下 208
TLI（トリプシン様免疫活性） 13, **22**, 215
v-LIP **22**, 136, 202
αフェトプロテイン 24
β遮断薬 145
γ-GTP（ガンマグルタミルトランスフェラーゼ） ☞ GGT

和文索引

あ
アザチオプリン **70**, 199
アジソン病（副腎皮質機能低下症） 91
アシドーシス 90, 185, 207
アスパラギン酸アミノトランスフェラーゼ ☞ AST
s-アデノシルメチオニン **67**
アミラーゼ 21, 23
アミロイドーシス 54, 150
アモキシシリン・クラブラン酸
（クラブラン酸アモキシシリン） 176, 178, **223**
アラニンアミノトランスフェラーゼ ☞ ALT
アルカリホスファターゼ ☞ ALP
アルカローシス 185
αフェトプロテイン 24
アルブミン ☞ Alb
アンジオテンシンII受容体拮抗薬（ARB） 145
アンジオテンシン変換酵素阻害薬（ACEI） 145
安静時エネルギー要求量（RER） **71**, 115, 203
アンピシリン 154, **223**
アンモニア ☞ NH_3

い
胃炎 213
胃拡張捻転 150
維持エネルギー必要量（MER） **71**
一次パネル **6**, 89, 159
胃腸炎 114, 214
慢性 114
異物 26, 213
イレウス 26
麻痺性 42, 201, 203
胃瘻チューブ 74, 115, 116, 118, 207
インスリノーマ 45, 50
インフォームドコンセント 109, 116, 192

う
右心不全 7, 11, 17
ウリナスタチン 206, **225**
ウルソデオキシコール酸 18, **67**, **69**, 100, 124, 132, 137, 183, **218**

え
栄養療法 **70**, **73**, **75**, 111, 115, 207
エンロフロキサシン 154, **224**

お
黄疸 **6**, **9**, 39, 93, **111**, 124, 126, 132
肝後性 9, 126, 131
肝性 9, 126, 131
肝前性 126
嘔吐 12, 72, 78, 115, 132, 146, **193**, 207
オキシテトラサイクリン 215
オルビフロキサシン 96, 154, **223**
オンダンセトロン **72**, **222**

か
開腹下生検 **58**, 60, 66, 121, 123, 129
活性化部分トロンボプラスチン時間 ☞ APTT
ガベキサート 224
カラーフローマッピング 30, 39, 40
カルチノイド ☞ 神経内分泌腫瘍
肝炎 6, 10, 31, 56, 145, 198
銅関連性 69, 123, **125**, 142, 197, 199
銅蓄積性（慢性） 69, **119**, **125**, 198
特発性（慢性） **193**, 198
慢性 31, 68, 70, 121, 124, **139**, 145, 199, 213
肝外性門脈体循環シャント 35, 46, 187, 190
肝外胆管閉塞 12, 39, 113, **132**, **138**, 203
肝機能低下 23, 69
肝機能不全 ☞ 肝不全
肝機能マーカー（二次パネル） **8**, 159, 172
肝酵素 6, **14**
肝酵素値
上昇 7, 16, **78**, 84, 86, 93, 119, 166, 193
肝硬変 24, 31, 124, 199
肝細胞癌 24, 32, 52, 148, **158**, **165**
肝細胞性腫瘍 24, 52, 162
肝細胞腺腫 32, 148, 161
肝細胞変性 88
肝疾患用療法食 9, **70**, 78, 124, 197
肝腫大（腫大（肝臓）も参照） 10, 26, 29, 35, 81
限局性 10
びまん性 10
肝生検 60, 88, 110, 122, 129, 195

肝性脳症	20, **69**, 117, **184**	
肝臓腫瘍	10, 32, 161	
乾燥銅重量	☞ 銅含有量	
肝臓破裂	**146**, 150	
肝臓由来 ALP（LALP）	89, 91	
肝内腫瘤	**158**, 166	
肝内性門脈体循環シャント	35	
肝内門脈（枝）	37, 190, 192	
肝嚢胞	64	
肝膿瘍	64	
肝庇護薬	**67**, 119, 132, **218**	
肝皮膚症候群	79	
肝不全（肝機能不全）…17, 63, 93, 117, 119, 140, 158		
ガンマグルタミルトランスフェラーゼ（γ-GTP）	☞ GGT	
肝葉切除	164, 165	
肝葉捻転	35, 150	
肝リピドーシス	15, 35, 52, **111**, **117**, 132	

き
気腫性胆嚢炎	177, 178
急性膵炎	23, 42, 152, **200**
凝固系検査	**23**, 56, 122, 162, 179, 194
胸水	94

く
空胞性肝障害	35, 52, **78**, **84**, 88, **90**,
	120, 159, 166
空胞変性	10, 82, 91, 114, 170
クッシング症候群	☞ 副腎皮質機能亢進症
クラブラン酸アモキシシリン	
（アモキシシリン・クラブラン酸）	176, 178, **223**
グリチルリチン酸	**67**, **218**
クリンダマイシン	154
グルコース（Glu）	**21**, 63, 118, 215
クレアチニン	☞ Cre
グロブリン	127
クロラムブシル	130, 131, **221**
クロルプロマジン	**73**, **222**

け
経静脈栄養	**74**, 207
経チューブ栄養	74, 115, 118
経腸栄養	**73**, 207
経鼻食道チューブ	74
血液凝固系検査	☞ 凝固系検査
血液検査	8, **14**, 173
血液塗抹	9, 54
血液尿素窒素	☞ BUN
血管肉腫	

肝臓	161
脾臓	150
血小板減少	147
結石	27, 144
腎	81, 144, 188
膵管（膵石）	27, **45**
胆嚢（胆石）	27, **38**, 69, 177
尿路	166
膀胱	78, 144, 188
結節性過形成	
肝臓	33, 165, **166**, **170**
膵臓	44
結節性病変	
肝臓	9, 33, 166, 169, 170
脾臓	127
血糖（グルコース）	☞ Glu
血腹	146, 147, **150**
血便	144
下痢	13, 99, 156, 208
原発性門脈低形成（微小血管異形成）	8, **100**,
	110, 145, 189

こ
高アンモニア血症	93, 116, 144, 145, 185
抗癌剤	131
高ガンマグロブリン血症	127
抗菌薬	**73**, 131, 154, 178, 206, 215, **223**
高血糖	87, 93
高コルチゾール血症	119
高脂血症（TG 上昇も参照）	74, **78**, 166, 170, 180
甲状腺機能亢進症	7, 17, 79, **92**, **99**, 180, 183
甲状腺機能低下症	79, 180
甲状腺ホルモン（T$_4$ も参照）	9, 96, 98, 99
高窒素血症（BUN 上昇も参照）	202
好中球性胆管炎	73, 131
抗てんかん薬	7, 14
後天性門脈体循環シャント（aPSS）	8, 37, 49,
	103, 142, 145
高トリグリセリド血症（TG 上昇も参照）	82, 84, 180
高ビリルビン血症（T-Bil 上昇も参照）	92, 119, 128
コバラミン	☞ シアノコバラミン
コバラミン欠乏（低コバラミン血症も参照）	93
コルゲートサイン	42, 151, 203
コルチゾール	9, 88, 89, 91, 144
コルヒチン	125

さくいん

さ

コレステロール
（総コレステロール値は T-Chol を参照）……… 18, 69

細菌性胆管炎…………… 61, 73, 131, **171**, **177**

細菌性胆嚢炎………………… 61, **171**, **177**

細菌培養検査………………… 131, 156, 178

  肝臓 ……………………………… 54, 57

  膵臓 …………………………………… 65

  胆汁 ………………………………… 62, 178

  腹水 ………………………………… 63, 156

細針吸引   ☞ FNA

細針生検   ☞ FNB

細胞診

  回腸 ……………………………………… 114

  肝臓 ……………………… 10, **52**, 128, 160

  膵臓 ………………………………………… **65**

  囊胞 …………………………………………… 64

  腹水 …………………………………………… 153

酢酸リンゲル………………………… 185, 207

削痩……………………………………… 13, 208

三臓器炎 ……………………… 115, 117, 137

し

シアノコバラミン（ビタミン B₁₂）……… 75, 116, **223**

シクロスポリン ………………… **70**, 199, **221**

試験的治療 ………………… 9, 56, 132, 194

脂肪壊死……………………………… 42, 204

脂肪織炎……………………………… 42, 204

  無菌性結節性 ………………………… 208, 214

脂肪便 ………………………… 13, 75, 215

シュウ酸カルシウム結石 ………………… 166

腫大

  肝臓（肝腫大）……… 10, 26, 29, 194

  甲状腺 …………………………………… 96

  膵臓 ……………………… 42, 151, 204

  リンパ節 ………………… 33, 129, 163

腫瘍

  肝細胞性 …………………… 24, 52, 162

  肝臓 ……………………… 10, 32, 161

  神経内分泌（カルチノイド）………… 161, 169, 170

  膵臓 ………………………… 44, 46, 65

  転移性 ……………… 10, 32, 83, 170

  腹腔内 ……………… 32, 94, 150, 151

腫瘤状病変……… 44, 52, 87, 146, **160**, **166**

消化管出血（メレナ）………… 124, 144, 145

消化酵素製剤……………… **75**, 212, 215, **225**

す

小肝症……………… 26, 52, 110, 145

食道瘻チューブ……… 74, 115, 116, 118, 207

食欲亢進…………… 13, 87, 92, **208**, 213

食欲廃絶 ……… 8, 92, 111, 117, 151, 203

神経内分泌腫瘍（カルチノイド）………… 161, 169, 170

腎結石 ………………… 81, 144, 188

心不全…………………………71, 94, 96

腎不全 ………………………………… 97

膵炎……… 12, 21, 45, 65, 71, 117, 137, 178, **206**

  急性 ……………… 23, 42, 152, **200**

  慢性 ……………………… 44, 65, 214

膵外分泌不全（EPI）…… 13, 22, 75, **208**, **215**

膵仮性囊胞…………………………… 45, 65

膵偽囊胞 ☞ 膵仮性囊胞

膵酵素 ……………………… **21**, 63, 65

膵酵素製剤 ……………………………… 212

膵石 …………………………… 27, **45**

膵腺癌 …………………………………… 44

膵臓腫瘍 ………………………44, 46, 65

膵特異的リパーゼ ……… 8, 12, **21**, 178

膵膿瘍 ………………… 45, 65, 73, 206

膵リパーゼ免疫活性（PLI）………… 9, **21**, 111, 136, 202, 206

スクラルファート ……………………… 214

ステロイド関連性肝障害 ………… 30, 35

ステロイドホルモン …………81, 89, 91

スピロノラクトン ……………… 145, **225**

せ

生検 ……………… 9, 11, 23, **52**, 160

  開腹下 ……………………… 58, 60

  肝 ……**56**, **58**, 60, 88, 110, 117, 121, 122, 129

  膵臓 ……………………………… 65

  ツルーカット ………………… 83, 122

  針 ………………………… 56, 60

  腹腔鏡下 ………………… 60, 123

制酸薬 …………………………… 215

制吐薬………… **72**, 74, 115, 207, **222**

赤血球凝集反応……………………… 9

絶食

  （検査前）……………… 20, 61, 100

  （治療）………………… 73, 76

セファレキシン ……………… 197, **223**

先天性門脈体循環シャント（cPSS）…… 20, 35, 46, 103, 144, **184**, **192**

231

そ

造影超音波検査················ **33**, 165, 167, 170

総合消化酵素製剤················ **75**, **226**

総コレステロール　☞ T-Chol

総胆管拡張················ 39, 113, 127, 135, 138

総胆汁酸　☞ TBA

総ビリルビン　☞ T-Bil

た

体重減少················ 6, 92, 117, 124, **208**

タイロシン················ 214, 215

多飲多尿················ 86, 88, 119, 144, 158

多食················ 88, 208, 213, 215

ダルテパリン················ 220

胆管炎················ 10, 31, 117, **126**, 131, 132

　好中球性················ 73, 131, 132

　細菌性················ 61, 73, 131, **171**, **177**

　慢性················ 70, 88, 131

　リンパ球性················ 70, 127, 128, **131**, 135

胆管拡張················ 127, 134, 135, 138

胆管閉塞················ 20, 113, 132, 138

　肝外················ 12, 39, 113, **132**, **138**, 203

　完全················ 133, 137

　不完全················ 137, 138

胆汁うっ滞················ 14, 19, 67, 117, 177

胆汁採取················ 61, 176

胆汁酸················ 18, 20, 67

胆汁漏出性腹膜炎················ 62, **151**, **156**, 176

胆石················ 27, **38**, 69, 177

胆泥················ 39, 176, 181

胆嚢炎················ 38, 62

　壊死性················ 156

　気腫性················ 177, 178

　細菌性················ 61, **171**, **177**

胆嚢拡張················ 135

胆嚢穿刺················ **61**, 176, 178

胆嚢摘出················ 83, 155, 177, 178, 183

胆嚢内貯留物················ 153, 155, 179

胆嚢粘液嚢腫················ 39, 83, 156, **179**, **183**

胆嚢破裂················ 153, **154**, 183

タンパク喪失性疾患················ 21

タンパク喪失性腎症················ 11, 215

タンパク喪失性腸症················ 11, 64

タンパク分解酵素阻害薬················ **73**, 206, **224**

ち

チアマゾール················ 97, 98

中心静脈栄養（TPN）················ 74

つ

腸炎················ 115, 137, 151

　慢性················ 73, 213

鎮痛薬················ 60, **71**, 203, **220**

ツルーカット針················ **56**, 88

ツルーカット生検················ 83, 121, 122, 129

て

低アルブミン血症（Alb 低下も参照）······· 11, **21**, 63, 140, 144, 208

低カリウム血症················ 116, 118, 185

低グロブリン血症················ 147

低血圧················ 73, 154, 182

低血糖················ 21, 185, 202

低コバラミン血症（コバラミン欠乏も参照）··········· 75

低コレステロール血症（T-Chol 低下も参照）··· 139, 145

低脂肪食················ 9, **70**, **74**, 84, 85

低分子量ヘパリン················ 220

低ヨウ素食················ 98

低リン血症················ 116, 118

デスモプレシン················ 57, 122, **220**

転移性腫瘍················ 10, 32, 83, 170

と

銅含有量（乾燥銅重量）··· 57, 60, 123, 124, 142, 197

銅関連性肝炎·······69, 123, **125**, 142, 197, 199

銅キレート薬················ **68**, 124, 199, **219**

銅染色················ 57, 123, 195

銅蓄積················ 68, **119**, **125**, 195

銅蓄積性肝炎················ 69, 119, 125, 198

糖尿病················ 86, 90, 214, 215

特発性（慢性）肝炎················ 198

ドパミン················ 72, **73**

トラセミド················ 143, 145, 189, **225**

トリエンチン················ 199, 219

トリグリセリド　☞ TG

トリプシン様免疫活性　☞ TLI

トリロスタン················ 90, 91

トレピブトン················ **69**, 137, **219**

な

内視鏡検査················ 114, 213

ナファモスタット················ 224

軟便················ 13, 69

に

二次パネル（肝機能マーカー）············· **8**, 159, 172

乳酸リンゲル················ 207

乳び················ 79

乳び胸················ 94, 99

尿検査················ **25**, 144

尿酸アンモニウム結晶················ **25**, 103, 110

さくいん

	尿酸アンモニウム結石	144, 184, 192
	尿石溶解用療法食	78
	尿中ビリルビン	25
	尿路結石	166
ね	猫コロナウイルス	63, 95
の	猫伝染性腹膜炎（FIP）	63, 64, 94, 95
	嚢胞	45, 64
	肝	64
	膵仮性（偽）	45, 65
	嚢胞穿刺	**64**
	膿瘍	
	肝	64
	膵	45, 65, 73, 206
は	白色便	133
	播種性血管内凝固（DIC）	23, 73, 179
	白血球増多	147, 202
	針（組織）生検	56, 60
	パンクレアチン	75, 212, **225**
	パンクレリパーゼ	75, 212, **225**
ひ	ヒアルロン酸	24
	脾腫	142
	微小血管異形成（原発性門脈低形成）	8, **100**, **110**, 145, 189
	非ステロイド性消炎鎮痛薬（NSAIDs）	72
	ビタミン B$_{12}$（シアノコバラミン）	75, 116, **223**
	ビタミン K	70, 122, 154, 179
	ビタミン K$_1$	**70**, **220**
	ビタミン K$_2$	**70**, **220**
	避妊去勢手術	106, 110
	脾捻転	150
	ビリルビン尿	**144**, 209
	貧血	9, 83, 126, 147
ふ	ファモチジン	111, 197, 214
	フィッシャー比	24
	フィトナジオン（ビタミン K$_1$）	**70**, **220**
	フィブリノーゲン	**23**, 56, 122
	フィブリン分解産物　☞ FDP	
	フェノバルビタール	**69**, **220**
	フェンタニル	164, **221**
	腹腔鏡下生検	60, 123
	腹腔鏡検査	104, 122, 141, 196
	腹腔穿刺	11, **63**, 147, 153
	腹腔内腫瘍	32, 94, 150, 151

	腹腔内貯留液	**139**, 147
	副腎皮質機能亢進症	7, 17, 78, 84, 91, 183
	副腎皮質機能低下症（アジソン病）	91
	副腎皮質ステロイド薬	**70**, 73, 97, 131, 137, 145, 199
	副腎皮質ステロイド誘導性 ALP（CALP）	14, 89
	腹水（貯留）	6, 27, 63, 140, 147, 153, 156
	腹水検査	**63**, 147, 153, 156
	腹部膨満	**10**, 78, 86
	ブチルスコポラミン	**69**, 137, **219**
	ブトルファノール	**71**, 207, **221**
	ブプレノルフィン	**72**, 164, 207, **221**
	プレドニゾロン	97, 124, 194, 206, **221**
	プロクロルペラジン	**73**, **222**
	プロトロンビン時間　☞ PT	
	フロプロピオン	**69**, 137, **219**
	プロポフォール	**69**, **220**
	糞便検査	11, 13, 133, 210, 215
へ	β遮断薬	145
	D-ペニシラミン	**68**, 124, 199, **219**
	ヘパリン	**73**, **220**
	ヘマトクリット値（Ht）	147
	変性漏出液	11, 63
ほ	膀胱結石	78, 144, 188
ま	末梢静脈栄養（PPN）	74
	麻痺性イレウス	42, 201, 203
	マロピタント	**72**, 115, 207, **222**
	慢性胃炎	213
	慢性胃腸炎	114
	慢性肝炎	31, 68, 70, 121, 124, **139**, 145, 199, 213
	慢性腎不全	97
	慢性膵炎	44, 65, 214
	慢性胆管炎	70, 88, 131, 137
	慢性腸炎	73, 213
	慢性腸症	13
み	ミノサイクリン	214
め	メトクロプラミド	**72**, 74, 115, **222**
	メトロニダゾール	**69**, 132, 154, **224**
	メナテトレノン（ビタミン K$_2$）	**70**, 122, **220**
	メレナ（消化管出血）	124, 144, 145
	免疫抑制薬	**70**, 131, 199, **221**
	メンギーニ針	**56**, 88

233

も	モサプリド ……………………… 74, 214, **222**		ランソプラゾール ………………………………… 143
	門脈圧亢進（症） ………… 37, 109, **139**, **145**	**り**	利尿薬 ………………… 125, 145, **225**
	門脈高血圧 ………………………… 63, 142, 145		リパーゼ …………………………………………… 21
	門脈体循環シャント（PSS）…… 9, 19, 103, 110, **184**		リフィーディング現象 ………………………… 116
	肝外性 ………………… 35, 46, 187, 190		療法食
	肝内性 …………………………………… 35		肝疾患用 ……………… 9, **70**, 78, 124, 197
	後天性（aPSS） …………8, 37, 49, 103, 142, 145		低脂肪 ……………… 9, **70**, **74**, 84, 85
	先天性（cPSS）… 20, 35, 46, 103, 144, **184**, **192**		低ヨウ素 ……………………………… 98
ゆ	遊離 T_4（fT_4）…………………………… 82, 95		尿石溶解用 …………………………… 78
	輸液 ……………… **71**, 118, 185, 203, 207		リンパ球クローナリティ検査（PARR 検査）…… 54, 130
	輸液（製）剤 …………………………… **71**, **184**		リンパ球性胆管炎 ………… 70, 127, 128, **131**, 135
	輸血 ………………………… 56, 162, 194		リンパ腫 ………… 32, 83, 128, 131, 161, 170
よ	溶血 …………… 9, 10, 20, 21, 92, 126	**れ**	レボチロキシン ……………………………… 183
ら	ラクツロース …………… **69**, 125, 186, **220**	**ろ**	漏出液 ……………………………………… 11, 64

著者紹介

編集・執筆

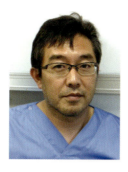

大野 耕一 Koichi Ohno
（動物医療センターPeco 院長，アジア獣医内科設立専門医）

獣医師・農学博士（獣医学）．東京大学大学院博士課程修了後，米国ニューヨーク大学医学部留学，山口大学獣医内科学教室助手，東京大学獣医内科学研究室准教授を経て現在に至る．専門分野は犬や猫の肝臓・消化器疾患，炎症性・免疫介在性疾患．現在も消化器疾患をはじめとする内科疾患を中心に臨床を続けている．

執筆（五十音順）

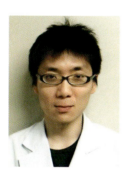

金本 英之 Hideyuki Kanemoto
（ER八王子 動物高度医療救急救命センター 高度医療センター 内科科長）

獣医師・博士（獣医学）．東京大学大学院博士課程修了後，一般開業動物病院勤務，オランダ・ユトレヒト大学伴侶動物臨床獣医学科留学，東京大学動物医療センター 内科勤務，DVMsどうぶつ医療センター横浜にて内科医長・二次診療センター長を経て，2022年12月より現職．消化器疾患をはじめとした犬と猫の内科を専門に診療を行っている．

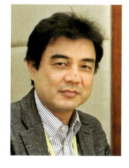

西村 亮平 Ryohei Nishimura
（東京大学動物医療センター 外科系診療科 軟部組織外科，麻酔集中治療部）

獣医師・博士（農学）．東京大学大学院修士課程修了後，東京大学農学部獣医外科学教室助手，助教授，ミシガン州立大学獣医学部客員准教授を経て，現在東京大学農学生命科学研究科教授．専門分野は軟部組織外科と麻酔・鎮痛．現在の研究テーマは再生医療，腫瘍，麻酔・鎮痛．

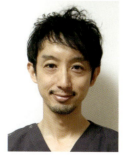

福島 建次郎 Kenjiro Fukushima
（どうぶつの総合病院 専門医療＆救急センター 内科主任）

獣医師・修士（毒性学，臨床科学），博士（獣医学），米国獣医内科学専門医（小動物）．鹿児島大学獣医内科学研究室を卒業後，東京大学動物医療センターにて研修医を経て特任助教として勤務し，博士号を取得．その後，コロラド州立大学大学院にて毒性学，臨床科学の修士号を取得．2022年に米国獣医内科学専門医を取得し，現在は埼玉県のどうぶつの総合病院にて内科主任として診療，若手獣医師の育成，臨床研究に従事している．

執筆協力 **倉茂 晃子** Akiko Kurashige
（東京大学動物医療センター 薬剤部）

CLINIC NOTE BOOKS

ベーシック診療
犬と猫の
肝・胆・膵

2017年2月7日　第1版第1刷発行
2022年12月15日　第1版第5刷発行

編　集	大野耕一
著　者	大野耕一・金本英之・西村亮平・福島建次郎
発行人	太田宗雪
発行所	株式会社 EDUWARD Press（エデュワードプレス）
	〒194-0022
	東京都町田市森野1丁目27-14　サカヤビル2階
	編集部 TEL 042-707-6138　FAX 042-707-6139
	営業部（受注専用）TEL 0120-80-1906　FAX 0120-80-1872
	振替口座　00140-2-721535
	Eメール　info@eduward.jp
	ウェブサイト　https://eduward.jp（コーポレートサイト）
	https://eduward.online（オンラインショップ）
イラスト	河島正進（KIP工房）
表紙・本文デザイン	I'll Products
組版・印刷・製本	瞬報社写真印刷株式会社

乱丁・落丁の場合は，弊社で送料を負担してお取り替えしますので上記までご連絡ください．
本書の内容の一部または全部を無断で複写・複製・転載（電子化を含む）することを固く禁じます．
本書の内容に変更・訂正などがあった場合は弊社コーポレートサイト（上記参照）にてお知らせします．
© 2017 Koichi Ohno, Hideyuki Kanemoto, Ryohei Nishimura and Kenjiro Fukushima All Rights Reserved. Printed in Japan
ISBN 978-4-89995-969-4　C3047